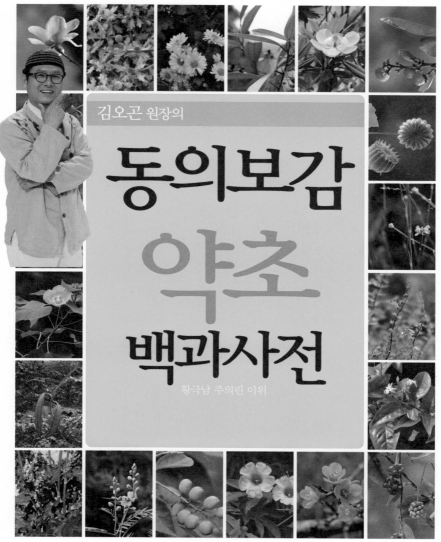

질병으로 분류한 약초약재

김오곤 원장의

동의보감 약초 백과사전

황구남 주의린 이위

꿈이있는집플러스

질병으로 분류한 약초약재
동의보감 약초 백과사전

초판 1쇄 인쇄 – 2018년 5월 20일
지은이 – 황극남 주의린 이위
편집 제작 출판 – 행복을 만드는 세상
발행인 – 이영달
발행처 – 꿈이있는집플러스
출판등록 – 제2018-14호
서울시 도봉구 해등로 12길 44 (205-1214)
마켓팅부 – 경기도 파주시 탄현면 금산리 345-10(고려물류)
전화 – 02) 902-2073
Fax – 02) 902-2074

ISBN 979-11-963780-1-1 (03510)

질병으로 분류한 약초약재

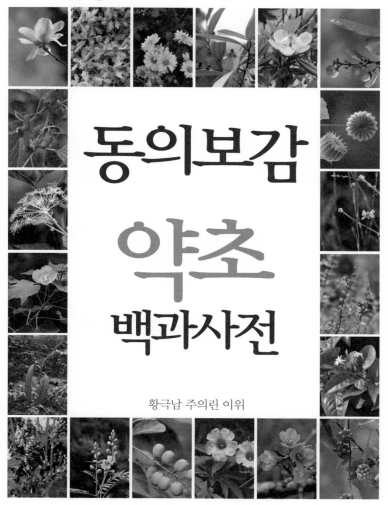

동의보감

약초

백과사전

황극남 주의린 이위

질병으로 분류한 약초약재

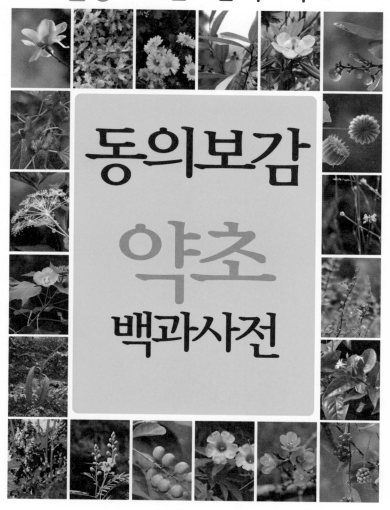

동의보감

약초

백과사전

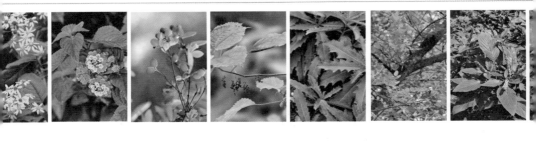

약초 백과사전

차 례

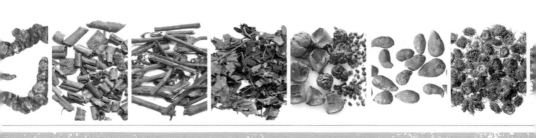

바람과 찬 것으로
인한 나쁜 기운에
쓰는 약초

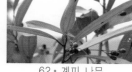
62 • 계피 나무
생약명: 계지

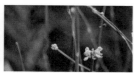
63 • 마황
생약명: 마황

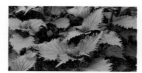
64 • 차조기
생약명: 자소

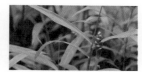
65 • 생강
생약명: 건강

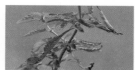
66 • 향유
생약명: 향유

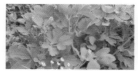
67 • 방풍
생약명: 방풍

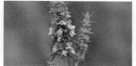
68 • 형개
생약명: 형개

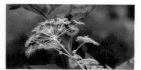
69 • 구릿대
생약명: 백지

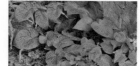
70 • 세신
생약명: 세신

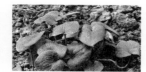
71 • 세신
생약명: 세신

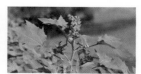
72 • 도꼬마리
생약명: 창이자

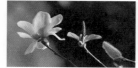
73 • 목련
생약명: 신이

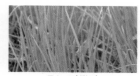
74 • 파뿌리
생약명: 총백

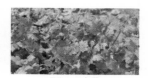
75 • 고수풀
생약명: 호유

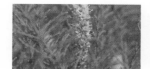
76 • 정류
생약명: 정류

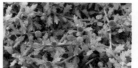
77 • 피막이풀
생약명: 아부식초(석호유)

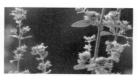
78 • 산향
생약명: 사백자

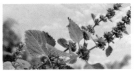

79 • 광방풍
생약명: 낙마의

바람과 뜨거운
것으로 인한 나쁜
기운에 쓰는 약초

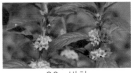

80 • 박하
생약명: 박하

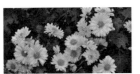

81 • 국화
생약명: 국화

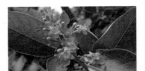

82 • 순비기나무
생약명: 만형자

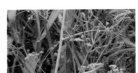

83 • 시호
생약명: 시호

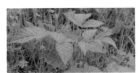

84 • 승마
생약명: 승마

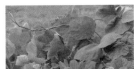

85 • 칡
생약명: 갈근

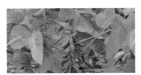

86 • 콩
생약명: 담두시

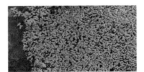

87 • 부평초
생약명: 부평

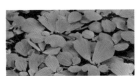

88 • 물배추
생약명: 대부평

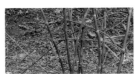

89 • 목적(절절초)
생약명: 필관초

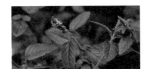

90 • 수진주채
생약명: 사미초

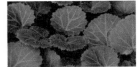

91 • 바위취
생약명: 호이초

원인을 제거하고 열을 내려 치료하는 약초

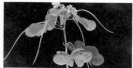
93 • 결명자
생약명: 결명자

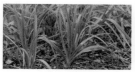
94 • 지모
생약명: 지모

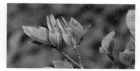
95 • 치자
생약명: 치자

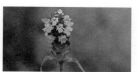
96 • 꿀풀
생약명: 하고초

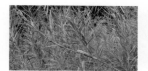
97 • 갈대
생약명: 노근

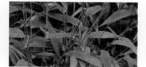
98 • 솜대, 조릿대풀
생약명: 담죽엽

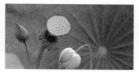
99 • 연
생약명: 연자심

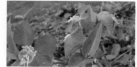
100 • 달개비풀
생약명: 압척초

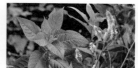
101 • 개맨드라미
생약명: 청상자

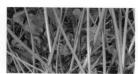
102 • 올방개
생약명: 발제

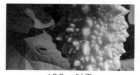
103 • 여주
생약명: 고과

습을 말려주고 열을 내려주어 치료하는 약초

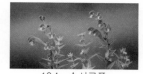
104 • 속서근풀
생약명: 황금

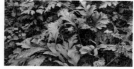
105 • 깽깽이풀
생약명: 황련

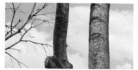
106 • 황벽나무
생약명: 황백

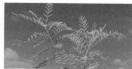
107 • 도둑놈의지팡이
생약명: 고삼

독을 풀어주고 열을
내려주어 치료하는
약초

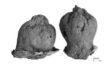

108 • 말불버섯
생약명: 마발

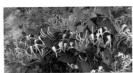

109 • 인동넝쿨
생약명: 금은화

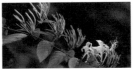

110 • 홍선 인동초
생약명: 산은화

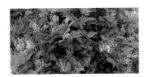

111 • 화남인동초
생약명:산은화

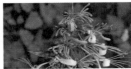

112 • 회전모인동초
생약명: 산은화

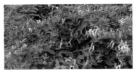

113 • 수인동
생약명: 모주금은화

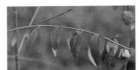

114 • 의성 개나리
생약명: 연교

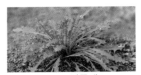

115 • 민들레
생약명: 포공영

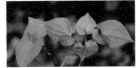

116 • 즙채
생약명: 어성초

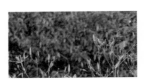

117 • 범부채
생약명: 시간

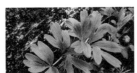

118 • 할미꽃
생약명: 백두옹

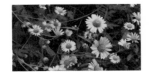

119 • 들국화
생약명: 야국화

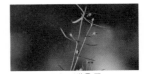

120 • 백운풀
생약명: 백화사설초

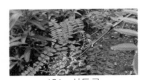

121 • 산두근
생약명: 월남괴

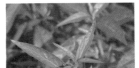

122 • 천심련
생약명: 천심련

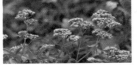

123 • 뚝갈
생약명: 백화패장

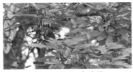

124 • 물푸레나무
생약명: 진피

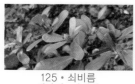

125 • 쇠비름
생약명: 마치현

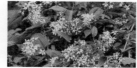

126 • 쭉방망이
생약명: 천리광

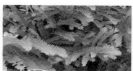

127 • 여감자
생약명: 여감자

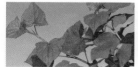

128 • 금메밀
생약명: 금교맥

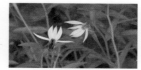

129 • 수염가래꽃
생약명: 반변련

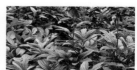

130 • 작약
생약명: 적작약

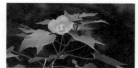

131 • 목부용
생약명: 목부용엽

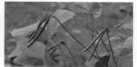

132 • 녹두
생약명: 녹두

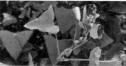

133 • 강판귀
생약명: 강판귀

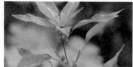

134 • 깨풀
생약명: 철현채

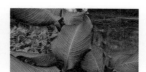

135 • 칸나
생약명: 초우

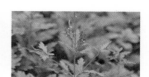

136 • 마편초
생약명: 마편초

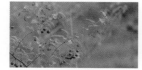

137 • 백영
생약명: 백영

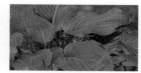

138 • 옥잠화
생약명: 옥잠화

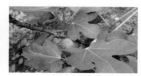

139 • 무화과
생약명: 무화과

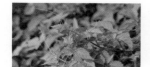

140 • 거지덩굴
생약명: 오렴매

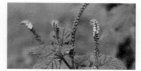

141 • 대미요
생약명: 대미요

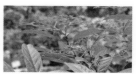

142 • 대청
생약명: 노변청

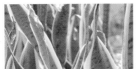
143 • 금변호미란
생약명: 금변호미란

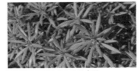
144 • 돌나물
생약명: 불갑초

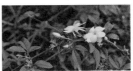
145 • 영춘화
생약명: 영춘화

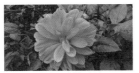
146 • 다알리아
생약명: 대려화

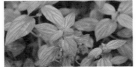
147 • 무수갈
생약명: 무수갈

피를 차갑게 하고
열을 내려주어 치료
하는 약초

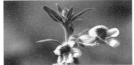
148 • 지황
생약명: 생지황

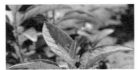
149 • 현삼
생약명: 현삼

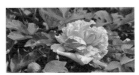
150 • 모란
생약명: 모단피

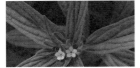
151 • 자초
생약명: 자초

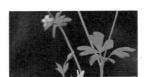
152 • 천계자
생약명: 천계자

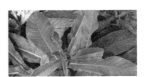
153 • 층꽃풀
생약명: 고지담

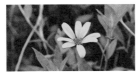
154 • 돼지감자
생약명: 국우, 뚱딴지

기가 부족하여
생기는 열을
치료하는 약초

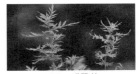
155 • 개똥쑥
생약명: 청호

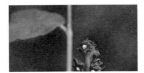
156백 • 미꽃
생약명: 백미

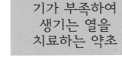
157 • 구기자
생약명: 지골피

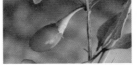
158 • 한삼덩굴
생약명: 율초

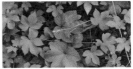
159 • 호랑가시나무
생약명: 공노엽

제3장 대변이 적체된 것을 잘 통하게 하는 약초약재

차가운 기운으로
변비를 없애주는
강한 약초

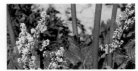
161 • 약용대황
생약명: 대황

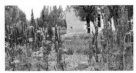
162 • 장엽대황
생약명: 대황

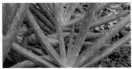
163 • 알로에
생약명: 노회

윤활작용을
이용하여 변비를
없애주는 약초

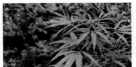
164 • 울이인
생약명: 울이인

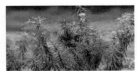
165 • 대마
생약명: 화마인

독성을 이용하여
변비를 없애주는
약초

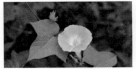
166 • 버들옻
생약명: 대극

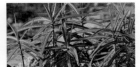
167 • 나팔꽃
생약명: 견우자

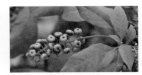
168 • 속수자
생약명: 천금자

169 • 자리공
생약명: 상륙

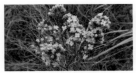
170 • 팥꽃나무
생약명: 원화

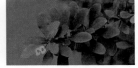
171 • 꽃기린
생약명: 철해당

제4장 바람과 습이 결합된 나쁜기운으로 인한 통증을 제거 하는 약초약재

바람과 습으로 인한
통증을 제거 하는
약초

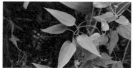
173 • 으아리
생약명: 위령선

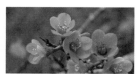
174 • 명자나무
생약명: 목과

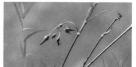
175 • 산해박
생약명: 서장경

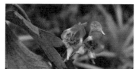
176 • 바곳(투구꽃)
생약명: 천오

177 • 누에
생약명: 잠사

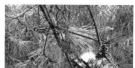
178 • 소나무
생약명: 송향(송지)

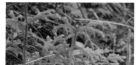
179 • 신근초
생약명: 신근초

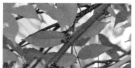
180 • 양면침
생약명: 양면침

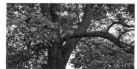
181 • 녹나무
생약명: 장목자

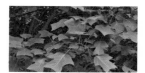
182 • 아장추
생약명: 요박피

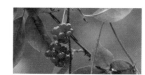
183 • 장경오미자
생약명: 홍목향

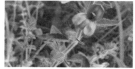
184 • 모사향
생약명: 모사향

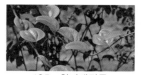
185 • 청미래덩굴
생약명: 발계

바람과 습으로 인한
통증을 없애주는
약초

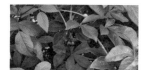
186 • 오갈피
생약명: 오가피

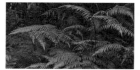
187 • 구척
생약명: 구척

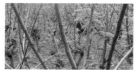
188 • 뽕나무
생약명: 상지

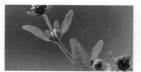

189 • 진득찰
생약명: 희렴초

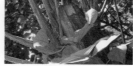

190 • 음나무
생약명: 해동피

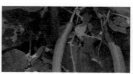

191 • 수세미
생약명: 사과락

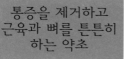

통증을 제거하고
근육과 뼈를 튼튼히
하는 약초

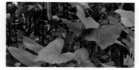

192 • 천년건
생약명: 천년건

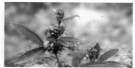

193 • 천근발
생약명: 근발

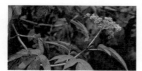

194 • 육영
생약명: 육영

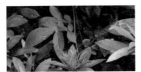

196 • 삽주
생약명: 창출

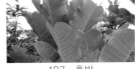

197 • 후박
생약명: 후박

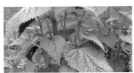

198 • 곽향
생약명: 곽향

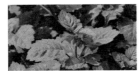

199 • 광곽향
생약명: 광곽향

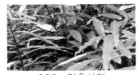

200 • 양춘사인
생약명: 사인

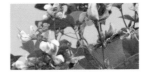

201 • 백편두
생약명: 편두화

이뇨 작용으로 수종을 빼주는 약초

203 · 복령
생약명: 복령

204 · 저령
생약명: 저령

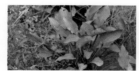

205 · 보풀
생약명: 택사

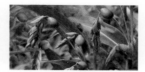

206 · 율무
생약명: 의이인

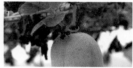

207 · 동아
생약명: 동과피

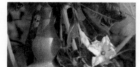

208 · 조통박
생약명: 진호각

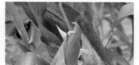

209 · 옥수수
생약명: 옥미수

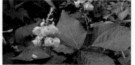

210 · 붉은팥
생약명: 적소두

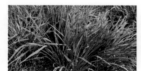

211 · 원추리
생약명: 금침채

소변이 잘 나오게 하는 약초

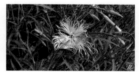

212 · 패랭이꽃
생약명: 구맥

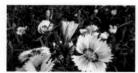

213 · 패랭이꽃
생약명: 구맥, 석죽

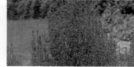

214 · 댑싸리
생약명: 지부자

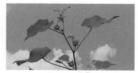

215 · 아욱
생약명: 동규자

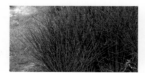

216 · 골풀
생약명: 등심초

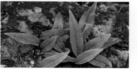

217 · 석위
생약명: 석위

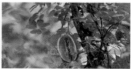

218 · 으름덩굴
생약명: 목통

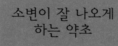

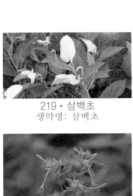
219 • 삼백초
생약명: 삼백초

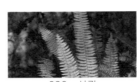
220 • 신궐
생약명: 신궐

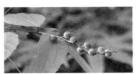
221 • 홍배산마간
생약명: 홍배엽

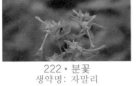
222 • 분꽃
생약명: 자말리

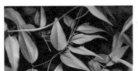
223 • 계엽소향
생약명: 계엽소향

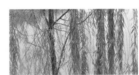
224 • 수양버들
생약명: 류지

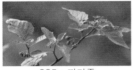
225 • 까마중
생약명: 고뉴채, 용계

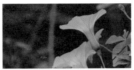
226 • 오과금용
생약명: 오과금용

이뇨와 습을 배설
시키고 황달을
빼내는 약초

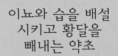
227 • 인진쑥
생약명: 인진호

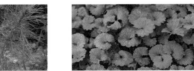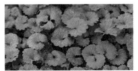
228 • 금전초
생약명: 강소금전초

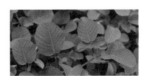
229 • 광금전초
생약명: 광금전초

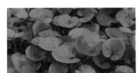
230 • 마제금
생약명: 소금전초

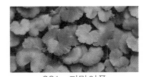
231 • 피막이풀
생약명: 천호유

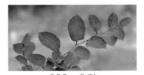
232 • 호장
생약명: 호장

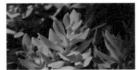
233 • 돈나물
생약명: 수분초

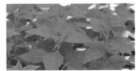
234 • 계황초
생약명: 계황초

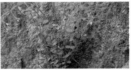
235 • 애기고추나물
생약명: 지이초

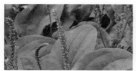

236 • 질경이
생약명: 차전자

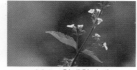

237 • 현맥향다채
생약명: 남화시호

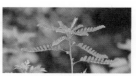

238 • 여우구슬
생약명: 엽하주

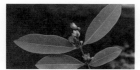

239 • 황우목
생약명: 황우차

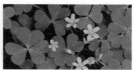

240 • 조장초
생약명: 조장초

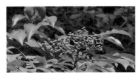

242 • 오수유
생약명: 오수유

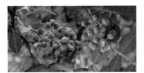

243 • 초피나무
생약명: 화초

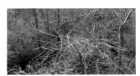

244 • 회향
생약명: 소회향

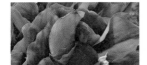

245 • 산내
생약명: 산내

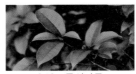

246 • 목서나무
생약명: 계화

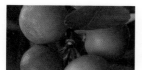
248 • 귤
생약명: 진피

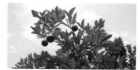
249 • 탱자
생약명: 지실

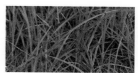
250 • 향부자
생약명: 향부

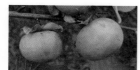
251 • 감
생약명: 시체

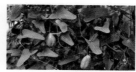
252 • 쥐방울덩굴
생약명: 청목향

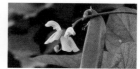
253 • 작두콩
생약명: 도두

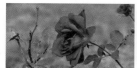
254 • 장미
생약명: 매괴화

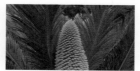
255 • 소철협
생약명: 소철협

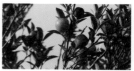
256 • 금귤
생약명: 금귤

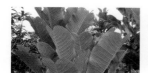
257 • 후박
생약명: 후박화

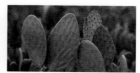
258 • 선인장
생약명: 선인장

제9장 음식물을 소화시키는 약초약재

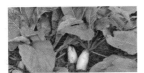
260 • 무
생약명: 내복자

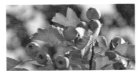
261 • 산사
생약명: 산사

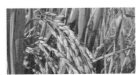
262 • 벼
생약명: 곡아

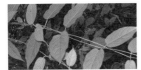
263 • 계시등
생약명: 계시등

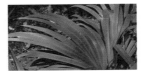
264 • 연미
생약명: 연미

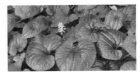
265 • 나삭
생약명: 구립이

제10장 구충재로 쓰는 약초약재

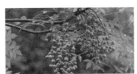
267 • 먹구슬나무
생약명: 고련피

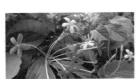
268 • 사군자
생약명: 사군자

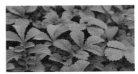
269 • 짚신나물
생약명: 학초아

혈액을 차갑게 하여 지혈 시키는 약초

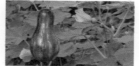

271 • 호박
생약명: 난과자

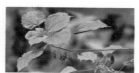

272 • 모시
생약명: 저마근

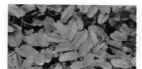

273 • 오이풀
생약명: 지유

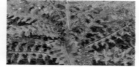

274 • 엉겅퀴
생약명: 대계

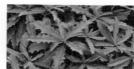

275 • 자아채
생약명: 소계

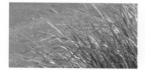

276 • 띠
생약명: 백모근

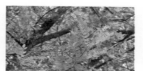

277 • 회화나무
생약명: 괴화

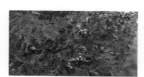

278 • 측백엽
생약명: 측백엽

279 • 냉이
생약명: 제채

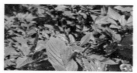

280 • 자현
생약명: 자현채

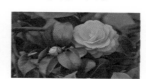

281 • 동백
생약명: 산다화

어혈을 풀어주어 지혈 시키는 약초

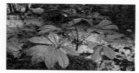

282 • 삼칠초
생약명: 삼칠

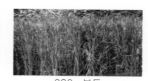

283 • 부들
생약명: 포황

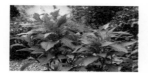

284 • 죽엽삼칠
생약명: 국엽삼칠

수렴(오그라들게) 하여 지혈 시키는 약초

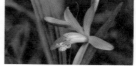

285 • 자란
생약명: 백급

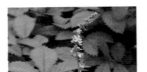

286 • 짚신나물
생약명: 선학초

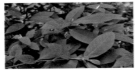

287 • 자주
생약명: 자주

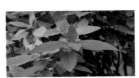

288 • 대엽자주
생약명: 대엽자주

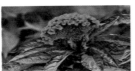

289 • 맨드라미
생약명: 계관화

자궁을 따뜻하게
하여 지혈 시키는
약초

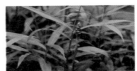

290 • 생강
생약명: 포강

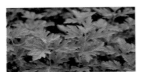

29 • 1쑥
생약명: 애엽

혈액을 잘 돌게 하여
통증을 그치게 약초

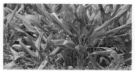

293 • 울금
생약명: 울금

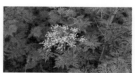

294 • 천궁
생약명: 천궁

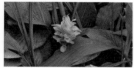

295 • 강황
생약명: 강황

혈액을 잘 돌게 하여
생리를 좋게 하는
약초

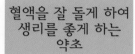

296 • 익모초
생약명: 익모초

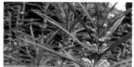

297 • 세엽익모초
생약명: 익모초

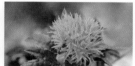

298 • 홍화
생약명: 홍화

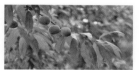

299 • 복숭아
생약명: 도인

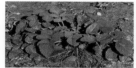

300 • 단삼
생약명: 단삼

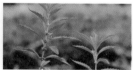

301 • 등골나무
생약명: 택란

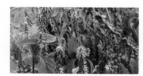

302 • 쇠무릎풀
생약명: 우슬

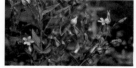

303 • 장구채
생약명: 왕불류행

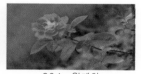

304 • 월계화
생약명: 월계화

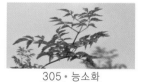

305 • 능소화
생약명: 능소화

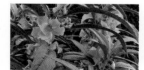

306 • 봉선화
생약명: 급성자

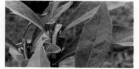

307 • 화살나무
생약명: 귀전우

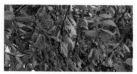

308 • 자형
생약명: 자형피

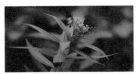

309 • 마리근
생약명: 야학취

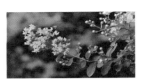

310 • 목백일홍(배롱나무)
생약명: 자미화

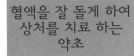

혈액을 잘 돌게 하여
상처를 치료 하는
약초

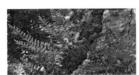

311 • 골쇄보
생약명: 골쇄보

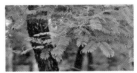

312 • 아차
생약명: 아차

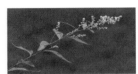

313 • 기호
생약명: 유기노

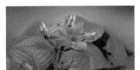

314 • 희화초
생약명: 가애화

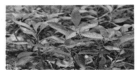

315 • 평와토삼칠
생약명: 사접골

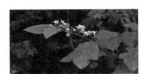

316 • 수가
생약명: 수가

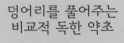

덩어리를 풀어주는
비교적 독한 약초

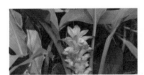

317 • 아출
생약명: 아출

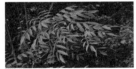

318 • 옻나무
생약명: 건칠

따뜻한 성분으로 찬 성질의 가래를 풀어 주는 약초

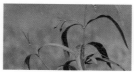

320 • 백전
생약명: 백전

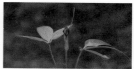

321 • 반하
생약명: 반하

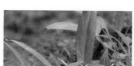

322 • 변첨리두첨
생약명: 수반하

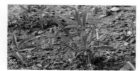

323 • 천남성(호장)
생약명: 천남성

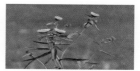

324 • 금불초
생약명: 선복화

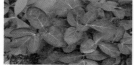

325 • 바디나물
생약명: 전호

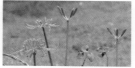

326 • 꽃무릇
생약명: 석산

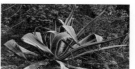

327 • 용설란
생약명: 금변용설란

찬 성분으로 가래를 풀어주는 약초

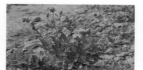

328 • 도라지
생약명: 길경

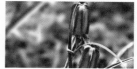

329 • 천패모
생약명: 천패모

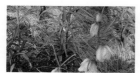

330 • 절패모
생약명: 절패모

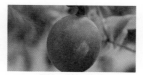

331 • 하늘타리
생약명: 과루인

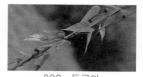

332 • 둥근마
생약명: 황약자

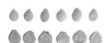

333 • 동아
생약명: 동과인

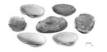

334 • 꼬막
생약명: 와릉자

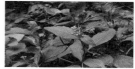

335 • 한 채
생약명: 한 채

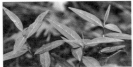

336 • 화남원지
생약명: 금불환

기침을 그치게 하고
천식을 가라앉게
하는 약초

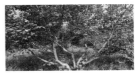

337 • 살구
생약명: 고행인

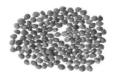

338 • 자소
생약명: 자소자

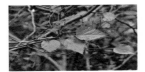

339 • 뽕나무
생약명: 상백피

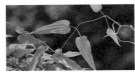

340 • 파부초
생약명: 백부

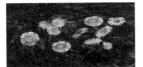

341 • 관동화
생약명: 관동화

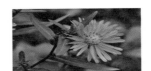

342 • 개미취
생약명: 자원

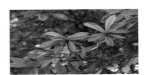

343 • 비파나무
생약명: 비파엽

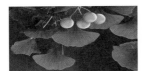

344 • 은행나무
생약명: 백과

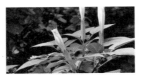

345 • 흰독말풀
생약명: 양금화

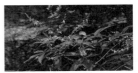

346 • 목형
생약명: 목형엽

심장 혈액을
자양하고 안정시키는
약초

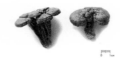

348 • 영지
생약명: 영지

349 • 측백나무
생약명: 백자인

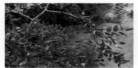

350 • 대추
생약명: 산조인

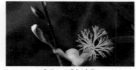

351 • 영신초
생약명: 원지

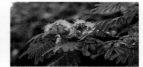

352 • 자귀나무
생약명: 합환피

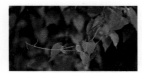

353 • 하수오
생약명: 야교등

제15장 간양기가 치밀어 오르거나 간에 잠재한 내풍이 동하는 것을 치료하는 약초약재

간양기가 너무 왕성한 것을 억제하여 정상이 되게 하는 약초

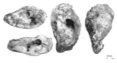

355 · 굴
생약명: 모려

간에 잠재한 내풍을 억제하여 경련을 치료하는 하는 약초

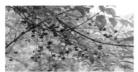

356 · 구등
생약명: 구등

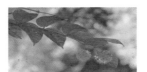

357 · 대엽구등
생약명: 구등

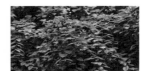

358 · 모구등
생약명: 구등

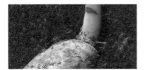

359 · 천마
생약명: 천마

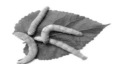

360 · 누에
생약명: 백강잠

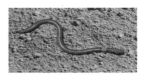

361 · 지렁이
생약명: 지룡

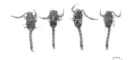

362 · 전갈
생약명: 전갈

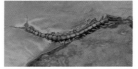

363 · 지네
생약명: 오공

제16장 정신이 혼미한 것을 치료하는 약초약재

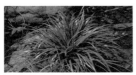

365 · 석창포
생약명: 석창포

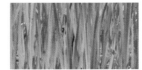

366 · 창포
생약명: 수창포

기를 보하는 약초

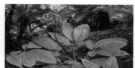

368 • 인삼
생약명: 인삼

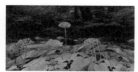

369 • 서양삼
생약명: 서양삼

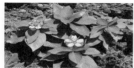

370 • 해아삼
생약명: 태자삼

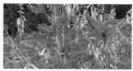

371 • 황기
생약명: 황기

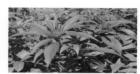

372 • 백출
생약명: 백출

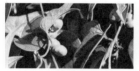

373 • 마
생약명: 산약

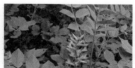

374 • 감초
생약명: 감초

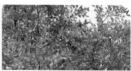

375 • 대추
생약명: 대조

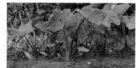

376 • 토란
생약명: 우두

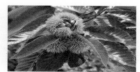

377 • 밤나무
생약명: 판율

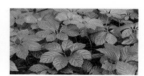

378 • 교고남
생약명: 교고남

양기를 보하는 약초

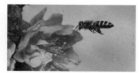

379 • 꿀
생약명: 꿀

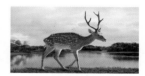

380 • 사슴
생약명: 녹용

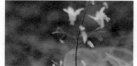

381 • 음양곽
생약명: 음양곽

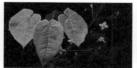

382 • 삼지구엽초
생약명: 음양곽

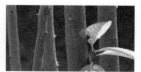

383 • 두충나무
생약명: 두충

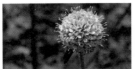
384 · 속단
생약명 : 속단

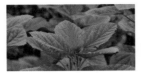
385 · 파고지
생약명 : 보골지

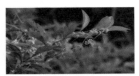
386 · 새삼
생약명 : 토사자

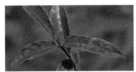
387 · 파극천
생약명 : 파극천

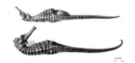
388 · 해마
생약명 : 해마

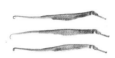
389 · 해룡
생약명 : 해룡

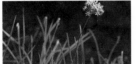
390 · 부추
생약명 : 구채자

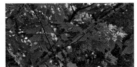
391 · 호두
생약명 : 핵도인

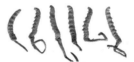
392 · 동충하초
생약명 : 동충하초

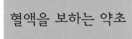
혈액을 보하는 약초

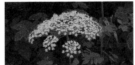
393 · 당귀
생약명 : 당귀

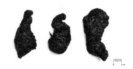
394 · 숙지황
생약명 : 숙지황

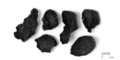
395 · 하수오
생약명 : 하수오

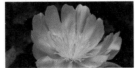
396 · 작약
생약명 : 백작

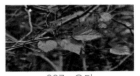
397 · 오디
생약명 : 상심

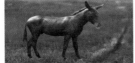
398 · 당나귀
생약명 : 아교

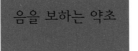
음을 보하는 약초

399 · 잔대
생약명 : 행엽사삼

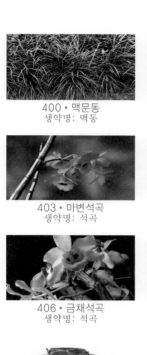

400 • 맥문동
생약명: 맥동

401 • 연개초
생약명: 맥동

402 • 석곡
생약명: 석곡

403 • 마변석곡
생약명: 석곡

404 • 황초석곡
생약명: 석곡

405 • 철피석곡
생약명: 석곡

406 • 금채석곡
생약명: 석곡

407 • 세엽석곡
생약명: 석곡

408 • 취석곡
생약명: 석곡

409 • 귀갑
생약명: 귀갑

410 • 별갑
생약명: 별갑

411 • 구기자
생약명: 구기자

412 • 천문동
생약명: 천동

413 • 옥죽
생약명: 옥죽

414 • 백합
생약명: 백합

415 • 한련초
생약명: 묵한련

416 • 당광나무
생약명: 여정자

417 • 검은깨
생약명: 흑지마

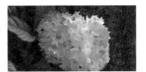

418 · 흰목이버섯
생약명: 은이

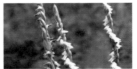

419 · 타래난초
생약명: 반용삼

제18장 액체의 유실을 방지 하고 제어하는 약초약재

과도한 땀의 유실을
방지 하는 약초

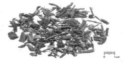

421 · 마황근
생약명: 마황근

페를 수렴 하여
기침을 그치게 하는
약초

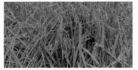

422 · 찰벼
생약명: 나도근

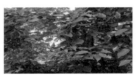

423 · 오미자
생약명: 오미자

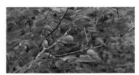

424 · 매실
생약명: 오매

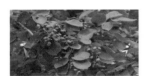

425 · 가자
생약명: 가자

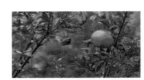

426 · 석류
생약명: 석류피

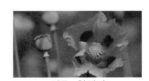

427 · 양귀비
생약명: 앵속각

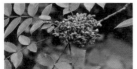

428 · 붉나무
생약명: 오배자

정액을 제어하고
대하증 등을 치료
하는 약초

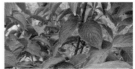

429 · 산수유
생약명: 산수유

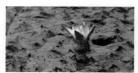

430 • 가시연
생약명: 검실

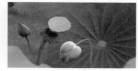

43 • 1연
생약명: 연자

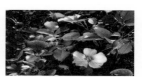

432 • 금앵자
생약명: 금앵자

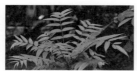

433 • 가죽나무
생약명: 춘백피

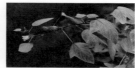

434 • 매괴가
생약명: 매괴가

제19장 토하게 하는 약초약재

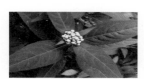

436 • 창산
생약명: 창산

437 • 소금
생약명: 식염

439 • 유황
생약명: 유황

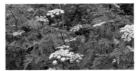

440 • 사상자
생약명: 사상자

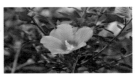

441 • 무궁화
생약명: 목근피

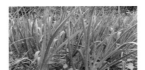

442 • 마늘
생약명: 대산

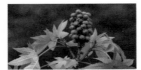

443 • 아주까리
생약명: 피마자

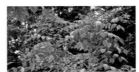

444 • 아담자
생약명: 아담자

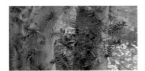

445 • 쥐엄나무
생약명: 조각자

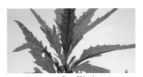

446 • 정가
생약명: 토형개

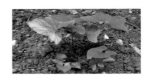

447 • 이두첨
생약명: 이두첨

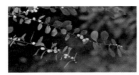

448 • 백반수
생약명: 백반수

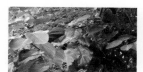

450 • 헛개나무
생약명: 지구자

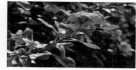

451 • 장춘화
생약명: 장춘화

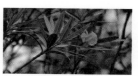

452 • 가죽도엽
생약명: 가죽도엽

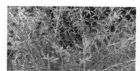

453 • 야관문(비수리)
생약명: 노우근

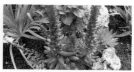

454 • 바위솔(와송)
생약명: 와송

머리말

 식물이나 동물, 광물 등에서 약초로서 인식된 것은 주위환경에
적응하려는 천부적인 능력에 의해서 시행착오의 여러 경험을 통
해 유독·무독의 성능을 알게 되고, 식이(食餌) 여부와 약물로서
의 효능과 작용을 알게 된 과정을 통해서이다.

 생약 중 가장 광범하게 응용되고 있는 것은 주로 식물성 약물로
서 뿌리·뿌리줄기·나무껍질·잎·꽃·씨 및 전초(全草) 등이
다. 예를 들어 현대의학에서 강심제로 사용하는 디기탈리스는 스
코틀랜드의 민간약에서 유래되었고, 카밀레꽃의 진경(鎭痙 : 경
련을 가라앉힘) 및 발한제(發汗劑)와 하제(下劑)로 쓰이는 센나잎
은 유럽의 민간약에서 유래된 것이라는 사실이다.

 이와 같이 많은 사람이 직접 먹어보거나 맛을 보아 물질에 대한
특수작용을 시험하였고, 발생한 질병의 시기나 절기, 기후에 대
해서 경험적인 근거를 이용하였으며, 앞에서 말한 것처럼 인간의
자연에의 적응과정에서 여러 시행착오를 통한 경험의 집적에서
유래된 물질들을 질병의 치료에 사용하였다.

이러한 것을 직접 치료에 사용해 봄으로써 여러 경험을 통한 실증을 얻게 되었다. 이로 인하여 어떠한 물질을 가지고 질병을 치료할 수 있는 약물로 삼게 된 것이며, 이렇게 함으로써 인류가 의약에 대한 지식을 알게 되었고, 또 생활 속에서 실천하는 동안이나, 같은 질병을 여러 차례 치료하는 동안 부단한 창조와 풍부한 경험을 쌓아서 전해져 내려온 것이다.

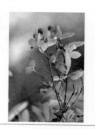

질병으로 분류한 약초약재

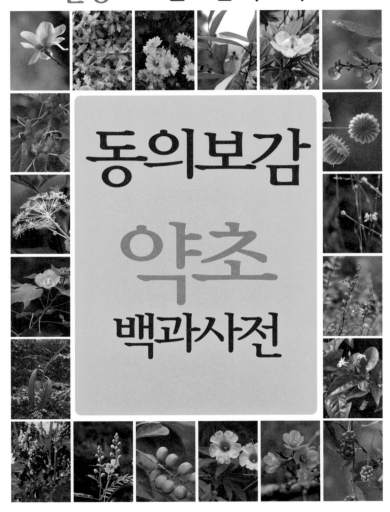

동의보감
약초
백과사전

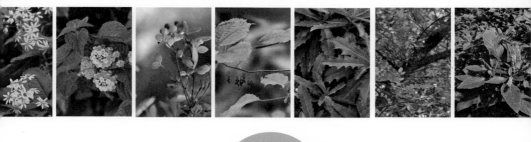

제 1 장

땀을 내게 하여 치료하는
약초 약재

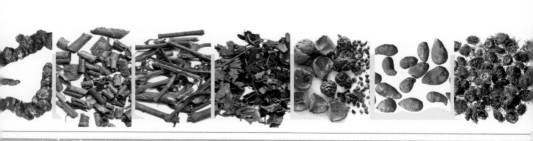

계피나무

생약명: 계지

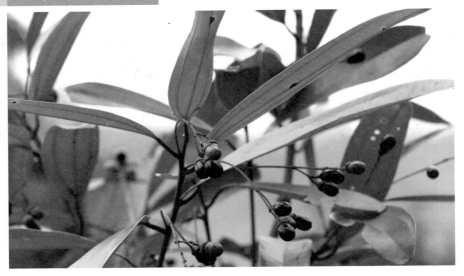

약초의 효능

한기를 발산시켜 표증을 치료하며 한기를 없애주어 양기를 잘 통하게 한다. 주로 찬 기운으로 인한 감기, 저린 증상과 통증, 손발 차가운 증상, 생리통, 가슴이 두근거림, 소변이 잘나오지 않는 증상 수종 등을 치료한다.

생태와 특징

상록활엽교목이며, 나무 모든 부위에 향기가 있고 잎은 긴 타원형으로 어긋나기를 하고 있다. 열매는 타원형이다.

약용부위

나뭇가지

채취시기

봄부터 여름까지 수확한다. 나뭇잎을 제거하고 얇게 썰어 햇볕에 말린 후 사용한다.

약초의 성질

맛은 맵고 달며, 따뜻한 성질이 있다. 심경과 폐경 그리고 방광경에 속한다.

사용방법

말린 약제 3~10g에 물 800ml를 넣고 약한 불에서 반으로 줄 때까지 달여 하루 2~3회로 나누어 마신다.

마황

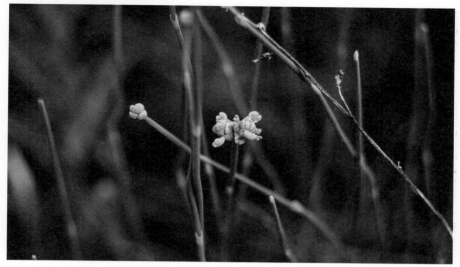

약초의 효능

땀을 나게 하고, 한기를 발산시키며, 폐를 소통시키고, 숨을 진정시키고, 부기를 가라앉힌다. 주로 풍한감기, 가슴이 답답한 것, 기침, 부종, 기관지 천식 등을 치료한다.

생태와 특징

초본상 관목이며 초록색의 긴 둥근 줄기 모양이고 마디가 있다. 높이는 20~40cm이다. 개화기는 5~6월이고 성숙기는 7~8월이다.

약용부위

전초

채취시기

8~10월에 녹색 줄기의 일부분을 잘라 흙을 깨끗이 제거하여 바람이 잘 통하는 곳에서 말리거나 혹은 그늘이나 바람에 60%로 말린 후 다시 햇볕에 말린다. 다 말린 후에 잘게 잘라 약재로 사용한다.

약초의 성질

맛은 맵고 약간 쓰다. 따뜻한 성질이 있다. 폐경과 방광경에 속한다.

사용방법

말린 약제 2~10g에 물 600ml를 넣고 약한 불에서 반으로 줄 때까지 달여 하루 2~3회로 나누어 마신다.

차조기

생약명: 자소

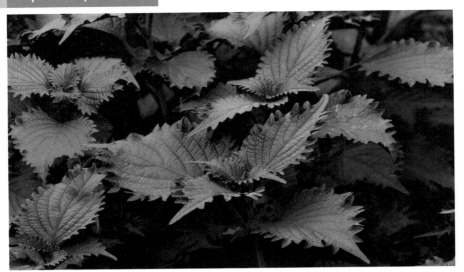

약초의 효능

차조기는 두 가지로 나눌 수 있다. 하나는 차조기의 잎이고, 하나는 차조기의 줄기이다. 잎은 기를 통하게 하며 통증을 치료하고, 태아를 안정시킬 수 있다. 가슴이 답답하거나, 위가 아프거나, 토하거나, 태동이 심하고 안정되지 않을 때 사용한다. 줄기는 한기를 발산시키고, 위에 있는 기를 통하게 한다. 풍한감기, 기침이나 토하거나, 임심구토나, 물고기나 게를 먹고 중독되었을 때 사용한다.

생태와 특징

일년생인 초본식물이며, 높이는 30~100cm이다. 특별한 냄새가 있다. 대생엽이고, 잎은 타원형이며, 잎은 앞뒤면 모두 자주색이다. 잎가에는 톱날 같은 모양이다.

약용부위 잎

채취시기 8~9월

약초의 성질 맛은 맵고 따뜻한 성질이 있다. 폐와 비장 경에 속한다.

사용방법

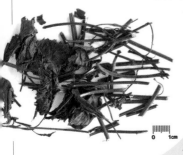

말린 약제 3~10g에 물 800ml를 넣고 약한 불에서 반으로 줄 때까지 달여 하루 2~3회로 나누어 마신다. 물고기나, 게의 중독 치료에는 30~60g을 달여 마신다.

생약명: 건강

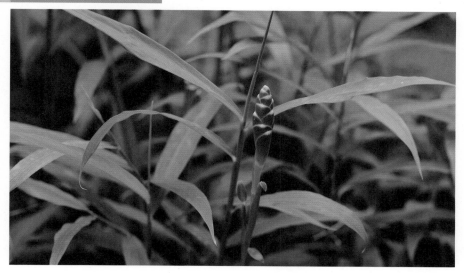

약초의 효능

한기를 발산시켜 토하는 것을 억제하며, 가래를 삭이고 기침을 멎게 한다. 주로 풍한감기나, 위가 차가워 나타나는 구토증세, 기침 등을 치료한다.

생태와 특징

다년생 초본식물이며, 높이는 50~80cm이다. 뿌리는 두툼하고, 절단면은 황백색이다. 농후한 매운 냄새가 있다. 잎은 대생엽이다. 개화기는 8월이다.

약용부위

덩이뿌리

채취시기

가을과 겨울에 캐서 잔뿌리와 흙을 제거한다.

약초의 성질

맛은 맵고, 약간 따뜻한 성질이 있다. 폐경, 비경 그리고 위장경에 속한다.

사용방법

말린 약제 3~10g에 물 700ml를 넣고 약한 불에서 반으로 줄 때까지 달여 하루 2~3회로 나누어 마신다. 구토나 가래를 삭이게 할 때는 반하와 같이 쓰면 좋다.

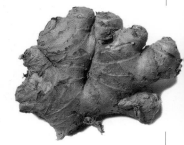

향유

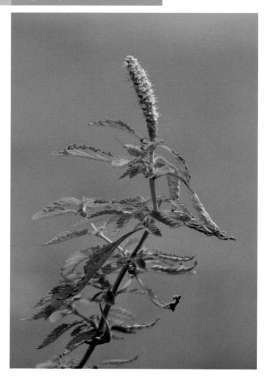

약초의 효능

땀을 나게 하고 더위를 식히며, 습기를 제거하여 소변을 잘 나오게 한다. 주로 여름 감기, 더위 먹었을 때 설사, 소변이 잘 나오지 않을 때, 부종, 습진, 종기 등을 치료한다.

생태와 특징

일년생 초본식물이며 높이는 30~90cm이다. 줄기는 직립하고 사각형이다. 줄기는 자갈색이며, 가볍고 부드러운 털이 있다. 잎은 대생엽이다. 열매는 타원형이며, 황갈색이다.

약용부위

전초

채취시기

여름부터 가을까지 채취하여 3~4cm로 잘라 햇볕에 말리거나 혹은 직접 사용할 수 있다.

약초의 성질

맛은 맵고 약간 따뜻한 성질이 있다. 폐경과 위경에 속한다.

사용방법

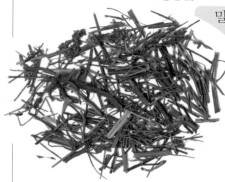

말린 약제 3~10g에 물 700ml를 넣고 약한 불에서 반으로 줄 때까지 달여 하루 2~3회로 나누어 마신다.

방풍

생약명: 방풍

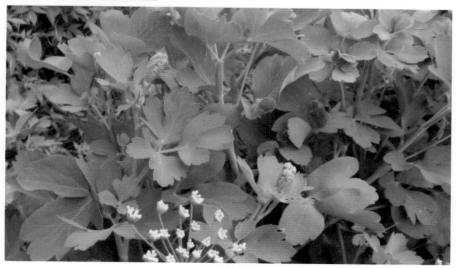

약초의 효능

풍한을 억제하고 한기를 발산시키며, 통증을 멈추게 하고, 경련을 가라앉히고 가려움을 멈추게 한다. 주로 풍한감기, 두통, 온몸통증, 류머티즘 통증, 관절통, 복통설사, 파상풍, 습진, 가려움증 등을 치료한다.

생태와 특징

다년생 초본식물이며 높이는 30~80cm이다. 뿌리는 황갈색이며, 굵고 단단하고 원기둥 모양이다. 개화기는 8~9월이고, 결실기는 9~10월이다.

약용부위

뿌리

채취시기

일반적으로 심은 후 다음 해의 겨울에 캔다. 캔 후에 잔 줄기, 잔뿌리와 흙을 제거하여 90%정도 말랐을 때 굵기와 길이에 따라 한 다발로 묶은 후에 다시 말린다.

약초의 성질

맛은 맵고 달다. 약간 따뜻한 성질이 있다. 방광경, 폐경, 비경, 간경에 속한다.

사용방법

말린 약제 3~10g에 물 800ml를 넣고 약한 불에서 반으로 줄 때까지 달여 하루 2~3회로 나누어 마신다.

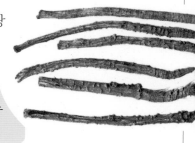

형개

생약명: 형개

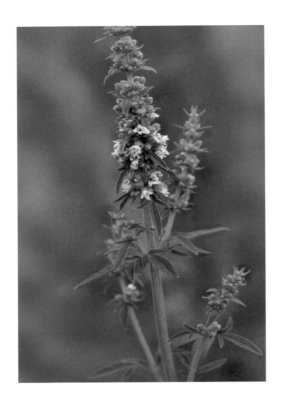

약초의 효능

풍한을 다스리고 한기를 발산시키고, 발진을 돕고, 지혈작용을 한다. 주로 감기, 발열, 두통, 눈 가려움, 기침, 목 아픔, 홍역, 풍진, 독창, 부스럼, 코피, 토혈, 혈변, 자궁 출혈, 산후어지럼증 등을 치료한다.

생태와 특징

일년생 초본식물이며 높이는 60~100cm이다. 강한 향기가 있다. 줄기는 직립하며 사각형이다. 줄기의 윗부분은 가지가 많고, 밑 부분은 황자주색이다. 개화기는 7~9월이고 결실기는 9~11월이다.

약용부위

지상 부분

채취시기

가을에 꽃이 피고 이삭이 초록색일 때 지상 부분을 잘라 말린다.

약초의 성질

맛은 맵고 약간 쓰며 약간 따뜻한 성질이 있다. 폐경과 간경에 속한다.

사용방법

말린 약제 3~10g에 물 800ml를 넣고 약한 불에서 반으로 줄 때까지 달여 하루 2~3회로 나누어 마신다. 지혈엔 숯처럼 볶은 것을 사용한다.

구릿대

생약명: 백지

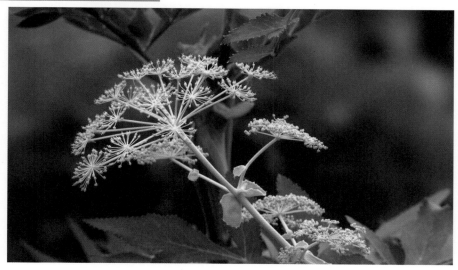

약초의 효능

풍과 습을 제거한다. 코를 뚫리게 하고, 진통 효과가 있다. 붓기를 내려주고 농을 배출한다. 주로 두통감기 눈썹 부분 통증, 치통, 코막힘, 비염, 만성설사, 대하, 종기, 독사에 물린데 등을 치료한다.

생태와 특징

다년생 대형초본 식물이며 높이는 100~150cm이다. 뿌리는 길고 원추형이다. 표면은 회갈색이며 다수의 비교적 큰 돌출된 돌기가 나 있다. 단면은 백색이다. 개화기는 7~8월이고 결실기는 8~9월이다.

약용부위

뿌리

채취시기

봄에 파종한 것은 10월 중하순, 가을에 파종은 다음해 8월 하순 잎이 고갈된 후 채취하여 햇볕에 말리거나 온돌에 말린다.

약초의 성질

맛은 맵고 성질은 따뜻하다. 폐경, 비경, 위경에 속한다.

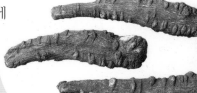

사용방법

말린 약제 3~10g에 물 800ml를 넣고 약한 불에서 반으로 줄 때까지 달여 하루 2~3회로 나누어 마신다.

세신

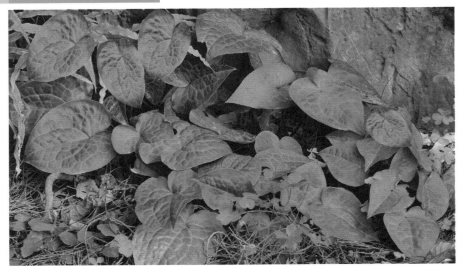

약초의 효능

한기를 풀어주고 풍을 제거한다. 진통작용을 한다. 폐를 따뜻하게 하고 코를 통하게 해준다. 주로 풍한표증, 두통, 치통, 류머티즘, 천식기침, 코 막힘, 축농증, 구강염 등을 치료한다.

생태와 특징

다년생 초본. 직립 또는 누워 자란다. 잎은 보통 2장이며 하트형이고 잎 끝은 뾰족하다. 잎 앞면엔 짧은 털이 나 있으며 맥상은 비교적 조밀하다. 뒷면 맥상에도 털이 나 있다. 꽃의 색은 흑색이며 개화기는 4~5월이다.

약용부위

전초

채취시기

9월 중순. 흙을 제거하고 잘 정선하여 1~2kg씩 묶어 서늘한 음지에서 말린다.

약초의 성질

맛은 맵고, 성질은 따뜻하며 약간의 독성이 있다. 폐경, 신경, 심경에 속한다.

사용방법

말린 약제1~3g에 물 600ml를 넣고 약한 불에서 반으로 줄 때까지 달여 하루 2~3회로 나누어 마신다. 분말은 0.5~2g이다.

세신

생약명: 세신

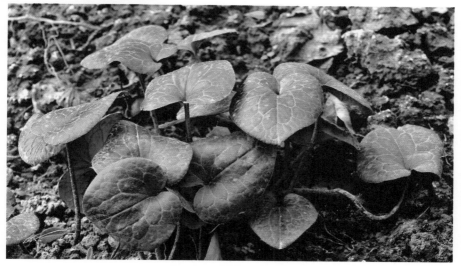

약초의 효능

풍한을 발산시키고, 기침을 멎게 하고, 통증을 멎게 하고, 붓기를 가라앉힌다. 주로 풍한감기, 두통, 축농증, 가래 기침, 풍한 습이 잘 통하지 못하여 나타난 증세, 독사에 물린 것 등을 치료한다.

생태와 특징

다년생 초본식물이며 가볍고 부드러운 털이 있다. 꽃은 자흑색이다. 개화기는 4~6월이다.

약용부위

전초

채취시기

4~5월에 뿌리와 함께 모두 캐서 흙을 제거하여 바람이 잘 통하는 곳에 말린다.

약초의 성질

맛은 맵고 따뜻한 성질이 있다. 폐경과 신경에 속한다.

사용방법

말린 약제 1~3g에 물 800ml를 넣고 약한 불에서 반으로 줄 때까지 달여 하루 2~3회로 나누어 마신다. 분말은 0.5~2g을 복용한다. 외용은 적당량을 코에 넣거나 붙인다.

도꼬마리

생약명: 창이자

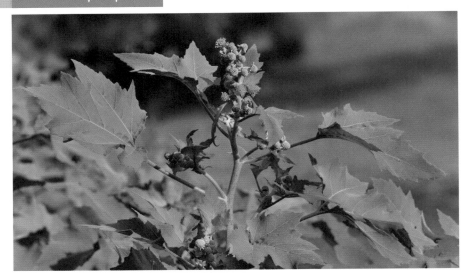

약초의 효능

풍한을 발산시키고, 코를 통하게 해주고, 풍습을 제거하고, 가려움증을 멎게 한다. 주로 축농증, 풍한 두통, 류머티즘, 풍진, 습진, 옴 등을 치료한다.

생태와 특징

일년생 초본 식물이며 높이는 20~90cm이다. 뿌리는 방추형이며, 줄기는 직립한다. 개화기는 7~8월이고, 결실기는 9~10월이다.

약용부위

열매

채취시기

가을에 열매가 성숙한다. 열매가 청색에서 황색으로 변하고, 잎이 대부분 시든 때, 맑은 날씨에 채취하여 깨끗이 손질하여 말린다.

약초의 성질

맛은 쓰고, 달고, 맵다. 따뜻한 성질이 있으며, 약간 독이 있다. 폐경과 간경에 속한다.

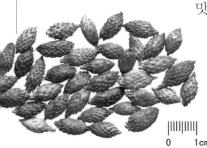

0   1cm

사용방법

말린 약제 3~10g에 물 800ml를 넣고 약한 불에서 반으로 줄 때까지 달여 하루 2~3회로 나누어 마신다.

목련

생약명: 신이

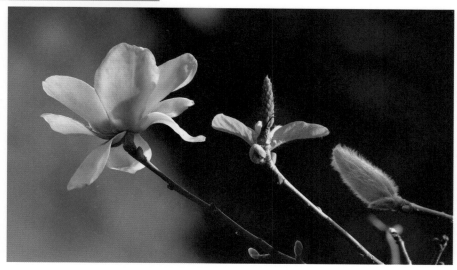

약초의 효능

풍한을 발산시키고, 코를 통하게 해준다. 주로 축농증, 풍한감기로 인한 두통, 코가 막힘, 콧물을 흘림 등을 치료한다.

생태와 특징

낙엽교목이다. 높이는 6~12m이다. 개화기는 2~3월이며 결실기는 8~9월이다.

약용부위

꽃망울

채취시기

1~3월에, 꽃이 아직 피지 않는 꽃망울을 채취하여, 낮에 햇볕에 쪼이고, 밤에 차곡차곡 쌓아 진을 낸다. 50% 말린 후 다시 차곡차곡 쌓아 완전히 말린다.

약초의 성질

맛은 맵고 따뜻한 성질이 있다. 폐경과 위경에 속한다.

사용방법

말린 약제 3~10g에 물 800ml를 넣고 약한 불에서 반으로 줄 때까지 달여 하루 2~3회로 나누어 마신다.

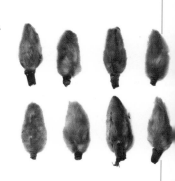

파뿌리

생약명: 총백

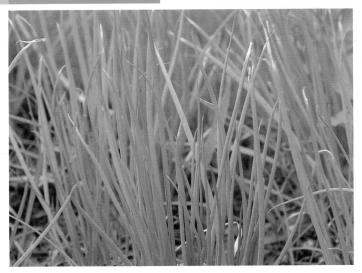

약초의 효능

표증을 다스리고, 양기를 잘 통하게 한다. 해독 살충 작용도 있다. 주로 풍한 감기, 한기로 인한 복통, 소변과 대변이 잘 통하지 못 할 때 설사, 독창, 붓기, 회충으로 인한 복통 등을 치료한다.

생태와 특징

다년생 초본 식물이며 높이는 50cm까지 자란다. 씨는 검정색이며 삼각반원형이다. 개화기는 7~9월이며 결실기는 8~10월이다.

약용부위

뿌리

채취시기

여름부터 가을까지 캐서 잔뿌리와 잎 그리고 바깥에 있는 껍질을 제거하여 신선할 때 사용한다.

약초의 성질

맛은 맵고, 따뜻한 성질이 있다. 폐경과 위경에 속한다.

사용방법

신선한 약제 3~10g에 물 600ml를 넣고 약한 불에서 반으로 줄 때까지 달여 하루 2~3회로 나누어 마신다.

고수풀

생약명: 호유

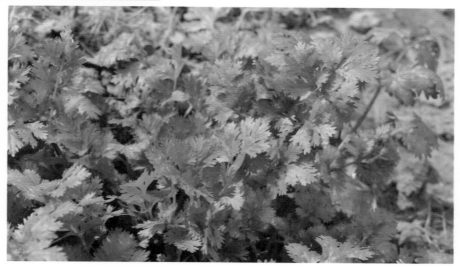

약초의 효능

표증을 다스리고 발진을 도와준다. 식욕을 돋고 소화 작용을 한다. 통증을 없애고 해독하는 효과가 있다. 주로 풍한감기, 홍역, 두진, 식체, 복부 팽만, 구토, 두통, 치통, 탈항증, 단독, 독창 초기, 뱀에게 물린 것 등을 치료한다.

생태와 특징

일년생 혹은 이년생 초본 식물이며 높이는 30~100cm이다. 줄기에 털이 없고 강한 냄새가 있다. 뿌리는 가늘고 잔뿌리가 많다. 개화기는 4~11월이다.

약용부위

전초

채취시기

일 년 내내 채취할 수 있다. 캔 후에 깨끗이 씻어 햇볕에 말린다.

약초의 성질

맛은 맵고, 따뜻한 성질이 있다. 폐경과 비경, 간경에 속한다.

정류

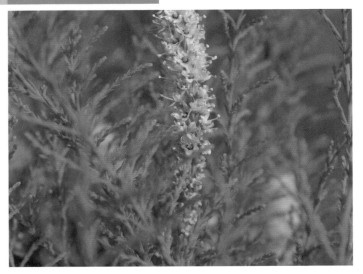

약초의 효능

표증과 바람을 다스려준다. 발진을 열어주고 해독 작용을 한다. 주로 풍열 감기, 홍역 초기에 발진을 돕고, 류머티즘, 피부 가려움증 등을 치료한다.

생태와 특징

관목 혹은 작은 교목류이며 높이는 3~6m이다. 가지는 붉은 자주색 혹은 어두운 자주 색이다. 개화기는 4~9월이며 결실기는 6~10월이다. 강물이 굽이치는 곳이나, 해변, 그리고 습한 알칼리성 토지와 모래땅에서 잘 자란다.

약용부위

나뭇가지

채취시기

꽃이 아직 피지 않았을 때 연한 나뭇가지를 채취해서 그늘에 말린다.

약초의 성질

맛은 달고 맵다. 보통이다. 폐경, 위경, 심경에 속한다.

사용방법

말린 약제 3~10g에 물 800ml를 넣고 약한 불에서 반으로 줄 때까지 달여 하루 2~3회로 나누어 마신다. 생것은 두 배량을 사용한다. 외용은 끓인 약물에 김을 쬐거나 씻는다.

피막이풀

생약명: 아부식초(석호유)

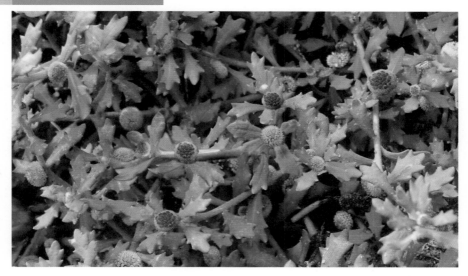

약초의 효능

코 구멍을 통하게 해주고 기침을 멎게 해준다. 주로 풍한 두통, 기침, 가래가 많고 코 막힘, 축농증으로 인한 눈물흘림 등을 치료한다.

생태와 특징

일년생 작은 초본 식물이며, 높이는 5~20cm이다. 잎은 마주나기하며 자루가 없다. 개화기는 9~11월이며, 주로 길가, 논두렁길, 그늘이 많은 습한 잔디밭에 자란다.

약용부위

전초

채취시기

여름부터 가을에 꽃이 필 때 캐서 흙을 깨끗이 씻고 햇볕에 말린다.

약초의 성질

맛은 맵고 따뜻한 성질이 있다. 폐경과 간경에 속한다.

사용방법

말린 약제 3~10g에 물 800ml를 넣고 약한 불에서 반으로 줄 때까지 달여 하루 2~3회로 나누어 마신다.

산향

생약명: 사백자

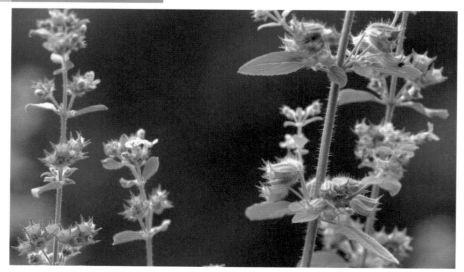

약초의 효능

표증을 풀어주고 습을 다스린다. 기를 잘 흐르게 하고 어혈을 풀어준다. 주로 감기, 류머티즘, 속이 더부룩함, 설사, 이질, 염좌, 습진, 피부염 등을 치료한다.

생태와 특징

일년생 초본, 높이0.6~1m, 부드럽고 향기가 있으며 직립한다. 줄기는 사각형이며 억센 털이 나 있다. 잎은 마주나기하며 억센 털이 나있고 계란형이다. 개화기, 결실기는 1~12월이다.

약용부위

줄기, 잎

채취시기

여름부터 가을에 채취하여 그늘에서 말린다.

약초의 성질

맛은 맵고 쓰다. 성질은 평하다. 폐경, 비경, 간경에 속한다.

사용방법

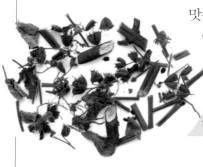

말린 약제~1g에 물 800ml를 넣고 약한 불에서 반으로 줄 때까지 달여 하루 2~3회로 나누어 마신다.

광방풍

생약명: 낙마의

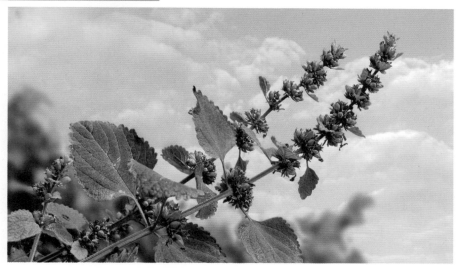

약초의 효능

풍습을 제거 한다. 종기 부스럼의 염증을 제거한다. 주로 감기로 인한 발열. 류머티즘, 종기, 습진, 벌레나 독사 물린데 등을 치료한다.

생태와 특징

직립 초본식물, 줄기는 굵고 튼튼하며 가지가 많다. 높이 1~2m이다. 줄기는 사각형이며 백색점성의 짧고 부드러운 털이 빼곡히 나 있다. 잎은 마주나기 하며 난원형이고 가장자리는 톱니 형이다. 잎 앞뒷면모두 털이 나 있다. 개화기는 8~9월이고, 결실기는 9~11월이다.

약용부위

전초

채취시기

여름 가을에 채취하여 깨끗이 씻어 햇볕에 말린다.

약초의 성질

맛은 맵고 쓰다. 성질은 평하다.

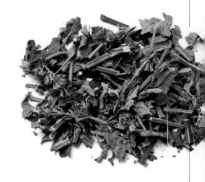

박하

생약명: 박하

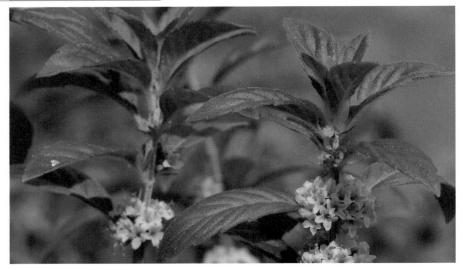

약초의 효능

풍열을 발산시키고, 머리와 눈을 맑게 해주고, 발진을 잘 되게 해준다. 주로 풍열감기, 두통, 눈 충혈, 목 아픔, 입에 독창이 있는 것, 홍역, 풍진, 가슴이 답답한 것 등을 치료한다.

생태와 특징

다년생 방향성 초본 식물이며, 줄기는 직립하고, 높이는 30~80cm이다. 주로 계곡 옆에, 길가 그리고 습지에 자란다.

약용부위

전초

채취시기

여름부터가을에 줄기와 잎이 무성할 때 혹은 꽃이 3번 핀 후에 채취하여 햇볕에 말리거나 그늘에 말린다.

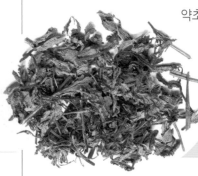

약초의 성질

맛은 맵고 차가운 성질이 있다. 폐경과 간경에 속한다.

사용방법

물 300ml를 넣고 물이 끓으면 약제2~10g을 넣고 약한 불로 2~3분 끓인 후 하루 2~3회로 나누어 마신다.

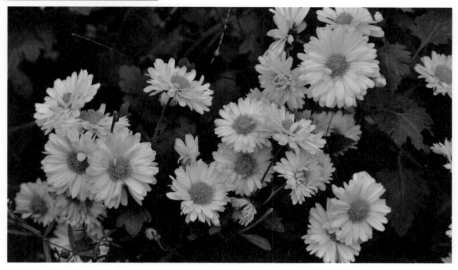

약초의 효능

해열하며, 간기를 안정시키고, 눈을 맑게 해준다. 주로 풍열감기, 두통, 어지럼증, 눈이 충혈 되고 붓고 아플 때, 눈이 침침한 증상 등을 치료한다.

생태와 특징

다년생 초본 식물이며, 높이는 60~150cm이다. 줄기는 직립하고, 가지를 칠 수도 있고, 안 칠 수도 있으며, 털이 있다. 잎이 대생엽이다. 개화기는 9~11월이다.

약용부위

꽃

채취시기

9~11월에 꽃이 피며 색깔이 노란색에서 흰 색으로 변하고, 꽃술이 약간 노란색일 때 맑은 날씨에 꽃에 있는 물기가 다 말린 후에 꽃을 따서 그늘에, 햇볕에, 혹은 기계로 말린다.

약초의 성질

맛은 달고 쓰다. 약간 차가운 성질이 있다. 폐경과 간경에 속한다.

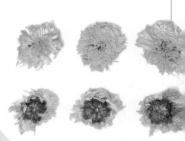

사용방법

말린 약제 5~10g에 물 800ml를 넣고 약한 불에서 반으로 줄 때까지 달여 하루 2~3회로 나누어 마신다.

순비기나무

생약명: 만형자

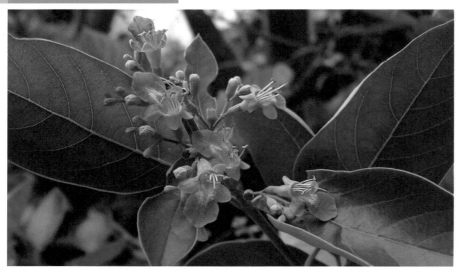

약초의 효능

열을 내려주고, 머리와 눈을 맑게 해준다. 주로 풍열감기로 인한 두통, 잇몸이 붓고 아픔, 눈이 충혈 되며 눈물이 나고, 눈이 침침한 증상, 어지러움 등을 치료한다.

생태와 특징

낙엽관목이며 높이는 1.5~5m이다. 향기가 있다. 개화기는 7월이고, 결실기는 9~11월이다. 주로 바닷가, 강가, 평원 근처에 자란다.

약용부위

씨앗

채취시기

가을에 열매가 성숙되었을 때 채취하여 먼저 실내에 3~4일 쌓아 놓은 다음에 펴서 햇볕에 말리거나 온돌로 말린다. 그 다음에는 가지를 제거하여 이물을 없애면 된다.

약초의 성질

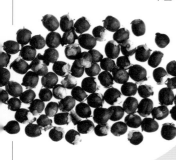

맛은 맵고 쓰다. 약간 차가운 성질이 있다. 방광경, 간경, 위경에 속한다.

사용방법

말린 약제 5~10g에 물 800ml를 넣고 약한 불에서 반으로 줄 때까지 달여 하루 2~3회로 나누어 마신다.

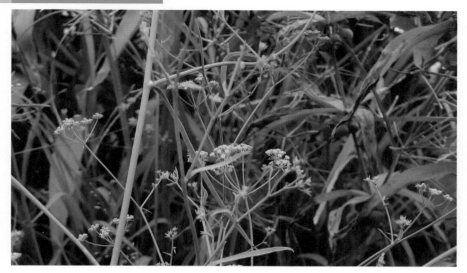

시호　생약명: 시호

약초의 효능

표증을 풀어 열을 내려준다. 간을 편하게 해주고 울체된 것을 풀어준다. 주로 감기, 열, 춥고 더운 증세가 반복될 때, 학질, 간기가 울체되어 옆구리와 유방 등에 통증이 올 때, 두통 어지러움, 월경 불순, 기운이 없어서 나타난 탈항, 자궁하수, 위하수 등을 치료한다.

생태와 특징

다년생 초본 식물이며 높이는 40~85cm이다. 주요 뿌리는 비교적 굵고 단단하다. 개화기는 7~9월이며 결실기는 9~11월이다.

약용부위

뿌리

채취시기

봄과 가을에 모두 캘 수 있다. 채취한 후에 흙을 제거하고 햇볕에 말린다.

약초의 성질

맛을 쓰고 맵다. 약간 차가운 성질이 있다. 간경과 담경에 속한다.

사용방법

말린 약제 3~10g에 물 800ml를 넣고 약한 불에서 반으로 줄 때까지 달여 하루 2~3회로 나누어 마신다.

승마

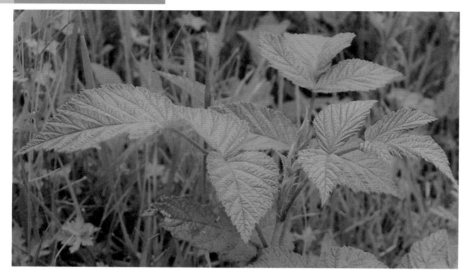

약초의 효능

열을 내려주고 해독작용을 한다. 발진이 잘되도록 한다. 늘어진 것 기를 들어 올려주는 작용을 한다. 입안의 부스럼염증, 인후통, 발진, 두통, 종기, 비장이 허한 설사, 대하증, 하혈 등을 치료한다.

생태와 특징

다년생 초본 식물이며 높이는 1~2m이다. 뿌리와 줄기는 굵고, 표면은 검은색이다. 개화기는 7~9월이며 결실기는 8~10월이다. 산지, 숲 속 혹은 길가의 풀 속에 자란다.

약용부위 뿌리

채취시기

가을에 캐서 흙을 제거하고 잔뿌리가 마르면 잔뿌리를 제거한 다음에 다시 햇볕에 말린다.

약초의 성질

맛은 맵고 달다. 약간 차가운 성질이 있다. 폐경, 비경, 대장경, 위경에 속한다.

사용방법

말린 약제 3~10g에 물 800ml를 넣고 약한 불에서 반으로 줄 때까지 달여 하루 2~3회로 나누어 마신다. 기를 들어 올려 주는 데는 구운 약초를 많이 이용한다.

칡

생약명: 갈근

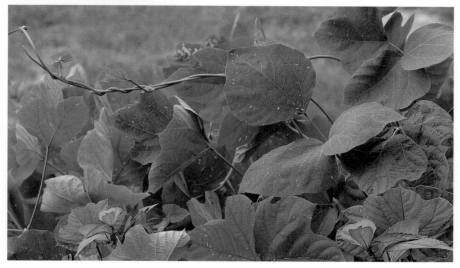

약초의 효능

열을 내려준다. 체액 분비를 촉진시키고 발진을 도와준다. 양기를 돕고 설사를 멎게 한다. 주로 감기, 열, 두통, 목과 등, 어깨통증, 갈증, 홍역, 당뇨, 이질, 설사, 고혈압 등을 치료한다.

생태와 특징

다년생 낙엽 덩굴 식물이다. 잎자루 끝에 세 개의 잎이 붙어있다. 개화기는 4~8월이며 결실기는 8~10월이다.

약용부위

뿌리

채취시기

뿌리를 캔 후에 흙을 제거하고 거친 껍질도 제거한 다음에 얇게 자른 후에 햇볕에 말리거나 온돌로 말린다.

약초의 성질

맛은 달고 맵다. 성질은 보통이다. 비, 위경에 속한다.

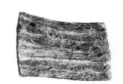

사용방법

말린 약제 10~15g에 물 800ml를 넣고 약한 불에서 반으로 줄 때까지 달여 하루 2~3회로 나누어 마신다. 발진과 진액을 나게 하는 데는 생것을 사용한다.

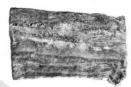

생약명: 담두시

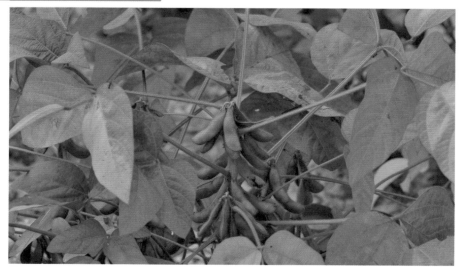

약초의 효능

표증을 풀어 주고 답답한 것을 풀어준다. 가슴속의 화를 풀어주고 주로 감기, 두통, 가슴이 답답하고 잠을 이루지 못하는 것을 치료한다.

생태와 특징 일년생 직립 초본 식물이며 높이는 60~180cm이다. 줄기는 굵고, 갈색 긴 강모가 있다. 잎의 자루가 길고 노란색 긴 강모가 있다. 씨는 2~5알이며 황녹색 혹은 검은색이다. 개화기는 6~7월이고 결실기는 8~10월이다.

약용부위 씨앗

채취시기 뽕잎과 청호 각 70~100g에 물과 함께 삶는다. 거른물에 깨끗한 콩을 1,000g을 넣는다. 콩이 수분을 완전히 흡수한 후에 익을 때까지 찐다. 식은 다음에 용기에 담아 삶은 뽕잎과 청호를 덮는다. 노란색으로 발효되면 꺼내고 찌꺼기를 제거하여 깨끗이 씻은 후에 다시 용기에 넣고 15~20일 밀봉하여 놓는다. 충분히 발효하여 향기가 나올 때 꺼내어 조금 찐 다음에 건조시키면 된다.

약초의 성질 맛은 쓰고 맵다. 차가운 성질이 있다. 폐경과 위경에 속한다.

사용방법

말린 약제 10~15g에 물 500ml를 넣고 약한 불에서 반으로 줄 때까지 달여 하루 2~3회로 나누어 마신다.

부평초

생약명: 부평

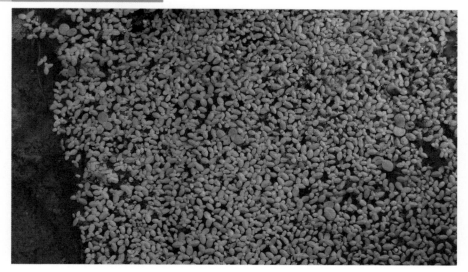

약초의 효능

발한하여 표증을 풀어준다. 발진을 도와주고 가려움을 없애준다. 부기를 가라앉히고 열을 내려준다. 해독한다. 주로 풍열, 홍역, 습진으로 인한 가려움, 부종, 융폐(방광 결석증), 독창, 단독, 화상 등을 치료한다.

생태와 특징

수생 초본 식물이며 뿌리는 하나만 있다. 뿌리는 가늘다. 못, 논, 호수 등에서 자란다. 늘 개구리밥과 함께 자란다.

약용부위

전초

채취시기

6~9월에 채취 후에 이물질을 제거하여 깨끗이 씻은 다음에 햇볕에 말린다.

약초의 성질

맛은 맵고 성질은 차갑다. 폐경과 방광경에 속한다.

사용방법

말린 약제 3~10g에 물 800ml를 넣고 약한 불에서 반으로 줄 때까지 달여 하루 2~3회로 나누어 마신다. 말리지 않은 신선한 것은 15~30g을 사용한다.

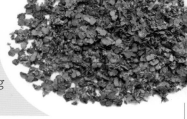

물배추

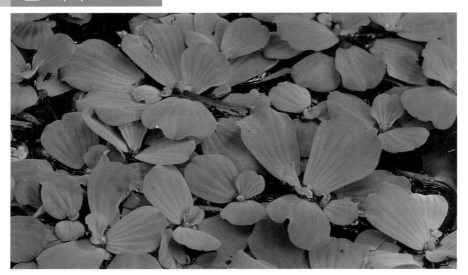

약초의 효능

발진을 도와주고 이뇨효과와 습을 제거하는 효과가 있다. 피를 차갑게 해주고 혈액 순환을 촉진해준다. 주로 풍열감기, 홍역, 두드러기, 혈이 뜨거워서 나타난 가려운 증상, 땀 얼룩, 습진, 부종, 오줌소태, 류머티즘 통증, 무릎 종기, 단독, 각종종양, 접질린데 등을 치료한다.

생태와 특징

수생 표류 식물이며 길게 늘어뜨린 많은 뿌리가 있다. 수염뿌리는 날개모양이고 조밀하다. 개화기는 5~11월이다. 민물 연못이나 개울에서 자란다.

약용부위

전초

채취시기

여름에 채취 잔뿌리를 제거하여 깨끗이 씻어 신선할 때 사용하거나 혹은 햇볕에 말린다.

약초의 성질

맛은 맵고 성질은 차갑다. 폐경, 비경, 간경에 속한다.

생약명: 필관초

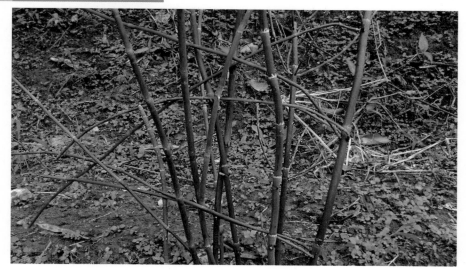

약초의 효능

열을 내려주고 눈을 맑게 하고 지혈, 이뇨 작용을 한다. 주로 풍열감기, 기침, 눈이 충혈 되고 붓고 통증 있는 증세, 백내장, 비출혈, 혈뇨, 임증, 황달, 대하, 골절 등을 치료한다.

생태와 특징

다년생상록 초본. 높이18~100cm 혹은 더욱 자랄 수도 있다. 뿌리줄기는 옆으로 자라며 흑색 또는 흑갈색이다. 줄기는 녹색이며 곧게 서고 기부 마디에2~5개의 가지가있고 각 가지는 속이 비어 있다. 매 마디마다 작은 가지가 나 있다. 포자기는 8~10월이다.

약용부위

전초

채취시기

여름, 겨울에 채취하여 깨끗이 씻은 후 통풍이 잘되는 음지에서 말린다.

약초의 성질

맛은 달고 쓰다. 조금 차가운 성질이다.

수진주채 생약명: 사미초

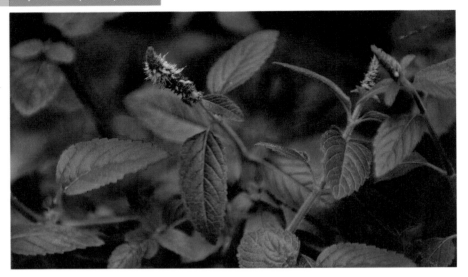

약초의 효능

풍을 제거하고 열을 내린다. 습을 제거하고 해독 작용을 한다. 붓기를 내리고 통증을 제거한다. 주로 감기발열, 경기, 풍습통증, 소화기열병, 고환 음낭이 부은 병증, 종기 접촉성 피부염, 습진, 소아태독, 독사 물린데 등을 치료한다.

생태와 특징

1년생 초본, 높이0.4~2m. 줄기 밑 부분은 옆으로 눕고 마디에서 뿌리를 내린다. 윗부분은 위로 향하고 줄기는 사각형이고 황색의 긴 억센 털이 나 있다. 잎은 마주나며 자루는 짧고 잎에도 황색털이 나 있다. 잎 모양은 긴 원형 또는 난형장원형이고 가장자리는 톱니이다. 개화기는 4~11월이고 결실기는 5~12월이다.

약용부위

전초

채취시기

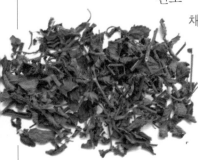

여름, 가을에 채취해 깨끗이 씻어 햇볕에 말린다.

약초의 성질

맛은 약간 쓰고 맵다. 성질은 차갑다.

바위취

생약명: 호이초

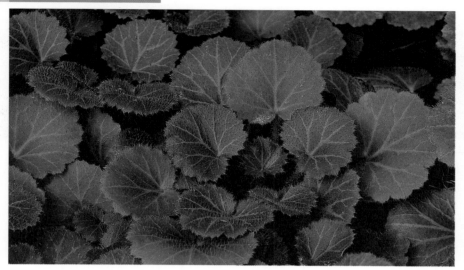

약초의 효능

열을 내려주고 피를 차갑게 해주고 해독성분이 있다. 주로 풍열 기침, 폐옹, 토혈, 중이염, 풍열 치통, 풍진, 독창, 단독, 치질통증, 독충에 물렸을 때, 화상, 외상 출혈 등을 치료한다.

생태와 특징

다년생 작은 초본 식물이며 겨울에 시들지 않는다. 뿌리는 가늘고 줄기도 가늘며 붉은 자주색이다. 개화기는 5~8월이고 결실기는 7~11월이다.

약용부위

전초

채취시기

사 계절 모두 채취할 수 있다. 전초를 뽑아 깨끗이 씻은 후에 그늘에 말린다.

약초의 성질

맛은 쓰고 맵다. 차가운 성질이 있으며 약간 독이 있다. 폐경, 비경, 대장경에 속한다.

사용방법

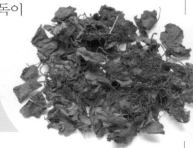

말린 약제 10~15g에 물 800ml를 넣고 약한 불에서 반으로 줄 때까지 달여 하루 2~3회로 나누어 마신다.

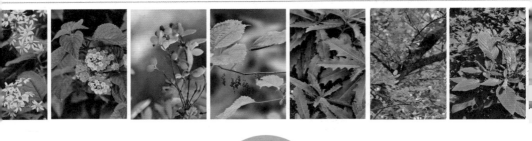

제 2 장

열을 내려주어 치료하는
약초 약재

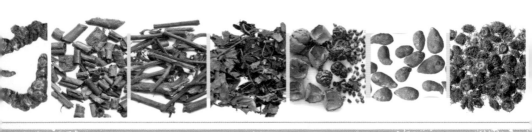

결명자

생약명: 결명자

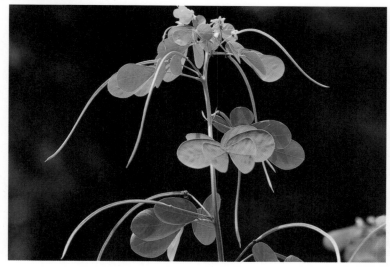

약초의 효능

열을 내려주고 눈을 맑게 해준다. 장을 윤택하게 하여 대변을 잘 나오게 해준다. 주로 눈충혈과 통증, 눈물을 많이 흘릴 때, 두통, 어지러움, 눈이 침침할 때, 변비 등을 치료한다.

생태와 특징

일년생 반 관목 초본식물이며 높이는 0.5~2m이다. 윗부분은 가지가 많다. 잎은 대생엽이고 우상복엽이다. 개화기는 6~8월이고 결실기는 8~10월이다. 구릉, 길가, 민둥산 등에 자란다.

약용부위 씨앗

채취시기

가을에 성숙한 열매를 채취하여 햇볕에 말린 후에 씨앗을 채취하고 이물을 제거한다.

약초의 성질

맛은 달고 쓰고, 짜다. 약간 차가운 성질이 있다.
간경과 대장 에 속한다.

사용방법

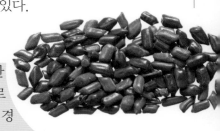

말린 약제 10~15g에 물 500ml를 넣고 약한 불에서 반으로 줄 때까지 달여 하루 2~3회로 나누어 마신다. 다른 약제와 같이 쓰지 않을 경우 30g까지 사용 가능하다.

지모

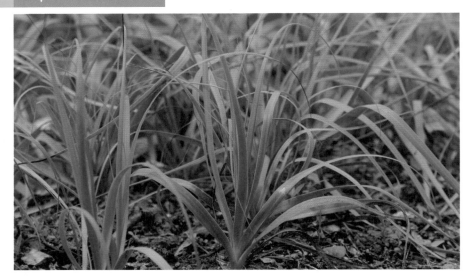

약초의 효능

열을 내려주고 체액의 분비를 촉진시킨다. 주로 열병, 고열로 인한 갈증, 폐열로 생긴 기침, 내열로 생긴 갈증, 장이 건조해서 생긴 변비 등을 치료한다.

생태와 특징

다년생 초본 식물이며 전체에 털이 없다. 뿌리와 줄기는 무성하며 굵다. 개화기는 5~8월이며 결실기는 7~9월이다.

약용부위

전초

채취시기

봄과 가을에 캐서 잔뿌리와 흙을 제거하여 햇볕에 말리거나 온돌로 말린다. 일반적으로 '습지모'로 부른다. 신선할 때 껍질을 제거하여 말린 것은 '지모육'이다.

약초의 성질

맛은 쓰고 달다. 차가운 성질이 있다. 폐경, 위경, 신경에 속한다.

사용방법

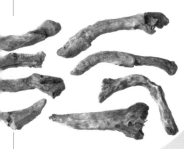

말린 약제 6~15g에 물 800ml를 넣고 약한 불에서 반으로 줄 때까지 달여 하루 2~3회로 나누어 마신다.

치자

생약명: 치자

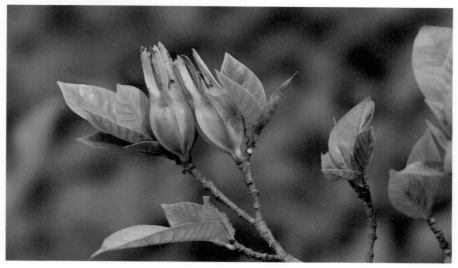

약초의 효능

열을 내려주고 답답한 것을 제거해준다. 피를 차갑게 해주고 해독한다. 주로 열병, 간기가 지나치게 왕성해서 눈의 충혈, 두통, 습열로 인한 황달, 임질, 토혈, 비출혈, 뇨혈, 입안염증, 독창, 삔 데 부기와 통증 등을 치료한다.

생태와 특징

상록관목이며 높이는 1~2m이다. 작은 가지는 녹색이며 어린 땐 털이 있고, 다자라면 털이 없다. 개화기는 5~7월이고 결실기는 8~11월이다.

약용부위 꽃

채취시기

10월 중순과 하순에 열매의 껍질이 녹색에서 황록색으로 변할 때 딴다. 이물질을 제거하고 찜통에 넣어 조금 찌거나 백반 물에 조금 삶은 다음에 꺼내서 햇볕에 말리거나 온돌로 말린다. 또 직접 열매를 햇볕에 말리거나 기계로 말려도 된다.

약초의 성질

맛은 쓰고 성질은 차갑다. 심경, 간경, 폐경, 위경, 삼초경에 속한다.

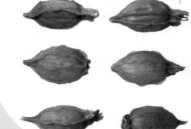

사용방법

말린 약제 5~10g에 물 800ml를 넣고 약한 불에서 반으로 줄 때까지 달여 하루 2~3회로 나누어 마신다. 지혈용은 볶아서 쓴다.

꿀풀

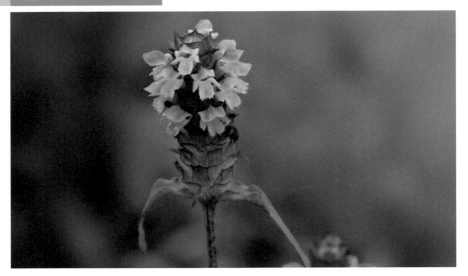

약초의 효능

간과 눈을 맑게 해주고 해독하는 효과가 있다. 주로 눈충혈, 눈통증, 두통 어지러움, 이명, 유선염, 유행성 이하선염, 종기, 급성 간염, 만성 간염, 고혈압 등을 치료한다.

생태와 특징

다년생 초본식물이며 줄기의 높이는 15~30cm이다. 개화기는 4~6월이고 결실기는 6~8월이다. 강가, 길가 그리고 풀숲에서 자란다.

약용부위

전초

채취시기

여름에 고동색으로 변할 때 캐서 이물을 제거하여 햇볕에 말린다.

약초의 성질

맛은 맵고 쓰다. 차가운 성질이 있다. 간경과 담경에 속한다.

사용방법

말린 약제 10~15g에 물 800ml를 넣고 약한 불에서 반으로 줄 때까지 달여 하루 2~3회로 나누어 마신다.

갈대

생약명: 노근

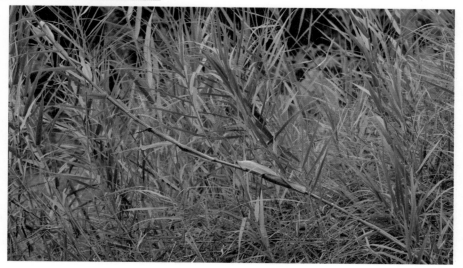

약초의 효능

열을 내려주고 체액의 분비를 촉진시키고 답답한 것을 없애고 구토를 그치게 한다. 그리고 이뇨 효과도 있다. 주로 열병 갈증, 위에 열이 나서 토할 때, 폐에 열이 나서 기침할 때, 폐렴으로 고름을 토할 때, 임증 등을 치료한다.

생태와 특징

다년생 높은 초본 식물이며 높이는 1~3m이다. 지하의 줄기는 굵고 옆으로 자란다. 줄기는 직립하고 속이 비어 있다. 개화기와 결실기는 7~10월이다. 강가에서 자란다.

약용부위 뿌리

채취시기

사계절 모두 캘 수 있다. 채취 후에 싹과 잔뿌리 그리고 잎을 제거하여 신선할 때 사용하거나 햇볕에 말린다.

약초의 성질

맛은 달고 차가운 성질이 있다. 폐경과 위경에 속한다.

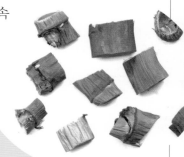

사용방법

말린 약제 15~30g에 물 800ml를 넣고 약한 불에서 반으로 줄 때까지 달여 하루 2~3회로 나누어 마신다. 생것은 2배를 사용한다. 즙을 내어 마실 수 도 있다.

조릿대풀

생약명: 담죽엽

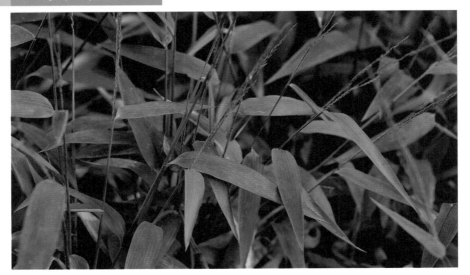

약초의 효능

열을 내려주고 답답한 것을 없애고 이뇨 효과가 있다. 주로 열병으로 인한 갈증, 붉은 소변과, 소변 볼 때의 통증, 입과 혀의 궤양이 있을 때 치료한다.

생태와 특징

다년생 초본 식물이며 높이는 40~90cm이다. 근경은 단단하고 굵고 짧다. 잔뿌리는 드물다. 개화기는 6~9월이고 결실기는 8~10월이다.

약용부위

줄기와 잎

채취시기

여름에 꽃 이삭이 아직 나오지 않을 때 채취해서 햇볕에 말린다.

약초의 성질

맛은 달고 담백하다. 차가운 성질이 있다. 심경, 위경, 소장경에 속한다.

사용방법

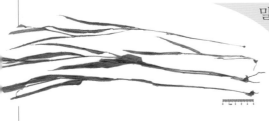

말린 약제 10~15g에 물 600ml를 넣고 약한 불에서 반으로 줄 때까지 달여 하루 2~3회로 나누어 마신다.

연

생약명: 연자심

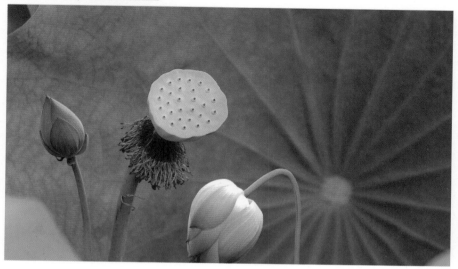

약초의 효능

심열을 식히고 마음을 안정시키고 심장과 신장을 서로 통하게 해준다. 지혈 효과도 있다. 주로 심열, 심장과 신장이 통하지 않을 때, 불면증, 유정, 혈열, 토혈 등을 치료한다.

생태와 특징

다년생 수생 초본 식물이다. 뿌리줄기는 옆으로 자라며 다육이다. 개화기는 6~8월이고 결실기는 8~10월이다. 주로 못, 호수와 논에 자란다.

약용부위

씨앗

채취시기

연방으로부터 씨앗을 채취해 햇볕에 말린다.

약초의 성질

맛은 쓰고 차가운 성질이 있다. 심경과 신경에 속한다.

사용방법

말린 약제 1.5~3g에 물 600ml를 넣고 약한 불에서 반으로 줄때까지 달여 하루2~3회로 나누어 마신다.

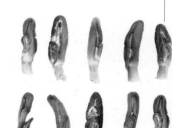

달개비풀

생약명: 압척초, 닭의장풀

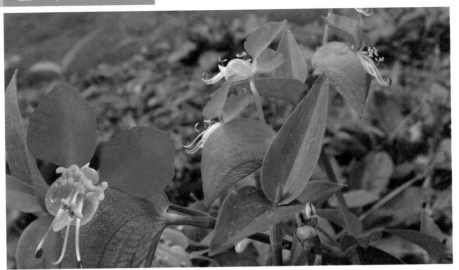

약초의 효능

열을 내려주고 해독작용을 한다. 부종을 빼준다. 주로 풍열 감기, 고열, 인후가 붓고 통증 있을 때, 몸이 붓고, 소변이 적게나올 때 임질, 소변 볼 때의 통증, 용종종기 등을 치료한다.

생태와 특징

일년생 초본 식물이고 높이는 15~60cm이다. 잔뿌리가 많고 줄기는 가지가 많다. 개화기는 7~9월이고 결실기는 9~10월이다. 주로 습지나 그늘이 있는 길가 밭두렁, 황지, 풀숲 등에서 자란다.

약용부위

지상면에 있는 부분

채취시기

여름과 가을에 캐서 햇볕에 말린다.

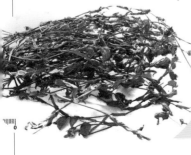

약초의 성질

맛은 달고 담백하다. 차가운 성질이 있다. 폐경, 위경, 소장경에 속한다.

사용방법

말린 약제 15~30g에 물 800ml를 넣고 약한 불에서 반으로 줄 때까지 달여 하루 2~3회로 나누어 마신다. 생것은 두 배를 쓴다.

개맨드라미   생약명: 청상자

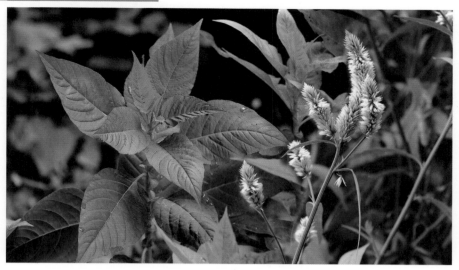

약초의 효능
간과 눈을 맑게 해주고 백반 증을 없앤다. 주로 간에 열이 있고 눈이 붉고 눈에 백반증이 생겨서 물건을 잘 보지 못할 때, 간열로 인한 어지러움 등을 치료한다.

생태와 특징
일년생 초본 식물이며 높이는 30~90cm이다. 털이 없고 줄기는 직립하고 윗부분은 녹색이나 붉은 자주색 가지가 있다. 개화기는 5~8월이고 결실기는 6~10월이다. 주로 길가, 평원의 비교적 건조한 양지에 자란다.

약용부위
씨앗

채취시기
가을에 열매가 성숙되었을 때 식물체를 캐거나 이삭을 딴다. 햇볕에 말린 후 씨앗을 채취하여 이물을 제거한다.

약초의 성질
맛은 쓰고 약간 차가운 성질이 있다. 씨앗의 껍질이 얇고 쉽게 부러진다. 간경에 속한다.

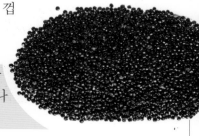

사용방법
말린 약제 5~15g에 물 800ml를 넣고 약한 불에서 반으로 줄 때까지 달여 하루 2~3회로 나누어 마신다.

올방개

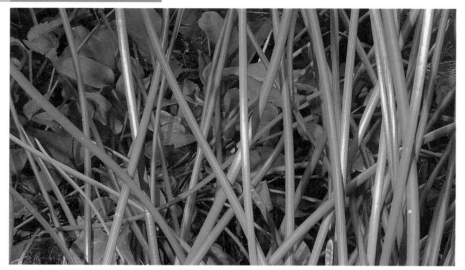

약초의 효능

열을 내려주고 체액의 분비를 촉진해준다. 가래를 없애고 소화를 도와준다. 주로 온병 갈증, 목이 붓고 통증이 있을 때, 가래, 기침, 눈의 충혈. 소갈증, 설사, 황달, 임질, 체했을 때, 사마귀 등을 치료한다.

생태와 특징

다년생 수생 초본 식물이며 높이는 30~100cm이다. 개화기와 결실기는 5~9월이다.

약용부위

덩이뿌리

채취시기

겨울에 캐서 흙을 제거하여 신선하게 사용하거나 바람에 말린다.

약초의 성질

맛은 달고 차가운 성질이 있다. 폐경과 위경에 속한다.

사용방법

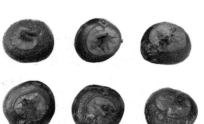

말린 약제 30~60g에 물 800ml를 넣고 약한 불에서 반으로 줄 때까지 달여 하루 2~3회로 나누어 마신다.

생약명: 고과

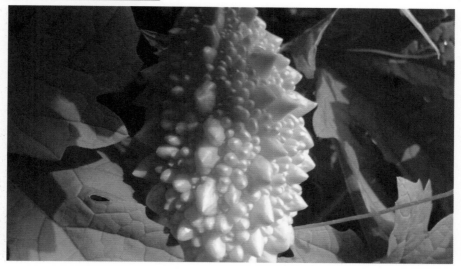

약초의 효능

더위 먹은 것을 치료하고 눈을 맑게 해주고 해독한다. 주로 중서, 갈증, 소
갈증, 눈 충혈 통증, 설사, 종기, 부종 등을 치료한다. 특히 당뇨에 좋다.

생태와 특징

일년생 덩굴 초본 식물이다. 가지가 많고 줄기와 가지에 세밀하고 유연한
털이 있다. 씨앗은 편평하고 타원형이다. 개화기는 6~7월이고 결실기는
9~10월이다.

약용부위

열매

채취시기

가을에 열매를 따서 얇게 썰어 햇볕에 말리거나 신선하게 사용한다.

약초의 성질

맛은 쓰고 차가운 성질이 있다. 심경, 비경, 폐경에 속한
다.

속서근풀

생약명: 황금

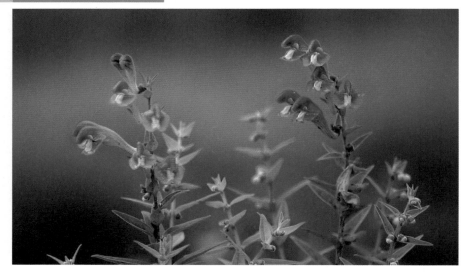

약초의 효능

열을 내려주고 습을 제거해준다. 해독작용, 지혈, 안태 효과가 있다. 주로 습하고 더운 것으로 인한 가슴이 답답하고 구역질이 나는 증세, 습열, 이질, 황달, 폐열로 인한 기침, 고열, 갈증, 혈열, 코피, 종기, 태동불안 등을 치료한다.

생태와 특징

다년생 초본 식물이며 높이는 30~80cm이다. 줄기는 사각형이며 녹색 혹은 자주색도 있고 세밀한 문양이 있다. 개화기는 6~9월이고 결실기는 8~10월이다. 주로 양지의 건조한 산비탈과 황무지에서 자란다. 길가에서 자주 볼 수 있다.

약용부위 뿌리

채취시기 봄과 가을에 캐서 잔뿌리와 흙을 제거하여 햇볕에 말린 후에 거치한 껍질을 제거하고 다시 말린다.

약초의 성질

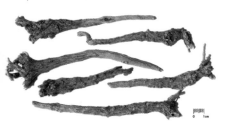

맛은 쓰고 차가운 성질이 있다. 폐경, 담경, 비경, 대장경, 소장경에 속한다.

사용방법

말린 약제 5~10g에 물 800ml를 넣고 약한 불에서 반으로 줄 때까지 달여 하루 2~3회로 나누어 마신다.

깽깽이풀 생약명: 황련

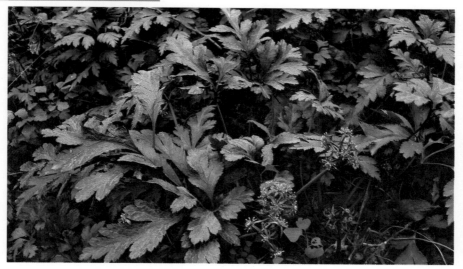

약초의 효능

열을 내려주고 습을 제거하며 해독작용을 한다. 주로 열이 심경에 들어가서 고열 초조하고 불안한 것이나 고열로 인한 토혈, 습열로 인해 나타난 가슴 답답함, 설사, 이질, 심열이 왕성해서 나타난 가슴 답답함, 불면증, 위열로 인해 나타난 구토, 간기가 지나치게 왕성해서 눈충혈, 통증, 종기, 치통, 입과 혀의 궤양, 중이염, 음부부종, 치질성 출혈, 습진, 화상 등을 치료한다.

생태와 특징

다년생 초본 식물이다. 뿌리와 줄기는 황갈색이며 늘 가지가 있다. 산지 풀숲과 그늘이 있는 곳에서 자란다.

약용부위 뿌리와 줄기

채취시기

년중 내내 채취할 수 있지만 늦가을과 초겨울 캐는 것이 가장 좋다. 심은 지 5~6년 된 것을 캐면 가장 좋다.

약초의 성질

맛은 쓰고 차가운 성질이 있다. 심경, 간경, 위경, 대장경에 속한다.

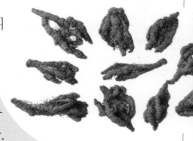

사용방법

말린 약제 2~6g에 물 800ml를 넣고 약한 불에서 반으로 줄 때까지 달여 하루 2~3회로 나누어 마신다. 구토엔 생강즙과 볶은 것을 사용한다.

황벽나무

생약명: 황백

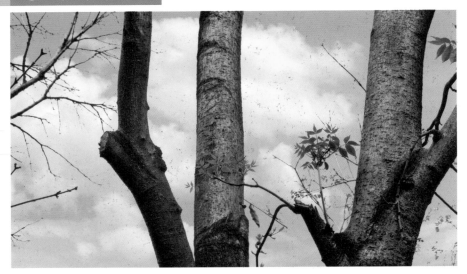

약초의 효능

열을 내려주고 습을 말려준다. 해독하고 종기를 치료한다. 주로 이질, 황달, 대하, 뼈가 열이 나는 것, 식은 땀, 유정, 종기, 습진 가려움 등을 치료한다.

생태와 특징

낙엽 교목이며 높이10~12m이다. 나무껍질은 회갈색으로 코르크가 발달하여 깊은 홈이 있다. 잎은 마주 달리며 홀수깃꼴겹잎이다. 개화기는 5~6월이고 결실기는 10~11월이다.

약용부위 줄기껍질.

채취시기

5월 상순~6월 하순. 나무껍질을 채취하여 겉껍질(두꺼운 코르크층)은 분리해 버리고 반쯤 말린 후 펴서 누른 다음 햇볕에 완전히 말린다.

약초의 성질

맛은 쓰고 차가운 성질이 있다. 신경 방광경에 속한다.

사용방법

말린 약제 5~10g에 물 800ml를 넣고 약한 불에서 반으로 줄 때까지 달여 하루 2~3회로 나누어 마신다.

도둑놈의지팡이 생약명: 고삼

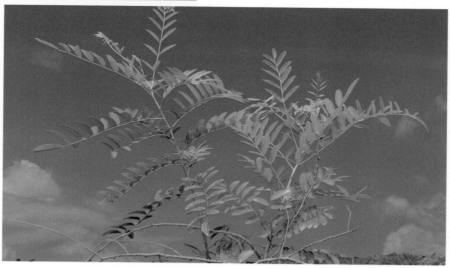

약초의 효능

열을 내려주고 습을 건조시키고 그리고 살충과 이뇨 효과가 있다. 주로 이질, 혈변, 황달, 소변 막힘, 붉거나 흰 대하, 음부의 붓거나 가려운 증상, 습진, 습창, 피부 가려움, 버짐, 나병 등을 치료한다. 외용할 땐 주로 트리코모나스선 질 염을 치료한다.

생태와 특징

낙엽반관목이고 높이는 105~3m이다. 뿌리는 둥근모양이고 밖의 껍질은 황백색이다. 줄기는 직립이고 가지는 많다. 개화기는 5~7월이고 결실기는 7~9월이다. 주로 모래땅 혹은 양지 산비탈 풀숲에서 자란다.

약용부위 뿌리

채취시기

봄과 가을에 캐서 뿌리 잔털과 작은 뿌리를 제거하여 깨끗이 씻은 다음에 건조시키거나 혹은 신선할 때 얇게 썰어 건조시킨다.

약초의 성질

맛은 쓰고 차가운 성질이 있다. 심경, 간경, 위경, 대장경, 방광경에 속한다.

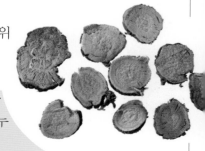

사용방법

말린 약제 3~10g에 물 800ml를 넣고 약한 불에서 반으로 줄 때까지 달여 하루 2~3회로 나누어 마신다. 환제로 해서 복용 할 수도 있다.

말불버섯

생약명: 마발

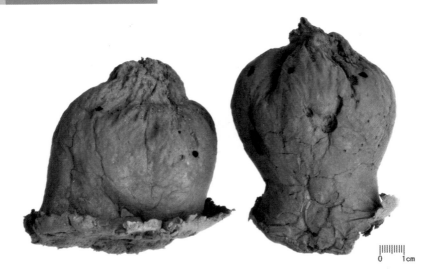

약초의 효능

폐열을 내리고 인후를 부드럽게 한다. 지혈 작용을 한다. 주로 인후통, 기침, 목소리가 잘 나오지 않을 때 등을 치료한다. 외용으론 비출혈, 외상출혈 등을 치료한다.

생태와 특징

자실체는 편구형이며 지름이2~6cm이고 높이는3~6cm이다. 표면은백색에서 점점황갈색 으로 변한다. 윗부분에는 황갈색의 많은 돌기가 있다.

약용부위

전자실체

채취시기

여름부터 가을 까지. 자실체 성숙시 채취하여 이물을 제거하고 말린다.

약초의 성질

맛은 맵고 성질은 평하다. 폐경에 속한다.

사용방법

말린 약제 3~6g에 물 800ml를 넣고 약한 불에서 반으로 줄 때까지 달여 하루 2~3회로 나누어 마신다.

인동넝쿨

생약명: 금은화

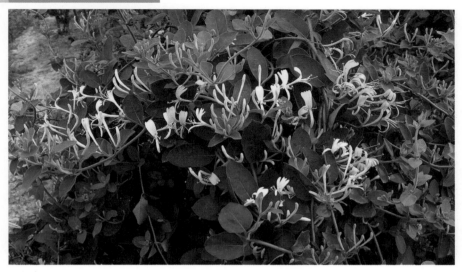

약초의 효능

열을 내려주고 해독한다. 주로 종기, 후비, 단독, 열독, 풍열감기, 온병 발열 등을 치료한다.

생태와 특징

다년생 반 상록 덩굴 식물이며 길이는 9m이다. 개화기는 4~7월이고 결실기는 6~11월이다. 산비달의 숲, 관목 숲, 길가 등에 자란다.

약용부위

꽃망울이나 꽃

채취시기

꽃이 피는 시기에 집중해서 일반적으로 5월 중순과 하순에 첫 번째 피는 꽃을 따고 6월 중순과 하순에 두 번째 피는 꽃을 딴다. 그리고 꽃망울의 윗부분이 팽대하고 아직 피지 않은 청백색일 때 따면 가장 좋다. 채취 후에 바로 그늘에 말리거나 기계로 말려야 한다.

약초의 성질

맛은 달고 차가운 성질이 있다. 폐경, 심경, 위경에 속한다.

사용방법

말린 약제 10~15g에 물 800ml를 넣고 약한 불에서 반으로 줄 때까지 달여 하루 2~3회로 나누어 마신다.

홍선인동초 생약명: 산은화

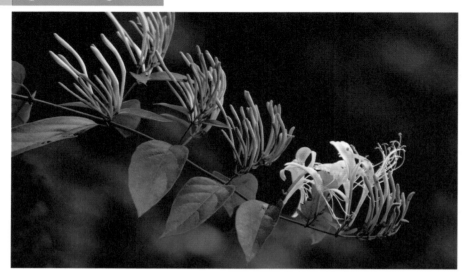

약초의 효능

열을 내려주고 해독한다. 주로 종기, 목구멍이 막히는 증세, 단독, 열독, 풍열감기, 온병 발열 등을 치료한다.

생태와 특징

다년생 반 상록 목질 덩굴, 줄기 속이 비어 있고, 가지가 많으며 새줄기에는 부드러운 털이 나 있다. 잎은 마주나며 털이 있고 얇으며 난형이다. 개화기는 4~6월이고 결실기는 10~11월이다.

약용부위 꽃

채취시기

꽃이 피는 시기에 집중해서 일반적으로 5월 중순과 하순에 첫 번째 피는 꽃을 따고 6월 중순과 하순에 두 번째 피는 꽃을 딴다. 그리고 꽃망울의 윗부분이 팽대하고 아직 피지 않은 청백색일 때 따면 가장 좋다. 채취 후에 바로 그늘에 말리거나 기계로 말려야 한다.

약초의 성질

맛은 달고 차가운 성질이 있다. 폐경, 심경, 위경에 속한다.

사용방법

말린 약제 10~15g에 물 800ml를 넣고 약한 불에서 반으로 줄 때까지 달여 하루 2~3회로 나누어 마신다.

화남인동초 생약명:산은화

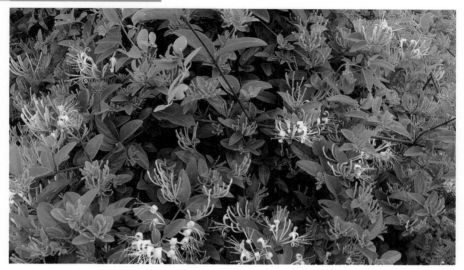

약초의 효능

열을 내려주고 해독한다. 주로 종기, 목구멍이 막히는 증세, 단독, 열독, 풍열감기, 온 병 발열 등을 치료한다.

생태와 특징

다년생 반 상록 목질 덩굴, 길이 9m, 줄기속이 비어있고 가지가 많다. 어린줄기, 잎자루, 꽃받침 등에는 황색의 부드러운 털이나 있다. 잎은 얇으며 난형이고 어린새잎엔 앞 뒷면 모두털이 있으며 오래된 잎의 앞면 부분엔 털이 없다. 열매는 흑색이다. 개화기는 4~5월이고 결실기는 10월이다.

약용부위 꽃

채취시기 꽃이 피는 시기에 집중해서 일반적으로 5월 중순과 하순에 첫 번째 피는 꽃을 따고 6월 중순과 하순에 두 번째 피는 꽃을 딴다. 그리고 꽃망울의 윗부분이 팽대하고 아직 피지 않은 청백색일 때 따면 가장 좋다. 채취 후에 바로 그늘에 말리거나 기계로 말려야 한다.

약초의 성질

맛은 달고 차가운 성질이 있다. 폐경, 심경, 위경에 속한다.

사용방법

말린 약제 10~15g에 물 800ml를 넣고 약한 불에서 반으로 줄 때까지 달여 하루 2~3회로 나누어 마신다.

회전모인동초 생약명: 산은화

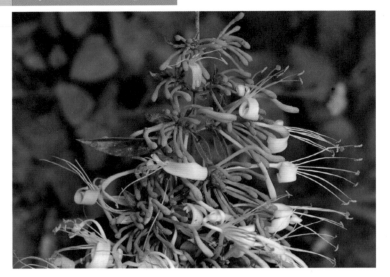

약초의 효능
열을 내려주고 해독한다. 주로 종기, 목구멍이 막히는 증세, 단독, 열독, 풍열감기, 온 병 발열 등을 치료한다.

생태와 특징
덩굴식물이다. 어린줄기 와 끝부분 꽃 달리는 부분은 누워 있는 가는 털이 있다. 잎은 가죽질, 난형, 난상침형이며 끝은 뾰족하다. 앞면은 털이 없고 뒷면은 회백색 또는 황색 줄의 털이 있다.

약용부위 꽃

채취시기
꽃이 피는 시기에 집중해서, 일반적으로 5월 중순과 하순에 첫 번째 피는 꽃을 따고 6월 중순과 하순에 두 번째 피는 꽃을 딴다. 그리고 꽃망울의 윗 부분이 팽대하고 아직 피지 않은 청백색일 때 따면 가장 좋다. 채취 후에 바로 그늘에 말리거나 기계로 말려야 한다.

약초의 성질
맛은 달고 차가운 성질이 있다. 폐경, 심경, 위 경에 속한다.

사용방법
말린 약제 10~15g에 물 800ml를 넣고 약한 불에서 반으로 줄 때까지 달여 하루 2~3회로 나누어 마신다.

수인동

생약명: 모주금은화

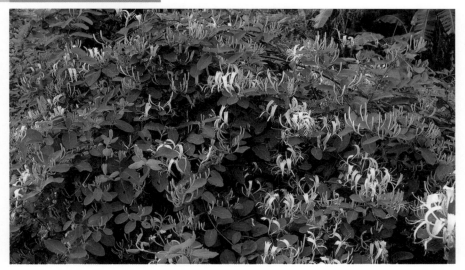

약초의 효능

열을 내려주고 해독한다. 주로 종기, 목구멍이 막히는 증세, 단독, 열독, 풍열감기, 온 병 발열 등을 치료한다.

생태와 특징

덩굴식물이다. 잔줄기 와 잎자루 꽃대에 회백색의 부드러운 털이 조밀 하게 나 있다. 어린줄기는 자홍색, 오래된 가지는 다갈색이다. 잎 끝은 근 원형, 앞뒤면 털이 없거나 아주 부드러운 짧은 털이 있다. 개화기는 3~4월이고 결실기는 8~10월이다.

약용부위 꽃

채취시기 꽃이 피는 시기에 집중해서 일반적으로 5월 중순과 하순에 첫 번째 피는 꽃을 따고 6월 중순과 하순에 두 번째 피는 꽃을 딴다. 그리고 꽃 망울의 윗부분이 팽대하고 아직 피지 않은 청백색일 때 따면 가장 좋다. 채취 후에 바로 그늘에 말리거나 기계로 말려야 한다.

약초의 성질

맛은 달고 차가운 성질이 있다. 폐경, 심경, 위경에 속한다.

사용방법

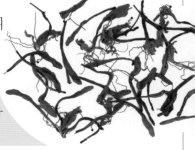

말린 약제 10~15g에 물 800ml를 넣고 약한 불에서 반으로 줄 때까지 달여 하루 2~3회로 나누어 마신다.

의성개나리

생약명: 연교

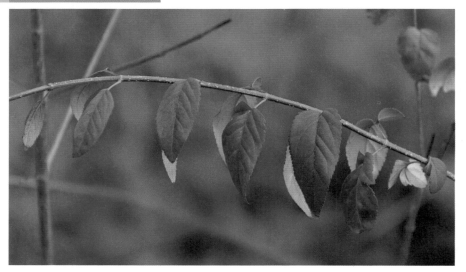

약초의 효능

열을 내려주고 해독작용 한다. 붓기를 내려주고 뭉친 것을 풀어준다. 주로 연주창, 유방종기, 단독, 감기, 열병, 고열갈증, 정신이 혼미하고 열꽃 날 때, 소변이 안 나올 때 등을 치료한다.

생태와 특징

낙엽관목, 가지는 흑황색 또는 회갈색이고 사릉각이다. 마디중간은 비어 있다. 잎은 단엽 혹은 3열 내지 3출 복엽이다. 개화기는 3~4월이고 결실 기는 7~9월이다.

약용부위 열매

채취시기

가을에 열매가 초기 성숙되고 색이 아직 녹색일 때 채취하여 이물 제거 후 쪄서 말린다. 이것을 청교라고 한다. 완전 성숙된 열매를 말린 것을 노교 라고 한다.

약초의 성질

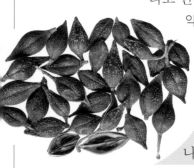

맛은 쓰고 성질은 약간 차가운 편이다. 폐경 심경 대장경에 속한다.

사용방법

말린 약제 5~15g에 물 800ml를 넣고 약한 불에서 반으로 줄 때까지 달여 하루 2~3회로 나누어 마신다.

민들레

생약명: 포공영

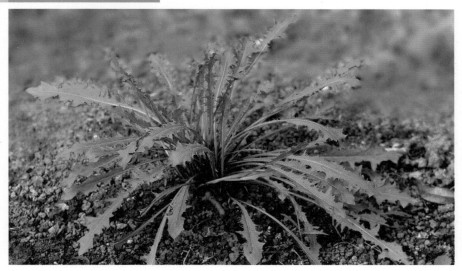

약초의 효능

열을 내려주고 해독작용을 한다. 부기를 가라앉히고 이뇨 효과가 있다. 주로 정창, 유방 독창, 눈충혈, 인후통, 폐옹, 장옹, 습열 황달, 임질 등을 치료한다.

생태와 특징

다년생 초본 식물이고 높이는 10~25cm이다. 개화기는 4~5월이고 결실기는 6~7월이다. 산비탈 잔디밭, 길가, 강가 모래땅 그리고 논두렁 등에서 자란다.

약용부위 전초

채취시기

4~5월에 꽃이 피기 전에 혹은 막 필 때에 뿌리와 함께 캔다. 흙을 제거하여 깨끗이 씻고 햇볕에 말린다.

약초의 성질

맛은 쓰고 달다. 차가운 성질이 있다. 간경과 위경에 속한다.

사용방법

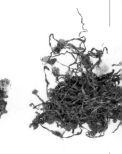

말린 약제 10~30g에 물 800ml를 넣고 약한 불에서 반으로 줄 때까지 달여 하루 2~3회로 나누어 마신다. 생것은 두 배를 사용한다. 즙을 내어 마시거나 혹은 찧어 환부에 붙일 수 있다.

즙채

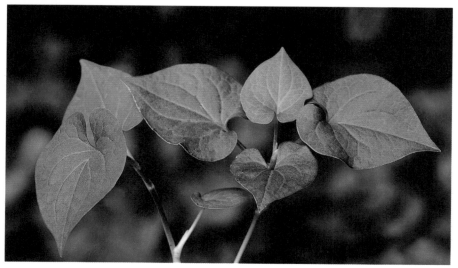

약초의 효능

열을 내려주고 해독한다. 독창과 고름을 없애주고 이뇨 효과가 있다. 주로 폐옹, 고름, 담열, 기침, 천식, 독창 등을 치료한다.

생태와 특징

다년생 비린내가나는 초본 식물이고 높이는 60cm이다. 줄기 아랫부분은 땅에 눕고 윗부분은 직립한다. 잎은 대생엽이다. 개화기는 5~6월이고 결실기는 10~11월이다. 도랑가, 시냇가 그리고 습한 숲에 자란다.

약용부위

땅 윗부분

채취시기

신선한 것은 년중 모두 채취할 수 있다. 건조시킬 것은 여름에 줄기와 잎이 무성하고 이삭이 많을 때에 채취한다. 이물을 제거하고 햇볕에 말린다.

약초의 성질

맛은 맵고 약간 차가운 성질이 있다. 폐경, 방광경, 대장경에 속한다.

사용방법

말린 약제 10~30g에 물 500ml를 넣고 약한 불에서 조금만 달여 하루 2~3회로 나누어 마신다.

범부채

생약명: 사간

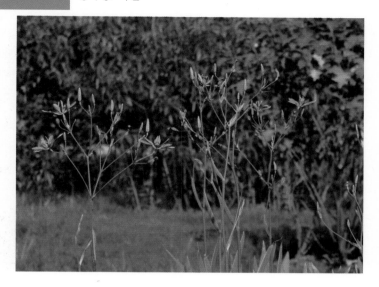

약초의 효능

열을 내려주고 해독작용을 한다. 담을 없애주고 인후를 부드럽게 한다. 주로 인후가 붓고 통증이 있을 때 기침, 천식 등을 치료한다.

생태와 특징

다년생초본, 근경은 굵고 다육이다. 옆으로 자라며 선황색이다. 불규칙한 결절모양이다. 다수의 수염뿌리가 달려 있다. 줄기는 직립 하며 높이 50~150cm이다. 하부에 잎이 나며 어긋나고 납작하다. 칼 모양으로 길다. 개화기는 6~8월이고 결실기는 7~9월이다.

약용부위

뿌리

채취시기

이른 봄 싹이 나오기 시작할 때 또는 늦가을 잎이 고사 한후 채취하여 수염뿌리 와 흙을 제거하고 말린다.

약초의 성질

맛은 쓰고 성질은 차갑다. 폐경에 속한다.

사용방법

말린 약제 5~10g에 물 800ml를 넣고 약한 불에서 반으로 줄 때까지 달여 하루 2~3회로 나누어 마신다.

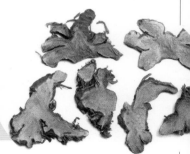

할미꽃

생약명: 백두옹

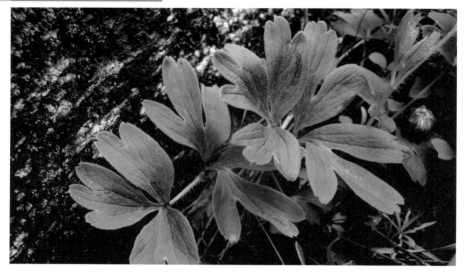

약초의 효능

열을 내려주고 해독한다. 피를 식히고 이질을 멎게 해준다. 주로 열독, 적리, 음부 가려움, 대하, 아메바 성 이질 등을 치료한다.

생태와 특징

다년생 초본 식물이며 높이는 15~35cm이다. 뿌리와 줄기는 굵다. 개화기는 4~5월이고 결실기는 6~7월이다. 평원 혹은 낮은 산비탈의 잔디밭, 숲가에 혹은 가물고 돌이 많은 산비탈에서 자란다.

약용부위

뿌리

채취시기

봄과 가을에 캐서 흙을 씻고 햇볕에 말린다.

약초의 성질

맛은 쓰고 차가운 성질이 있다. 위경과 대장경에 속한다.

사용방법

말린 약제 6~15g에 물 800ml를 넣고 약한 불에서 반으로 줄 때까지 달여 하루 2~3회로 나누어 마신다. 가려움 대하에는 고삼과 같이 달여 씻으면 좋다.

들국화

생약명: 야국화

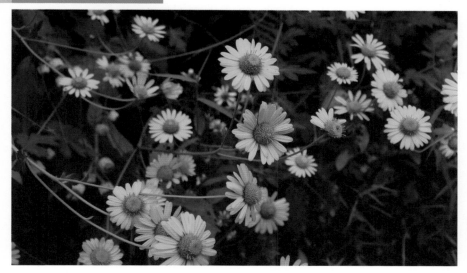

약초의 효능

열을 내려주고 해독한다. 주로 정창 독창, 눈충혈 통증, 두통, 어지러움 등을 치료한다.

생태와 특징

다년생 초본 식물이며 높이는 25~100cm이다. 뿌리와 줄기는 굵고 가지가 있다. 줄기는 직립한다. 개화기는 9~10월이다. 주로 산비탈의 잔디밭, 관목 숲, 시냇가의 습지, 논 기슭, 길가 등에서 자란다.

약용부위

꽃

채취시기

꽃이 필 때 따서 햇볕에 말리거나 혹은 찐 후에 말린다.

약초의 성질

맛은 쓰고 맵다. 약간 차가운 성질이 있다. 간경과 심경에 속한다.

사용방법

말린 약제 5~10g에 물 800ml를 넣고 약한 불에서 반으로 줄 때까지 달여 하루 2~3회로 나누어 마신다.

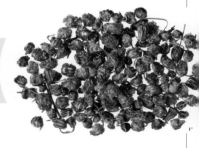

백운풀

생약명: 백화사설초

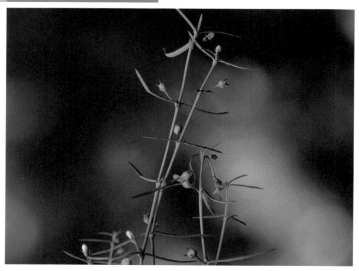

약초의 효능

열을 내려주고 해독작용을 한다. 습을 다스려준다. 주로 폐열 천식 기침, 인후가 붓고 통증, 장용종, 종기, 독사 물린 데, 임증통증, 수종, 이질, 장염, 습열 황달, 암 등을 치료한다.

생태와 특징

일년생초본 식물이다. 높이는15~50cm, 뿌리는 가늘고 길다. 줄기는 기부에서 여러 가지로 갈라지고 백색이다. 털이 없고 매끄럽다. 잎은 호생이다. 개화기는 7~9월이고 결실기는 8~10월이다.

약용부위

전초

채취시기

여름과 가을에 채취하여 신선한 것을 이용 또는 말린다.

약초의 성질

맛은 쓰고 달다. 성질은 차갑다. 심경, 폐경, 간경, 대장경에 속한다.

사용방법

말린 약제 15~30g에 물 800ml를 넣고 약한 불에서 반으로 줄 때까지 달여 하루 2~3회로 나누어 마신다.

산두근

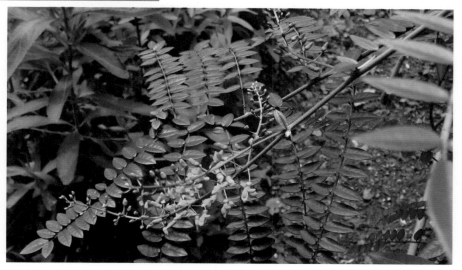

약초의 효능

열을 내려주며 해독 작용을 한다. 붓기를 내려주고 인후를 부드럽게 한다. 주로 열독부스럼, 인후통, 잇몸통증 등을 치료한다.

생태와 특징

소관목 직립혹은 옆으로 눕는다. 높이 1~2m이다. 뿌리는 원주형이며 분지는 적다. 근피는 황갈색이다. 날개모양의 복엽이고 서로 나기한다. 개화기는 5~6월이고 결실기는 7~8월이다.

약용부위

뿌리

채취시기

가을에 채취하여 잘 씻어 말린다.

약초의 성질

맛은 쓰고 성질은 차갑다. 독성이 있다. 폐경 위경에 속한다.

사용방법

말린 약제 5~10g에 물 800ml를 넣고 약한 불에서 반으로 줄 때까지 달여 하루 2~3회로 나누어 마신다.

천심련

생약명: 천심련

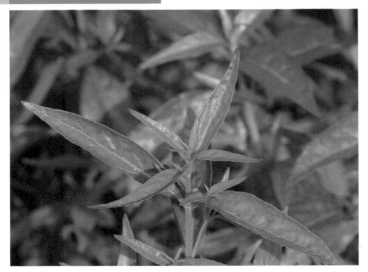

약초의 효능

열을 내려주고 해독 작용을 한다. 피를 차갑게 해주고 붓기를 내려준다. 주로 감기로 인한 열, 인후통증, 구강염, 만성기침, 이질 설사, 임 증 통증, 종기, 독사 물린데 등을 치료한다.

생태와 특징

일년생 초본 식물. 줄기는 곧게 서고 4각이며, 가지가 많고, 마디 부분이 굵고 잘 부러진다. 잎은 서로 마주나며 얇고 피침 형이며 가장자리는 약간 물결 모양이고 양면엔 털이 없다. 개화기는 9~10월이고 결실기는 10~11월이다.

약용부위

지상부분

채취시기 초가을 잎과 줄기가 무성할 때 채취하여 햇볕에 말린다.

약초의 성질

맛은 쓰고 성질은 차갑다. 심경, 폐경, 대장경, 방광경에 속한다.

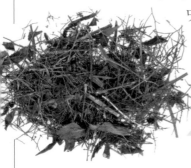

사용방법

말린 약제5~10g에 물 800ml를 넣고 약한 불에서 반으로 줄 때까지 달여 하루 2~3회로 나누어 마신다.

뚝갈

생약명: 백화패장

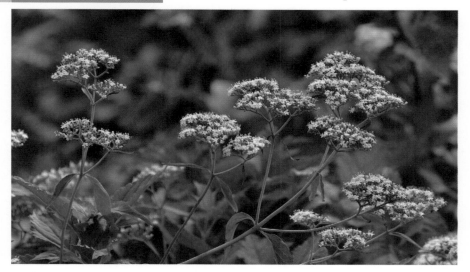

약초의 효능

열을 내려주고 해독작용을 한다. 피를 잘 통하게 하고 농을 배출 시킨다. 주로 장용종, 폐농양, 용종, 이질, 산후 어혈성 복통 등을 치료한다.

생태와 특징

다년생초본 쌍떡잎식물이다. 높이50~100cm, 근경에 특수한 냄새가 난다. 식물 전체에 흰색의 털이 빽빽이 나 있다. 잎은 마주나고 달걀모양 또는 타원형이며 꽃은 흰색이다. 개화기는 7~8월이고 결실기는 8~9월이다.

약용부위

전초

채취시기

여름, 가을에 채취하여 잘 씻은 후 햇볕에 말린다.

약초의 성질

맛은 맵고 쓰다. 성질은 약간 차갑다. 위경, 대장경, 간경에 속한다.

사용방법

말린 약제 6~15g에 물 800ml를 넣고 약한 불에서 반으로 줄 때까지 달여 하루 2~3회로 나누어 마신다.

물푸레나무 생약명: 진피

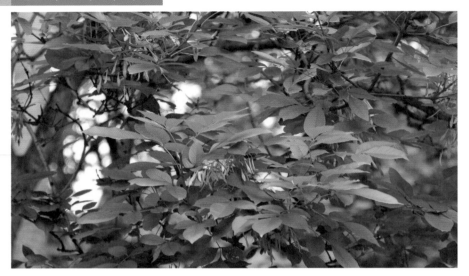

약초의 효능
열을 내려주고 습을 말려준다. 고섭작용을 한다. 눈을 맑게 한다. 주로 이질, 설사, 대하, 백내장 등을 치료한다.

생태와 특징
낙엽대교목이고 높이12~15m이다. 수피는 회갈색이고 매끄러우며 오래된 줄기는 얇게 골이 패인다. 잎은 마주나며 홀수1회 깃꼴겹잎이고 작은 잎은 5~7개이며 바소 모양이고 잎 가장자리는 톱니모양이고 잎 뒷면 맥위에 털이 있다. 개화기는 4~5월이고 결실기는 9~10월이다.

약용부위
나무껍질
채취시기 봄과 가을에 나무껍질을 벗겨 햇볕에 잘 말린다.

약초의 성질
맛은 쓰고 떫다. 성질은 차갑다. 간경, 담경, 대장경에 속한다.

사용방법
말린 약제 5~10g에 물 800ml를 넣고 약한 불에서 반으로 줄 때까지 달여 하루 2~3회로 나누어 마신다.

쇠비름

생약명: 마치현

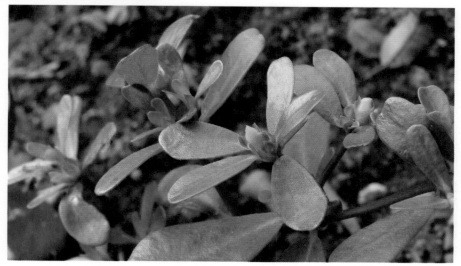

약초의 효능

열을 내려주고 해독작용을 한다. 피를 식혀주고 지혈작용을 한다. 주로 열독, 피 이질, 독창, 정창, 습진, 단독, 뱀이나 벌레에 물린 상처, 혈변, 치혈, 자궁출혈 등을 치료한다.

생태와 특징

일년생 초본 식물이고 다육이며 수분이 많다. 털이 없고 높이는 10~30cm이다. 줄기는 둥근모양이고 아랫부분은 평평하게 눕는다. 윗부분은 기울어 자라거나 직립한다. 가지는 많다. 양지로 향한 부분은 붉은 갈색이다. 개화기는 5~8월이고 결실기는 7~10월이다. 들과 길가 등의 양지에 자란다.

약용부위 전초

채취시기 여름과 가을에 캐서 잔뿌리와 이물을 제거하여 깨끗이 씻어, 조금 찌거나 데운 후에 햇볕에 말린다.

약초의 성질

맛은 시고 차가운 성질이 있다. 간경과 대장경에 속한다.

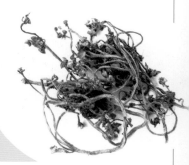

사용방법

말린 약제 30~60g에 물 800ml를 넣고 약한 불에서 반으로 줄 때까지 달여 하루 2~3회로 나누어 마신다. 생것은 두 배로 사용한다.

쭉방망이

생약명: 천리광

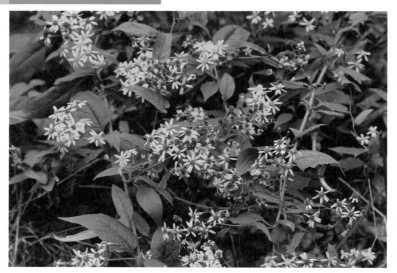

약초의 효능

열을 내려주고 해독 작용한다. 눈을 맑게 하고 백내장을 없앤다. 살충과 가려움증을 없앤다. 주로 유행성감기, 상기도감염, 폐렴, 편도체염, 이하선염, 급성장염, 이질, 황달형간염, 담낭염, 급성 요로감염, 눈충혈, 백내장, 종기, 단독, 습진, 피부염, 적충성 음도염, 화상 등을 치료한다.

생태와 특징

쌍떡잎 다년생초본식물이며 높이는 2~5m이다. 근상경목질, 다분지 한다. 초기는 털이 나 있으나 나중엔 없어진다. 목질로 변하며 갈색이다. 잎은 어긋나기 한다. 개화기는 10월에서 다음해 3월이며 결실기는 2~5월이다.

약용부위

전초

채취시기

9~10월 채취하여 햇볕에 말리거나 생것으로 이용한다.

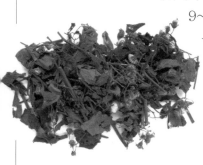

약초의 성질

맛은 쓰고 맵다. 성질은 차갑다.

여감자

생약명: 여감자

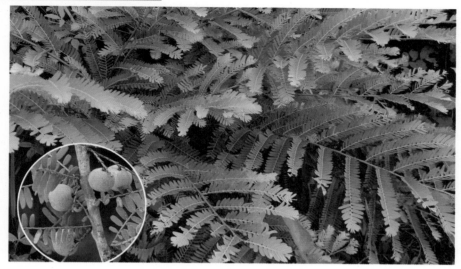

약초의 효능

열을 내려주고 인후를 부드럽게 한다. 폐를 윤택 하게하고 가래를 제거한다. 진액을 생기게 하여 갈증을 없앤다. 주로 감기로 열날 때, 기침, 인후통, 목구멍 안에 흰 막이 생겼을 때, 열나고 갈증 날 때, 고혈압 등을 치료한다.

생태와 특징

낙엽 소교목 또는 관목, 높이3~8m. 나무껍질 회백색, 얇은 겉껍질이 쉽게 떨어지며 속껍질은 적홍색이다. 잎은 서로 어긋나며 가늘고 약한 가지에 2열로 밀집해 나있는 깃털모양 복엽이다. 개화기는 4~5월이고 결실기는9~11월이다.

약용부위

열매

채취시기

9~11월 열매가 성숙 되었을 때 채취하여 뜨거운 물에 데쳐 투명하게 되면 꺼내 햇볕에 말리거나 소금물에 담근 후 햇볕에 말린다.

약초의 성질

맛은 쓰고 달고, 시다. 성질은 약간 차갑다. 간경, 폐경, 비경, 위경에 속한다.

금메밀

생약명: 금교맥

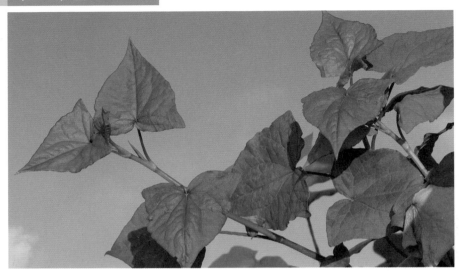

약초의 효능

열을 내려주고 해독작용을 한다. 피를 통하게 하고 독창을 없앤다. 풍한을 없애고 습을 제거한다. 주로 폐옹, 폐열 기침, 인후의 붓고 통증, 이질, 풍습 비증, 외상, 독창, 뱀이나 벌레에 물린 것 등을 치료한다.

생태와 특징

다년생 숙근 초본 식물이고 높이는 0.5~1.5cm이다. 중심 뿌리는 적갈색이고 굵고 크며 결절모양이다. 줄기는 직립하고 가지가 많다. 개화기는 7~8월이고 결실기는 10월이다. 주로 길가, 도랑 옆에 비교적 그늘진 습한 곳에서 자란다.

약용부위 뿌리와 줄기

채취시기 가을에 땅 위에 있는 부분이 시든 후에 캔다. 먼저 줄기와 잎을 제거하고 뿌리를 캔다. 다음에 흙을 제거하고 종자로 된 것을 선택하여 햇볕에 말리거나 그늘에 말린다. 혹은 50도의 온돌로 말린다.

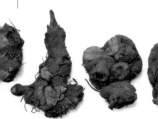

약초의 성질 맛은 시고 쓴다. 차가운 성질이 있다. 폐경, 위경, 간경에 속한다.

사용방법

말린 약제 15~30g에 물 800ml를 넣고 약한 불에서 반으로 줄 때까지 달여 하루 2~3회로 나누어 마신다.

수염가래꽃 생약명: 반변련

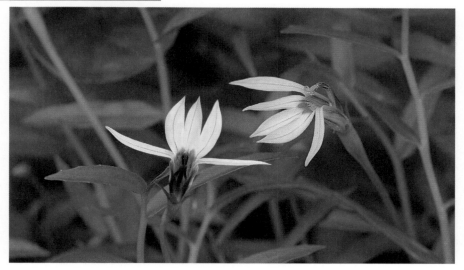

약초의 효능

열을 내려주고 해독작용을 한다. 소변을 잘 나오게 하고 붓기를 빼준다. 주로 독사에 물렸을 때, 종기, 편도선염, 습진, 무좀, 염좌, 황달, 충수염, 장염, 신장염, 간경화성 복수, 각종암 등을 치료한다.

생태와 특징

다년생 식물 높이 10cm, 줄기는 누워 뻗으며 마디에서 뿌리를 내리고 바로 선다. 절단하면 흰 유즙이 나온다. 잎은 좁은 타원형이고 어긋나며 두 줄로 배열되어 있다. 개화기는 5~8월이고 결실기는 8~10월이다.

약용부위

전초

채취시기

여름에서 가을까지 식물이 무성히 자랐을 때 맑은 날을 택하여 채취하고 햇볕에 말린다.

약초의 성질

맛은 달고 성질은 평하다. 심경 폐경, 소장경에 속한다.

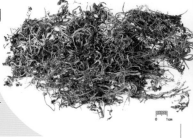

사용방법

말린 약제 10~30g에 물 800ml를 넣고 약한 불에서 반으로 줄 때까지 달여 하루 2~3회로 나누어 마신다. 생것은 20~60g을 사용한다.

작약

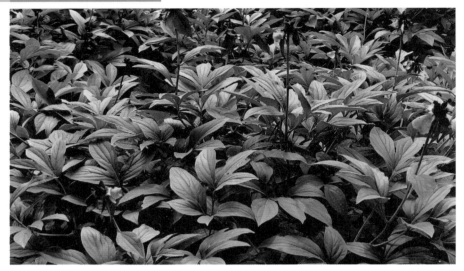

약초의 효능

열을 내려주고 피를 식힌다. 혈을 통하게 하고 어혈을 제거한다. 주로 열독, 토혈, 코피, 궤양성 직장 출혈, 하혈, 눈이 충혈 되고 붓고 통증이 있을 때, 독창, 폐경, 생리통, 소변이 탁하고 대하가 많을 시, 옆구리통증, 어혈, 산통, 외상 등을 치료한다.

생태와 특징

다년생 초본 식물이고 높이는 40~70cm이다. 뿌리는 흑갈색이며 비대하고 크다. 개화기는 5~6월이고 결실기는 6~8월이다. 주로 산비탈의 잔디밭과 숲에 자란다.

약용부위 뿌리

채취시기 8~9월에 캐서 땅 위에 있는 부분과 흙을 제거하여 그늘에 말린다. 겉이 마르면 작은 묶음으로 묶어 완전히 마를 때까지 말린다.

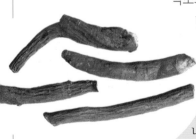

약초의 성질

맛은 쓰고 약간 차가운 성질이 있다. 간경과 비경에 속한다.

사용방법

말린 약제 5~10g에 물 800ml를 넣고 약한 불에서 반으로 줄 때까지 달여 하루 2~3회로 나누어 마신다.

목부용

생약명: 목부용엽

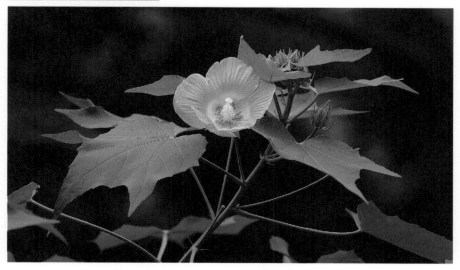

약초의 효능

폐열을 식히고 혈을 식힌다. 해독작용이 있고 부기를 제거한다. 주로 폐열 기침, 눈충혈 부종 통증, 독창, 악창, 염증, 신우 신염, 화상, 독사에 물렸을 때, 외상 들을 치료한다.

생태와 특징

낙엽관목 혹은 작은 교목이며 높이는 2~5cm이다. 잎은 대생엽이다. 잎은 넓고 난형에서 난원형이거나 혹은 하트모양이다. 개화기는 8~10월이다.

약용부위

잎

채취시기

여름부터 가을에 잎을 따서 그늘에 말리거나 햇볕에 말린다. 다음에 분말로 만든 후에 보관한다.

약초의 성질

맛은 맵고 약간 쓰다. 차가운 성질이다. 간경과 폐경에 속한다.

사용방법

말린 약제 6~12g에 물 800ml를 넣고 약한 불에서 반으로 줄 때까지 달여 하루 2~3회로 나누어 마신다.

녹두

생약명: 녹두

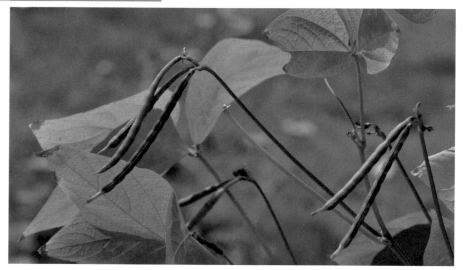

약초의 효능

열을 내려주고 더위를 식히고 이뇨 효과가 있고 해독작용이 있다. 주로 더위로 인해 나타난 갈증, 감기, 발열, 콜레라, 설사, 가래, 기침, 두통, 눈충혈, 입과 혀의 궤양염증, 수종. 적은소변, 독창, 풍습 단독, 약물 및 식물 중독 들을 치료한다.

생태와 특징

일년생 직립 혹은 끝부분이 얽히는 초본 식물이다. 높이는 약 60cm이고 짧고 단단한 갈색 털이 있다. 개화기는 6~7월이고 결실기는 8월이다.

약용부위 씨앗

채취시기

입추 후에 씨앗이 성숙되었을 때 딴다. 전초를 뽑아 햇볕에 말린 후에 씨앗채취하고 이물을 제거한다.

약초의 성질

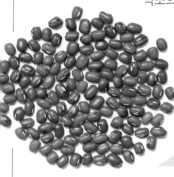

맛은 달고 차가운 성질이 있다. 심경, 간경, 위경에 속한다.

사용방법

말린 약제 30~60g에 물 800ml를 넣고 약한 불에서 반으로 줄 때까지 달여 하루 2~3회로 나누어 마신다. 약물 중독시 250~500g을 사용하며 수시로 마신다.

강판귀

생약명: 강판귀

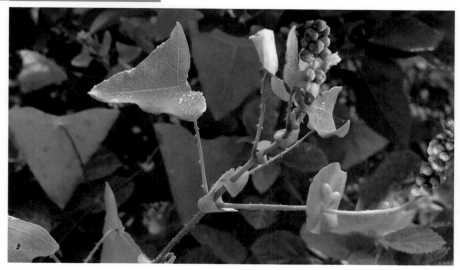

약초의 효능

열을 내려주고 해독작용을 한다. 어혈을 풀어주고 지혈작용을 한다. 주로 정창, 단독, 유행성 이하선염, 유선염, 중이염, 후아(喉蛾), 감기, 발열, 폐열, 기침, 백일해, 치질, 황달, 수종, 이질, 대하, 학질, 충혈된 눈, 외상 부기와 아픔, 토혈, 혈변, 뱀이나 벌레에 물림 등을 치료한다.

생태와 특징

다년생 만생 초본 식물이며 길이는 1~2m이다. 털이 없고, 줄기에 각이 있고, 가시가 있다. 잎은 대생엽이다. 개화기는 6~8월이고 결실기는 9~10월이다. 황량한 도랑 가, 시냇가 그리고 마을 근처에 자란다.

약용부위

전초

채취시기

여름부터 가을까지 채취한다. 땅 위의 부분을 캐서 신선하게 사용하거나 그늘에 말린다.

약초의 성질

맛은 시고 쓰다. 성질이 평하다. 폐경과 소장경에 속한다.

깨풀

생약명: 철현채

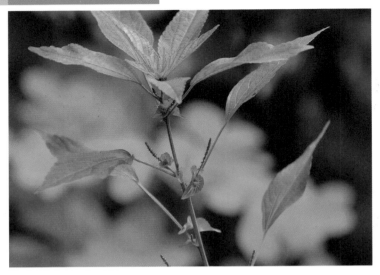

약초의 효능

열을 내려주고 습을 빼준다. 피를 차갑게 하고 해독작용을 한다. 쌓인 것을 풀어준다. 주로 이질, 설사, 토혈, 비출혈, 혈뇨, 혈변, 하혈, 소아의 비위병증, 종기, 피부습진 등을 치료한다.

생태와 특징

1년생 초본식물 높이30~50cm줄기는 직립하고 가지가 있다. 가는 흰털이 있다. 잎은 어긋나게 달리고 끝은 뾰족하고 가장자리는 톱니가 있다. 개화기는 5~7월이고 결실기는 7~10월이다.

약용부위

전초

채취시기

5~7월채취하여 깨끗이 씻어 햇볕에 말린다.

약초의 성질

맛은 쓰고 떫다. 성질은 약간 차갑다. 심경, 폐경, 대장경, 소장경에 속한다.

사용방법

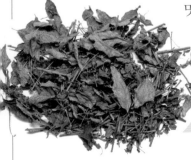

말린 약제 9~15g에 물 800ml를 넣고 약한 불에서 반으로 줄 때까지 달여 하루 2~3회로 나누어 마신다. 생것은 30~60g을 사용한다.

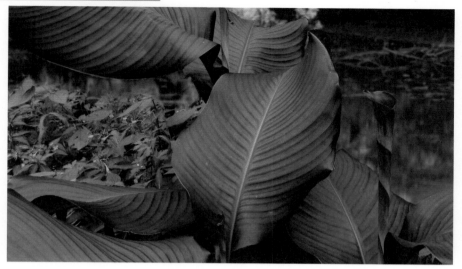

약초의 효능

열을 내려주고 해독작용을 한다. 주로 이질, 설사, 황달, 독창 등을 치료한다.

생태와 특징

다년생 초본 식물이고 높이는 3m이다. 뿌리는 괴상이고 줄기는 자주색이며 직립하여 굵다. 잎은 대생엽이다. 개화기는 9~10월이다.

약용부위

뿌리

채취시기

연중 모두 채취할 수 있다. 줄기와 잎을 제거하고 햇볕에 말리거나 신선하게 사용한다.

약초의 성질

맛은 달고 담백하다. 차가운 성질이 있다.

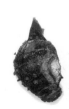
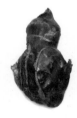
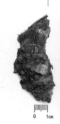

0　1cm

마편초

생약명: 마편초

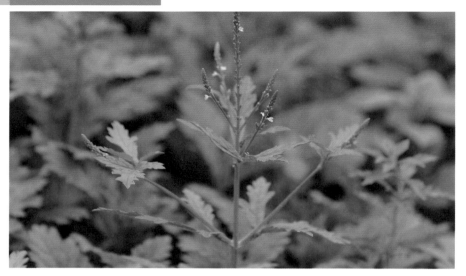

약초의 효능

혈액을 잘 통하게 하고 어혈을 풀어준다. 학질을 없애고 해독작용이 있고 붓기를 빼준다. 주로 뱃속에 멍울이 생긴 것, 폐경 생리통, 학질, 인후가 막힌 것, 용종, 수종, 임증 등을 치료한다.

생태와 특징

다년생 초본식물 높이30~120cm, 줄기는 방주형이고 마디와 가지위에 뻣뻣한 털이 있다. 잎은 마주나기하며 난원형이다. 초기 잎 가장자리는 톱니가 있고 윗부분 나중 잎은 3곳으로 깊게 갈라져있으며 톱니가 있다. 양쪽에 뻣뻣한 털이 있다. 개화기는 6~8월이고 결실기는 7~9월이다.

약용부위

지상부분

채취시기

6~8월 꽃이 피었을 때 채취하여 이물 제거한 후 햇볕에 말린다.

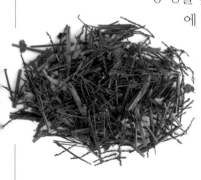

약초의 성질

맛은 쓰고 성질은 약간 차갑다. 간경, 비경에 속한다.

백영

생약명: 백영

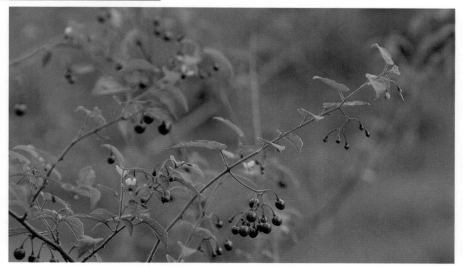

약초의 효능

열을 내려주고 습을 제거한다. 해독 작용과 붓기를 내리게 한다. 주로 습열 황달, 담낭염, 담석증, 신 염 수종, 관절염, 대하, 소아 고열 경기, 종기 연주창, 습진 가려움, 대상포진 등을 치료한다.

생태와 특징

다년생 만생초본, 높이5m 기부는 목질화, 상부는 초질, 줄기 잎 잎자루에 부드럽고 긴 털이 조밀하게 나 있다. 잎은 서로 어긋나며 잎은 다극형 또는 금형이다. 개화기는 7~9월이고 결실기는 10~11월이다.

약용부위

전초

채취시기

여름, 가을에 채취하여 햇볕에 말린다.

약초의 성질

맛은 달고 쓰다. 성질은 차갑다. 약간독성 이 있다.
간경, 담경, 신경 에 속한다.

옥잠화

생약명: 옥잠화

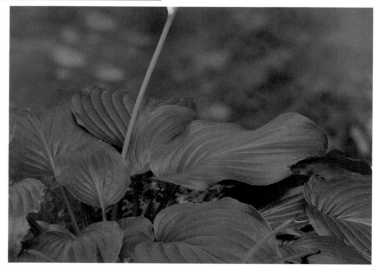

약초의 효능

열을 내려주고 해독 작용 한다.소변을 잘 보게 하고 생리를 잘 통하게 한다. 주로 인후통증, 부스럼성 부은 통증, 소변이 잘 나오지 않을 때, 폐경 등을 치료한다.

생태와 특징

다년생 초본식물 굵은 뿌리줄기에서 많은 잎이 총생한다. 높이20~40cm, 잎은 난형 혹은 심장난형이다. 꽃은 백색이고 향기가 좋다. 개화기는 7~8월이고 결실기는 8~9월이다.

약용부위

꽃

채취시기

7~8 꽃봉오리가 벌어지기 직전 채취하여 햇볕에 말린다.

약초의 성질

맛은 쓰고 달다. 성질은 약간 차갑다. 약간 독성이 있다.

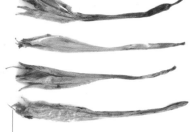

무화과

생약명: 무화과

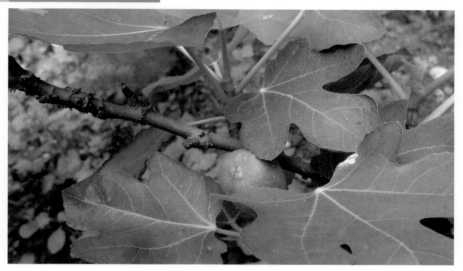

약초의 효능

열을 내려주고 진액을 나게 한다. 비장을 튼튼히 하고, 식욕을 돕는다. 해독작용 하며 붓기를 빼준다. 주로 인후통증, 건기침과, 목쉬었을 때, 젖이 적게 나올 때, 변비, 식욕부진, 소화불량, 설사, 이질, 용종, 이질 등을 치료한다.

생태와 특징

낙엽관목 또는 소교목 높이3~10m 모든 부분에서 흰 유즙이 나온다. 가지가 많으며 작은 가지도 굵다. 표면은 갈색이다. 잎은 어긋나며 잎자루가 굵다. 결실기는 8~11월이다.

약용부위

열매

채취시기

과실이 녹색의 미성숙시 채취하여 뜨거운 물에 데친 후 햇볕에 말린다.

약초의 성질

맛은 달고 성질은약간차갑다.폐경,위경.대장경에속한다.

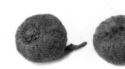

거지덩굴 생약명: 오렴매

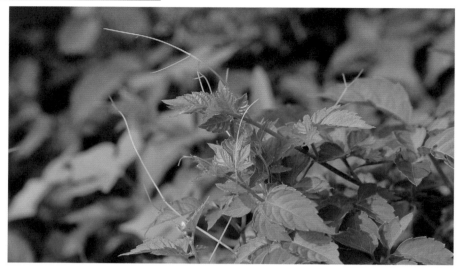

약초의 효능

열을 내려주고 습을 빼낸다. 해독 작용과 붓기를 빼준다. 주로 종기, 부스럼, 단독, 인후통증, 독사에 물린 데, 화상, 류머티즘, 황달, 이질, 혈뇨 등을 치료한다.

생태와 특징

다년생 초질 덩굴 줄기는 자홍색을 띠며 잎은 어긋나고 난형이며 가장자리는 톱니가 있다. 손바닥모양의 겹잎으로 잎은 5장이다.

약용부위

전초 또는 뿌리

채취시기

여름부터 가을까지 채취하여 깨끗이 정리한 다음 썰어 햇볕에 말린다.

약초의 성질

맛은 쓰고 시다. 성질은 차갑다. 심경, 간경, 위경에 속한다.

대미요

생약명: 대미요

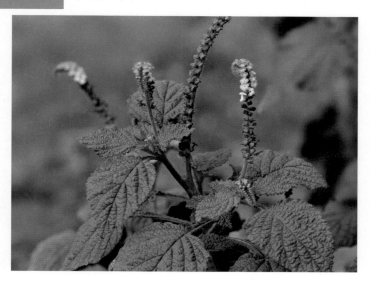

약초의 효능

열을 내려주고 해독작용을 한다. 이뇨작용을 한다. 주로 폐렴, 피고름가래, 인후 통, 구강염증, 방광결석, 용종 등을 치료한다.

생태와 특징

일년생초본 식물, 높이15~60cm 뿌리는 원주형이고 마르면 갈색이다. 줄기는 곧게 서며 굵고 튼튼하며 가지가많고 조금 억센 잔털이 있다. 잎은 어긋나며, 드물게는 가까운 마주나기이다. 잎은 난형이며 가장자리는 톱니가 있고 양면에 억센 잔털이 있다. 개화기는 4~7월이고, 결실기는 8~10월이다.

약용부위

전초

채취시기

가을에 채취하여 햇볕에 말린다.

약초의 성질

맛은 시고, 성질은 평하다. 폐경, 방광경에 속한다.

사용방법

말린 약제~1g에 물 800ml를 넣고 약한 불에서 반으로 줄 때까지 달여 하루 2~3회로 나누어 마신다.

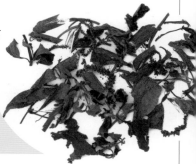

대청

생약명: 노변청

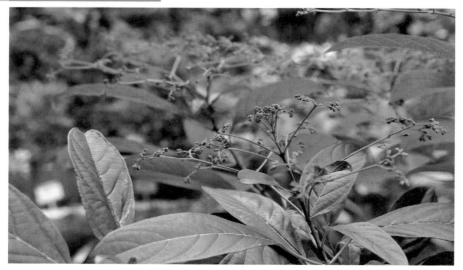

약초의 효능

열을 내려주고 해독작용을 한다. 피를 차갑게 하여 지혈을 한다. 주로 열병 갈증, 인후 통, 구강염, 황달, 이질, 급성장염, 종기, 비 출혈, 혈뇨, 외상 출혈 등을 치료한다.

생태와 특징

관목 도는 소 교목, 어린가지는 황갈색이고 짧은 털이 나 있다. 개화기와 결실기는 6월에서 다음해 2월이다.

약용부위

줄기, 잎.

채취시기

여름, 가을에 채취하여 깨끗이 씻은 다음 썰어 햇볕에 말린다.

약초의 성질

맛은 쓰고 성질은 차갑다. 위경, 심경에 속한다.

사용방법

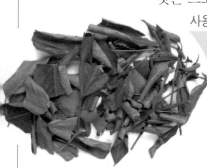

말린 약제10~15에 물 800ml를 넣고 약한 불에서 반으로 줄 때까지 달여 하루 2~3회로 나누어 마신다.

금변호미란   생약명: 금변호미란

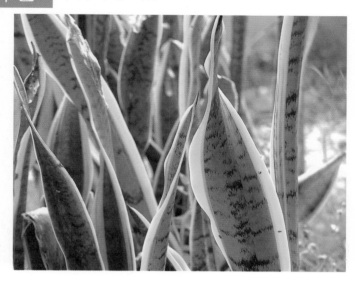

약초의 효능

열을 내려주고 해독작용을 한다. 피를 통하게 해주고 부기를 빼준다. 주로 간기, 폐열, 기침, 독창, 외상, 독사에 물림, 화상 등을 치료한다.

생태와 특징

다년생 초본 식물이고 옆으로 뻗은 뿌리와 줄기가 있다. 1~6개 기저엽이 있다. 잎은 직립하고 다육이다. 개화기는 11~12월이다.

약용부위

잎

채취시기

연중모두채취가능 하다. 깨끗이 씨고 신성하게 사용하거나 햇볕에 말린다.

약초의 성질

맛은 시고 차가운 성질이 있다.

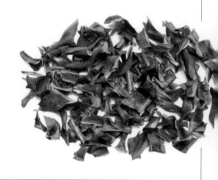

돌나물

생약명: 불갑초

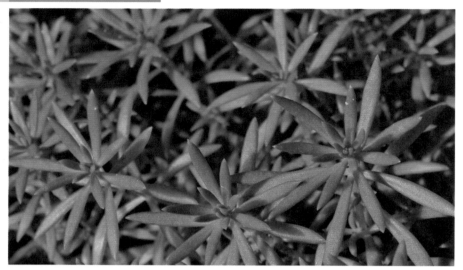

약초의 효능

열을 내려주고 해독작용을 한다. 습을 빼낸다. 지혈작용을 한다. 주로 인후통, 종기, 부스럼, 단독, 화상, 독사에 물린데, 황달, 이질, 혈변, 하혈, 외상출혈, 물사마귀 등을 치료한다.

생태와 특징

다년생 육질초본식물 높이는10~20cm줄기 잎에 털이 없다. 잎3~4개가 돌려나기를 하고 잎자루가 없으며 바소꼴이다. 줄기는 옆으로 뻗으며 각 마디에서 뿌리가 나온다. 꽃은 황색으로 개화기는 5~6월이고, 결실기는 7~8월이다.

약용부위

줄기와 잎

채취시기 여름과 가을에 채취하여 끓는 물에 데쳐 햇볕에 말린다.

약초의 성질

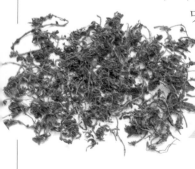

맛은 달고 담백하다. 성질은 차갑다. 폐경, 간경에 속한다.

사용방법

말린 약제 10~30g에 물 800ml를 넣고 약한 불에서 반으로 줄때까지 달여 하루 2~3회 나눠 마신다.

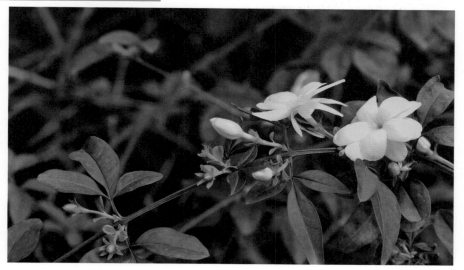

약초의 효능

해열 해독작용을 한다. 피를 통하게 해주고 부기를 가라앉힌다. 주로 발열, 두통, 목이 붓고 통증, 소변이 뜨겁고 통증, 악창, 회상 등을 치료한다.

생태와 특징

낙엽 관목이며 직립 혹은 눕거나 늘어져 자란다. 높이는 0.3~5m이다. 잎은 대생엽이다. 개화기는 4~5월이다. 주로 산비탈의 관목 숲에 자란다.

약용부위

꽃

채취시기

4~5월에 꽃이 필 때 따서 신선하게 사용하거나 그늘에 말린다.

약초의 성질

맛은 쓰고 약간 맵다. 평평한 성질이 있다. 신경과 방광경에 속한다.

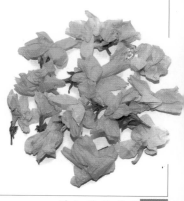

다알리아

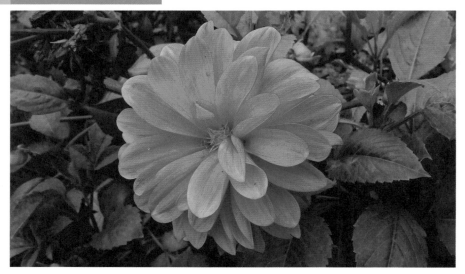

약초의 효능

해열, 해독 작용을 한다. 어혈을 풀어주고 통증을 멎게 해준다. 주로 이하선염, 충치로 인한 치통, 외상 등을 치료한다.

생태와 특징

일년생에서 다년생 초본 식물이고 높이는 1.5m로 될 수 있다. 뿌리는 덩이뿌리이고, 줄기는 직립하고 매끌매끌하고 가지가 많다. 잎은 대생엽이다. 개화기는 7~8월이다.

약용부위

뿌리

채취시기

가을에 뿌리를 캐서 깨끗이 씻고 햇볕에 말리거나 신선하게 사용한다.

약초의 성질

맛은 맵고 달다. 평평한 성질이 있다.

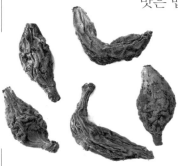

무수갈

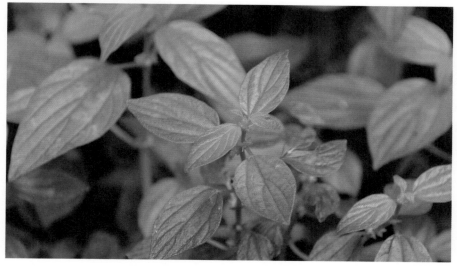

약초의 효능

열을 내려주고 해독 작용을 한다. 붓기를 내리게 하고 농을 빼내준다. 소변을 잘 보게 해준다. 주로 종기, 유방종기, 치통, 이질, 설사, 소변이 잘나오지 않고 통증 있을 때, 소변이 흰색 일 때 등을 치료한다.

생태와 특징

다년생 초본식물이고 길이30~90cm가지를 치지 않거나 아래 부분에서 1~3쌍으로 분지한다. 잎은 마주 나거나 줄기 끝부분에선 어긋난다. 잎은 난상 피침 형이다. 개화기는 4~9월이고 결실기는 5~10월이다.

약용부위

전초

채취시기

연중 채취가능 하며, 깨끗이 씻어 햇볕에 말린다.

약초의 성질

맛은 달고 담백하다. 성질은 차갑다.

사용방법

말린 약제~에 물 800ml를 넣고 약한 불에서 반으로 줄 때까지 달여 하루 2~3회로 나누어 마신다.

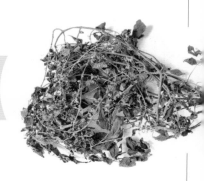

지황

피를 차갑게 하고 열을 내려 치료하는 약초

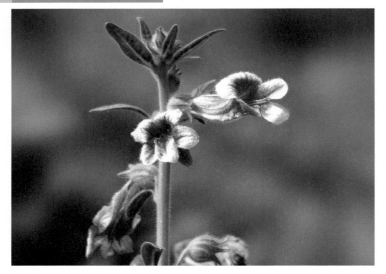

약초의 효능

열을 내려주고 피를 차갑게 한다. 체액의 분비를 촉진시키고 건조함을 막고 촉촉하게 해준다. 주로 급성 열병, 고열, 반진, 체액이 부족해서 나타난 갈증, 뜨거운 혈이 함부로 행해서 나타난 토혈, 자궁 출혈, 혈변, 그리고 입과 혀에 있는 독창, 목이 붓고 아픔, 기침, 외상, 독창 부기 등을 치료한다.

생태와 특징

다년생 초본 식물이다.개화기는 4~5월이고 결실기는 5~6월이다. 주로 재배한다. 야생도 있는데 일반적으로 해발50~1100m의 산비탈과 길가, 공터에 자란다.

약용부위 뿌리

채취시기 이른 지황은 10월 상순과 하순에 캐고, 늦 지황은 10월 하순과 11월 상순에 캔다. 뿌리를 캐서 줄기와 잎, 윗부분과 잔뿌리를 제거하고 깨끗이 씻은 것이 바로 '선지황' 이다. 2~3개월 보관된다.

약초의 성질

맛은 달고 쓰다. 차가운 성질이 있다. 심경, 간경, 신경에 속한다.

사용방법

말린 약제 10~30g에 물 800ml를 넣고 약한 불에서 반으로 줄 때까지 달여 하루 2~3회로 나누어 마신다. 생즙으로 먹을 수도 있다.

현삼

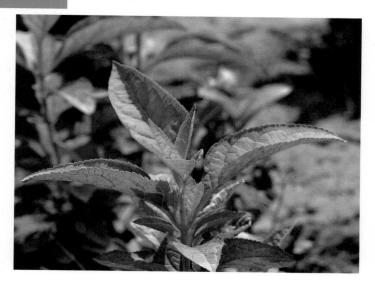

약초의 효능

열을 내려주고 피를 차갑게 한다. 음허를 보양하고 열을 내려준다. 해독작용과 뭉친 것을 풀어준다. 주로 온병과 열병으로 인한 갈증, 진홍색 혀, 발반, 기침, 허약해서 잠이 오지 않을 때, 진액이 부족해서 생긴 변비, 눈이 뻑뻑하고 침침할 때, 목구멍이 붓고 아픔, 독창 등을 치료한다.

생태와 특징

다년생 초본 식물이며 높이는 60~120cm이다. 아랫부분은 늘 가지가 있고 껍질은 회황색 혹은 회갈색이다. 개화기는 7~8월이고 결실기는 8~9월이다. 산비탈에 자란다.

약용부위 뿌리

채취시기 심은 지 1년 후 10~11월에 줄기와 잎이 모두 시들었을 때에 캔다. 전초를 캔 후에 덩이뿌리를 따서 햇볕에 말리거나 온돌에서 반 건조시 포개놓고 위에 풀로 덮는다. 뿌리가 검은색으로 변하면 다시 햇볕에 말리거나 온돌에 완전히 말린다.

약초의 성질 맛은 달고 쓰고 짜다. 약간 차가운 성질이 있다. 폐경, 위경, 신경에 속한다.

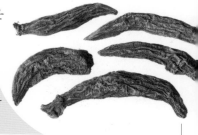

사용방법

말린 약제 10~15g에 물 800ml를 넣고 약한 불에서 반으로 줄 때까지 달여 하루 2~3회로 나누어 마신다.

모란

생약명: 모단피

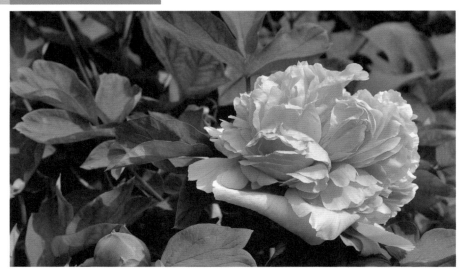

약초의 효능

열을 내려주고 피를 식힌다. 피를 잘 통하게 해주고 어혈을 분산시킨다. 주로 온병과 열병으로 인한 붉은 반점, 비출혈, 열병 후기의 발열, 음허, 폐경, 통경, 독창, 외상, 풍습열비 등을 치료한다.

생태와 특징

낙엽 작은 관목이고 높이는 1~2m이다. 뿌리는 굵고 크다. 줄기는 직립하고 가지는 굵다. 껍질은 검회색이다. 잎은 대생엽이다. 개화기는 4~5월이고 결실기는 6~7월이다.

약용부위 뿌리와 껍질

채취시기 씨앗을 파종한지 4~6년이 되면 채취, 포기 번식은 3~4년이면 수확한다. 9월 하순부터 10월 상순까지, 땅 위에 있는 부분이 시들었을 때 뿌리를 캐서 흙과 잔뿌리를 제거한다. 신선할 때 목심(木心)을 뽑아 햇볕에 말린다. 이것은 바로 '원단피'이다. 단피를 깐 다음에 목심(木心)을 제거한 것은 '괄단피'이다.

약초의 성질 맛은 쓰고 맵다. 약간 차가운 성질이 있다. 심경, 간경, 신경에 속한다.

사용방법

말린 약제 5~10g에 물 800ml를 넣고 약한 불에서 반으로 줄 때까지 달여 하루 2~3회로 나누어 마신다. 지혈에는 볶은 것을 사용한다.

생약명: 자초

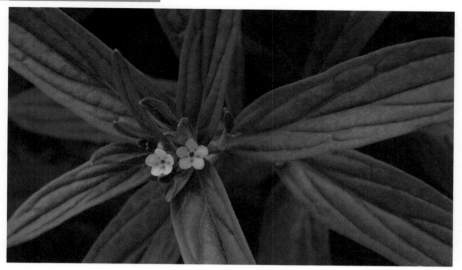

약초의 효능

피를 차갑게 하고, 잘 통하게 해준다. 해독작용이 있다. 발진시킨다. 주로 발진, 홍역, 토혈, 비출혈, 혈뇨, 자반병, 황달, 독창, 화상 등을 치료한다.

생태와 특징

다년생 초본 식물이고 높이는 50~90cm이다. 뿌리는 굵고 크며, 다육이다. 뿌리는 원추형이고 약간 구부러져있고 잔뿌리가 있으며 껍질은 붉은 자주색이다. 줄기는 직립하고 둥근모양이며 가지가 없다. 개화기는 6~8월이고 결실기는 8~9월이다. 양지 산비탈의 잔디밭, 관목 숲에 자란다.

약용부위

뿌리

채취시기

봄과 가을에 캐서 흙을 제거하고 햇볕에 말린다.

약초의 성질

맛은 달고 짜다 차가운 성질이 있다. 심경과 간경에 속한다.

사용방법

말린 약제 3~10g에 물 800ml를 넣고 약한 불에서 반으로 줄 때까지 달여 하루 2~3회로 나누어 마신다.

천계자

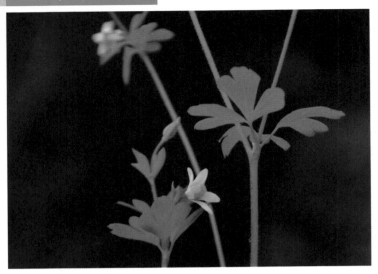

약초의 효능

열을 내려주고 해독 작용을 한다. 붓기를 빼주고 맺혀 있는 것을 풀어 준다. 이뇨작용을 한다. 주로 소아경기, 간질, 용종, 종기, 유방종기, 연주창, 피부가려움 상처, 눈 충혈과 통증, 인후 통, 독사 물린데, 임 증 등을 치료한다.

생태와 특징

다년생 초본 식물, 높이10~30cm 덩이뿌리 외피는 흑색이다. 줄기는 직립하며 1~3개이며 줄기상부에서 분지하며 백색의 털이 나 있다. 잎은 삼출 복엽이며 난원형이고 소엽은 부채모양 으로 세 곳이 깊게 갈라져있다.

약용부위

덩이뿌리

채취시기 잎이 고사전채취하여 햇볕에 말린 후 흙과 수염 뿌리 를 제거한다.

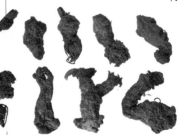

약초의 성질

맛은 달고 약간 쓰고 시다. 성질은 차갑고, 약간의 독성이 있다. 간경, 비경, 방광경에 속한다.

층꽃풀

생약명: 고지담

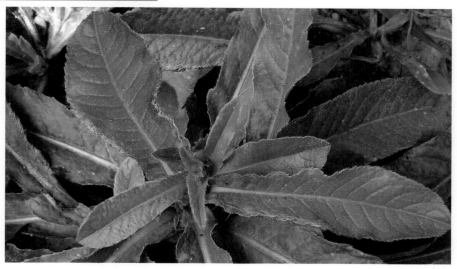

약초의 효능

열을 내려주고, 피를 차갑게 한다. 해독하고, 습을 없애준다. 주로 감기, 백일해, 편도선염, 인후염, 눈 결막염, 황달, 신염 수종, 월경 불순, 백태, 종기, 습진, 뱀이나 벌레에 물림 등을 치료한다.

생태와 특징

다년생 초본 식물이고 높이는 30~60cm이다. 줄기는 직립하여 굵다. 줄기에 단단한 희색 털이 있다. 개화기는 7~11월이고 결실기는 11월에서 다음 해 2월까지이다. 주로 산비탈, 길가에 자란다.

약용부위

전초

채취시기

늦여름에 캐서 깨끗이 씻어 신선하게 사용하거나 햇볕에 말린다.

약초의 성질

맞은 쓰고 맵다 차가운 성질이 있다. 폐경, 간경, 신경에 속한다.

돼지감자

생약명: 국우, 뚱딴지

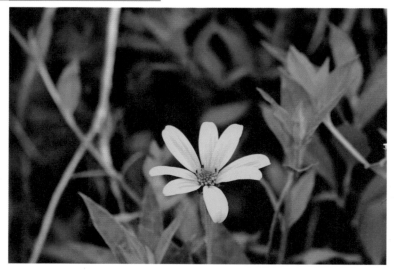

약초의 효능

열을 내려주고 피를 차갑게 한다. 부기를 가라앉힌다. 주로 열병, 장열출혈, 삔데, 골절부 은통증 등을 치료한다.

생태와 특징

다년생 초본 식물이고 높이는 1~3m이다. 지하경이 덩이뿌리이다. 줄기는 직립하고 짧고 거친 털이 있다. 개화기는 8~10월이다.

약용부위

지하경과 줄기, 그리고 잎

채취시기

가을에 지하경을 캐고, 여름과 가을에 줄기와 잎을 딴다. 신선하게 사용하거나 햇볕에 말린다.

약초의 성질

맛은 달고 약간 쓰다. 차가운 성질이 있다.

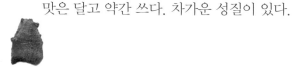

개똥쑥

생약명: 청호

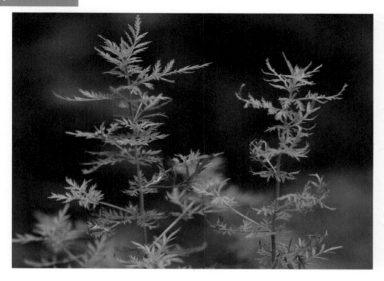

기가 부족하여 생기는 열을 치료하는 약초

약초의 효능

열을 내려주고 더위를 식힌다. 주로 더위, 습열, 음허 발열, 학질, 황달 들을 치료한다.

생태와 특징

일년생 초본 식물이고 높이는 40~150cm이다. 식물에서 비교적 강한 휘발유 냄새가 난다. 줄기는 직립한다. 개화기는 8~10월이고, 결실기는 10~11월이다. 주로 뻘, 산비탈, 길가, 시냇가 등에 자란다.

약용부위

전초

채취시기

꽃망울 시기에 캐서 작게 썰어 햇볕에 말린다.

약초의 성질

맛은 쓰고 약한 맵다. 차가운 성질이 있다.

사용방법

말린 약제 10~15g에 물 500ml를 넣고 약한 불에서 끓기 시작 후 5~6분 정도 달여 하루 2~3회로 나누어 마신다. 학질엔 20~40g을 사용한다.

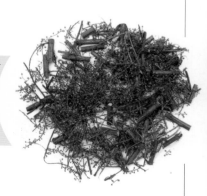

백미꽃

생약명: 백미

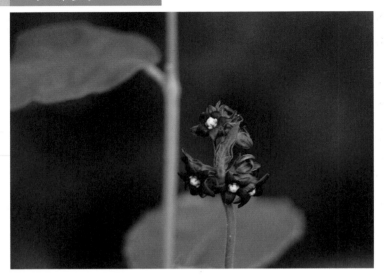

약초의 효능

열을 내려주고 음을 도와준다. 이뇨와 해독 효과가 있다. 주로 온병과 열병으로 인한 발열, 반진, 폐열 기침, 산후 허약과 답답함, 혈임증, 인후통, 독창, 뱀이나 벌레에 물림 등을 치료한다.

생태와 특징

다년생 초본 식물이고 높이는 40~70cm이다. 식물에 흰색 액체가 있다. 뿌리는 짧고 막대기 모양의 뿌리가 많다. 뿌리는 20cm정도 된다. 개화기는 5~7월이고 결실기는 8~10월이다. 산비탈 혹은 숲가에 자란다.

약용부위

뿌리

채취시기

2~3년이 심은 후에 이른 봄 혹은 늦은 가을에 뿌리를 캐서 깨끗이 씻어 햇볕에 말린다.

약초의 성질

맛은 쓰고 짜다. 차가운 성질이 있다. 폐경, 간경, 위경에 속한다.

사용방법

말린 약제 5~10g에 물 700ml를 넣고 약한 불에서 반으로 줄 때까지 달여 하루 2~3회로 나누어 마신다.

구기자

생약명: 지골피

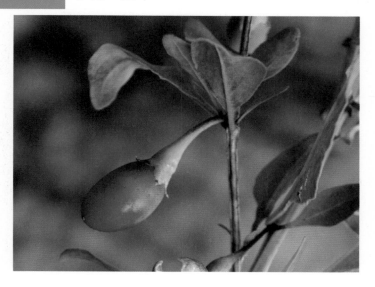

약초의 효능

열을 내려주고 폐열도 내려준다. 피를 식힌다. 주로 음허로 인한 발열, 식은땀, 유아 식체로 인한 발열, 폐열 기침, 토혈, 코피, 혈뇨, 소갈증 등을 치료한다.

생태와 특징

낙엽 관목이며 높이는 약 1m이다. 만생이고 줄기는 비교적 가늘다. 껍질은 회색이다. 개화기는 6~9월이고 결실기는 7~10월이다. 산비탈, 논밭, 언덕에 자란다.

약용부위 뿌리

채취시기 이른 봄과 늦은 가을에 뿌리를 캐서 흙을 깨끗이 씻고 껍질을 벗긴다. 벗긴 껍질은 햇볕에 말린다. 혹은 신선한 뿌리를 6~10cm로 잘라 다시 쪼개고 찜통에 찐다. 껍질이 벗겨지면 껍질을 꺼내 햇볕에 말린다.

약초의 성질

맛은 달고 차가운 성질이 있다. 폐경과 신경에 속한다.

사용방법

말린 약제 5~15g에 물 800ml를 넣고 약한 불에서 반으로 줄 때까지 달여 하루 2~3회로 나누어 마신다.

한삼덩굴

생약명: 율초

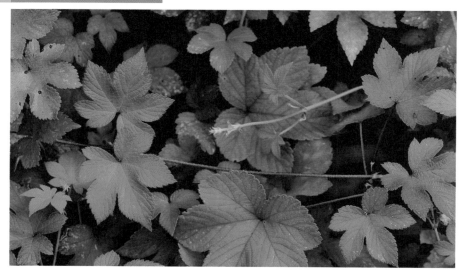

약초의 효능

열을 내려주고 해독한다. 이뇨효과가 있다. 주로 폐열 기침, 폐옹, 허열 갈증, 임증, 수종, 소변이 잘 나오지 않음, 열독 독창, 피부 가려움 등을 치료한다.

생태와 특징

일년생 혹은 다년생 만성 초본 식물이다. 줄기는 연녹색이며 수 미터나 자란다. 개화기는 6~10월이고 결실기는 8~11월이다. 주로 길가, 도랑가의 습지 관목 숲에 자란다.

약용부위

전초

채취시기

9~10월에 수확한다. 맑은 날씨에 땅 위에 있는 부분을 캐서 이물을 제거하여 햇볕에 말린다.

약초의 성질

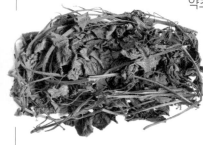

맛은 달고 쓰다. 차가운 성질이 있다. 폐경과 신경에 속한다.

호랑가시나무 생약명: 공노엽

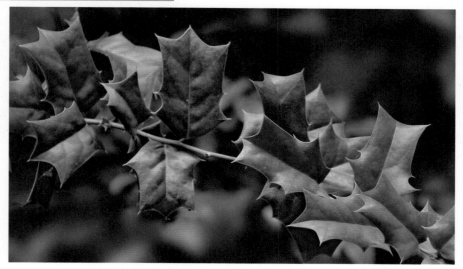

약초의 효능
열을 내려주고 음을 도와준다. 신장을 좋게 해준다. 주로 폐결핵으로 인한 각혈, 허열, 어지러움, 고혈압 등을 치료한다.

생태와 특징
상록 작은 교목 혹은 관목이며 높이는 3~8m이다. 껍질은 회백색이다. 개화기는 4~5월이고 결실기는 9~10월이다.

약용부위
잎

채취시기
연중 모두 채취할 수 있다. 대부분 8~12월에 따서 햇볕에 말린다.

약초의 성질
맛은 쓰고 차가운 성질이 있다. 간경과 신경에 속한다.

사용방법
말린 약제 5~10g에 물 800ml를 넣고 약한 불에서 반으로 줄 때까지 달여 하루 2~3회로 나누어 마신다.

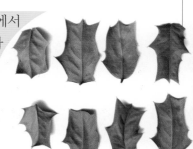

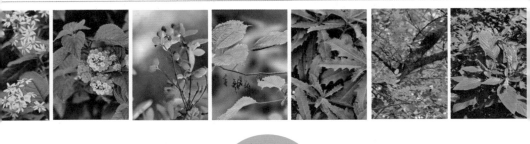

제 3 장

대변이 적체된 것을 잘 통하게
하는 약초 약재

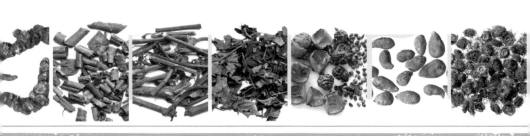

약용대황

생약명: 대황

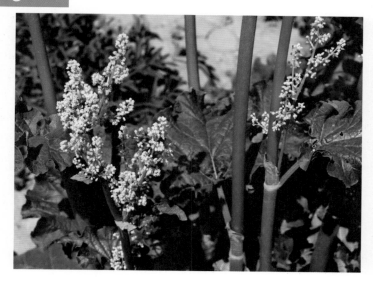

약초의 효능

적체된 것을 풀어주고, 습열을 내려준다. 열을 제거하고, 혈액을 차갑게 한다. 해독작용을 한다. 주로 변비, 가슴 답답함, 습열, 이질, 설사, 황달, 임증, 수종, 소변이 잘 나오지 않을 때, 눈 충혈, 인후 통, 구강염, 위열구토, 토혈, 각혈, 비 출혈, 혈변, 혈뇨, 폐경, 산후 어혈 복통, 복부에 뭉쳐 있는 것(혹, 물혹), 염좌, 열독, 단독, 화상 등을 치료한다.

생태와 특징

다년생 초본식물. 뿌리줄기는 굵고 줄기는 곧게 서고 높이 약2m이며 속이 비어있고 매끄러우며 털이 없다. 개화기는 6~7월이며 결실기는7~8월이다.

약용부위 뿌리줄기

채취시기 7월 결실이 성숙된 후 채취하여 흙을 제거하고 햇볕에 말린다. 건조 후 겉껍질을 제거하고 7~10cm로 잘라 다시 말린다.

약초의 성질 맛은 쓰고 성질은 차갑다. 위경, 대장경, 간경, 비경 에 속한다.

사용방법

말린 약제5~10g에 물 800ml를 넣고 약한 불에서 반으로 줄 때까지 달여 하루 2~3회로 나누어 마신다.

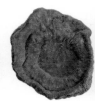

장엽대황

생약명: 대황

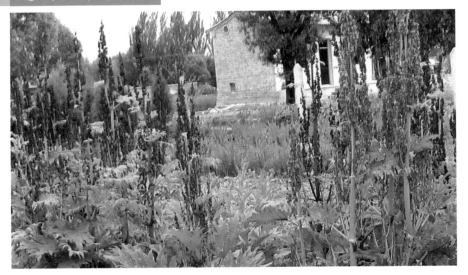

약초의 효능

적체된 것을 풀어주고, 습열을 내려준다. 열을 제거하고, 혈액을 차갑게 한다. 해독작용을 한다. 주로 변비, 가슴 답답함, 습열 이질 설사, 황달, 임증, 수종, 소변이 잘 나오지 않을 때, 눈 충혈, 인후 통, 구강염, 위열구토, 토혈, 각혈, 비 출혈, 혈변, 혈뇨, 폐경, 산후 어혈 복통, 복부에 뭉쳐 있는 것(혹, 물혹), 염좌, 열독, 단독, 화상 등을 치료한다.

생태와 특징

다년생 초본 식물, 뿌리줄기는 굵고, 줄기는 약2m이며 속이비어 있고 매끄러우며 털이 없다. 개화기는 6~7월이고 결실기는 7~8월이다.

약용부위 뿌리줄기

채취시기 7월 종자가 성숙되면 채취한다. 흙을 제거하고 물로 씻지 않고 겉껍질을 벗긴 후 큰 것은 반으로 가르고 작은 것은 계란모양 으로 만들어 음지에서 말리거나 불로 말린다.

약초의 성질 맛은 쓰고 성질은 차갑다. 위경, 대장경, 간경, 비경 에 속한다.

사용방법

말린 약제5~10g에 물 800ml를 넣고 약한 불에서 반으로 줄 때까지 달여 하루 2~3회로 나누어 마신다.

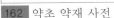

알로에

생약명: 노회

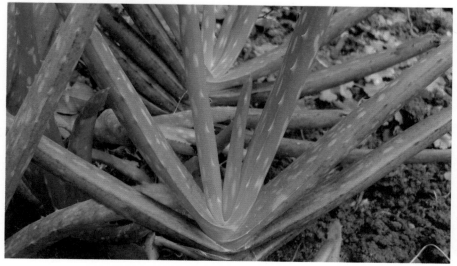

약초의 효능

대변을 잘 통하게 해주고 간을 맑게 해준다. 살충 효과도 있다. 주로 변비, 간기 왕성으로 인한 두통, 충혈된 눈 경풍, 기생충으로 인한 복통, 개선, 치질 등을 치료한다.

생태와 특징

①쿠라소 알로에 줄기는 매우 짧고 잎은 줄기 밑 부분에 무더기로 자란다. 개화기는 2~3월이다. ②얼룩무늬 알로에 뿌리는 수염 모양이며 줄기는 짧거나 줄기가 없다. 개화기는 8~9월이다.

약용부위 잎의 즙액

채취시기 심은 지 2~3년 후에 바로 수확할 수 있다. 중부와 남부에서 잘 자라는 잎을 따서 용기에 넣어 즙액이 마르면 된다. 또한 잎을 따서 깨끗이 씻어 얇게 자르고 잎의 양과 같은 물을 넣고 2~3시간 삶아도 된다. 삶은 것을 여과하고 여과액을 진득진득 모양으로 만든 후에 주형에 따른다. 그 다음에 온돌에 말리거나 햇볕에 말리면 '노회고'가 된다.

약초의 성질 맛은 쓰고 차가운 성질이 있다. 간경과 대장경에 속한다.

사용방법

말린 약제 0.6~1.5g을 환제 또는 분말로 만들어 캡슐에 넣어 먹는다.

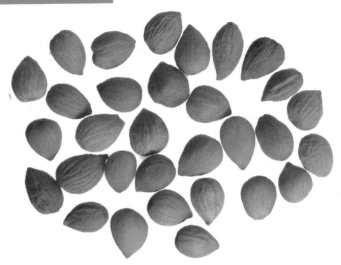

약초의 효능

장을 윤택 하게 하여 장을 매끄럽게 한다. 기를 내려주어 소변을 잘 보게 한다. 주로 대장의 기가 막혔을 때, 변비, 각기, 소변이 잘나오지 않을 때 등을 치료한다.

생태와 특징

낙엽관목, 높이1~1.5m나무껍질 회갈색, 어린가지는 황종 색이며 매끄럽다. 잎은 어긋나고 잎자루에 부드러운 털이 있고 난형으로 가장자리는 톱니가 있다. 개화기는 5월이고 결실기는 6~10월이다.

약용부위 씨

채취시기

5중순~6월 초순 과실이 선홍색일 때 채취하여 음지에 보관하여 과육이 부패하면 핵을 분리해 햇볕에 약간 말린 후 겉껍질을 제거해 속 씨앗을 얻는다.

약초의 성질

맛은 맵고, 쓰고, 달다. 성질은 평하다. 비경, 대장경, 소장경 에 속한다.

사용방법

말린 약제5~10g에 물 800ml를 넣고 약한 불에서 반으로 줄 때까지 달여 하루 2~3회로 나누어 마신다.

대마

생약명: 화마인

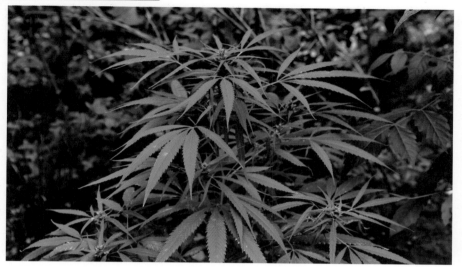

약초의 효능

대장을 부드럽게 해주고, 소변을 통하게 해준다. 그리고 혈액 순환을 촉진한다. 주로 대장이 건조해서 생긴 변비, 풍비, 소갈증, 임증, 이질, 월경 불순, 피부병, 단독 등을 치료한다.

생태와 특징

일년생 초본 식물이며 높이는 1~3m이다. 줄기는 직립하고 겉에 세로로 패인 줄이 있으며 짧고 가볍고 부드러운 털이 있다. 개화기는 5~6월이고 결실기는 7~8월이다.

약용부위

씨앗

채취시기

10~11월에 열매가 대부분 성숙되었을 때 줄기를 잘라 햇볕에 말린 후에 탈곡하여 이물을 제거한다.

약초의 성질

맛은 달고 평한 성질이 있다. 비경, 위경, 대장경에 속한다.

사용방법

말린 약제 10~15g을 빻은 다음 물 800ml를 넣고 약한 불에서 반으로 줄 때까지 달여 하루 2~3회로 나누어 마신다.

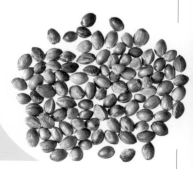

버들옷

생약명: 대극

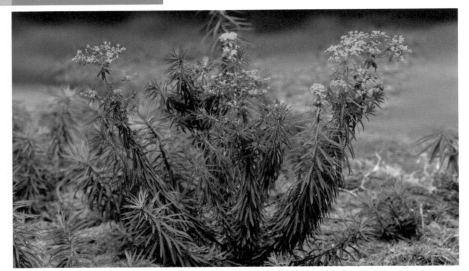

약초의 효능

이뇨작용도 한다. 대변을 잘 보게 해준다. 부기를 가라앉히고 뭉친 것을 풀어준다. 주로 수종, 가슴과 배의복수, 가래가 쌓여 있을 때, 대변과 소변이 잘 나오지 않을 때, 종기 등을 치료한다.

생태와 특징

다년생 초본 식물이고 높이는 30~90cm이다. 식물은 흰 즙액이 있고 털도 있다. 뿌리는 굵다. 줄기는 윗부분부터 가지가 생긴다. 잎은 단엽이고 대생엽이다. 개화기와 결실기는 모두 6~10월이다. 산비탈, 길가, 숲 등 곳에 자란다.

약용부위 뿌리

채취시기 가을에 땅 위에 있는 부분이 시든 후부터 새싹이 나기 전까지 뿌리를 캐서 잔줄기와 잔뿌리를 제거한다. 다음에 흙을 깨끗이 씻어 얇게 자르거나 작게 잘라 햇볕에 말리거나 온돌에 말린다.

약초의 성질

맛은 쓰고 맵다. 차가운 성질이 있고 독이 있다. 폐경, 비경, 신경에 속한다.

사용방법

말린 약제1.5~3g에 물600ml를 넣고 약한 불에서 반으로 줄때까지 달여 하루2~3회로 나누어 마신다.

생약명: 견우자

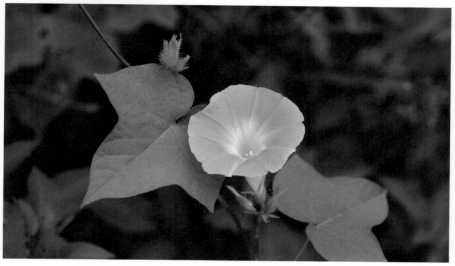

약초의 효능

변을 잘 보게 해주고, 가래를 없애주고, 살충 효과도 있다. 주로 수종, 복수, 각기, 가래로 인한 기침, 변비, 식체, 요통, 음낭 수종, 독창 등을 치료한다.

생태와 특징

일년생 덩굴 초본 식물이다. 식물에 짧은 가볍고 부드러운 털과 단단한 털이 있다. 잎은 대생엽이다. 개화기와 결실기는 모두 7~10월이다.

약용부위

씨앗

채취시기

가을에 열매가 성숙되면 아직 터지지 직전에 덩굴을 채취하여 햇볕에 말린다. 씨앗이 쏟아진 후 이물을 제거한다.

약초의 성질

맛은 쓰고 맵다. 차가운 성질이 있고 독이 있다. 폐경, 신경, 대장경에 속한다.

사용방법

말린 약제 3~10g에 물 800ml를 넣고 약한 불에서 반으로 줄 때까지 달여 하루 3회로 나누어 마신다.

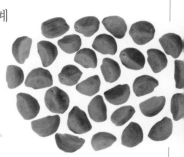

속수자

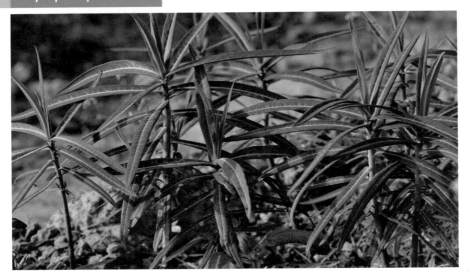

약초의 효능

붓기를 가라앉히고 징(?)을 없애준다. 해독과 살충 효과가 있다. 주로 수종, 복수, 대변과 소변이 잘 통하지 않을 때, 폐경, 개선, 용종, 독사에 물림, 무사마귀 등을 치료한다.

생태와 특징

이년생 초본 식물이고 높이는 1m까지 자란다. 식물은 흰 즙액이 있고, 줄기는 굵으며 가지가 많다. 잎은 단엽이며 대생엽이다. 개화기와 결실기는 모두 4~9월이다. 주로 양지 산비탈에 자란다.

약용부위 씨앗

채취시기

남쪽에서는 7월 중순과 하순, 북쪽에서는 8~9월 상순에 열매가 흑갈색으로 변할 때에 딴다. 채취 후 햇볕에 말린 다음 탈곡하고 이물을 제거한다. 그 다음에 완전히 마를 때까지 말린다.

약초의 성질

맛은 맵고 따뜻한 성질이 있다. 독성이 있다. 간경, 신경, 대장경에 속한다.

사용방법

1일 0.5~1g을 환제로 만들어 3회로 나누어 먹는다.(반드시 독을 뺀 것을 사용한다).외용은 적당량을 사용한다.

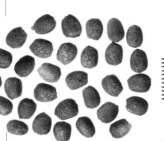

자리공

생약명: 상륙

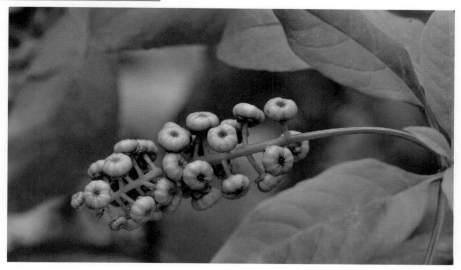

약초의 효능

붓기를 가라앉히고 대변과 소변을 통하게 해준다. 해독 효과도 있고 몸에 뭉친 것을 분산시킨다. 주로 수종, 더부룩함, 대변과 소변을 잘 보지 못할 때, 연주창, 독창 등을 치료한다.

생태와 특징

다년생 초본 식물이고 높이는 1.5m이다. 식물에는 털이 없고 매끄러우며 뿌리는 굵다. 줄기는 붉은 자주색이며, 가지가 많다. 잎은 단엽이며 대생엽이다. 개화기는 7~8월이고, 결실기는 8~10월이다. 길가와 주택의 그늘과 습한 곳에 자란다.

약용부위 뿌리

채취시기 파종한 것은 2~3년이 되면 수확하고, 모종으로 심은 것은 1~2년이 되면 수확한다. 겨울에 캐서 줄기를 제거하고 뿌리를 깨끗이 씻은 다음에 1cm씩으로 자르고 햇볕에 말리거나 온돌에 말린다.

약초의 성질

맛은 쓰고 차가운 성질이 있다. 독성이 있다. 폐경, 신경, 대장경에 속한다.

사용방법

말린 약제 3~10g에 물 800ml를 넣고 약한 불에서 반으로 줄 때까지 달여 하루2~3회로 나누어 마신다.

팥꽃나무

생약명: 원화

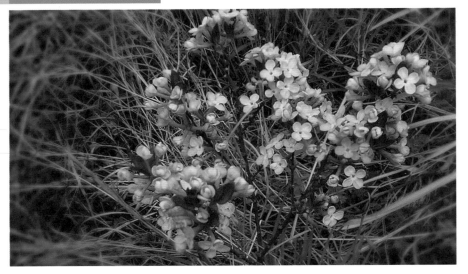

약초의 효능

소변을 잘 보게 해주고 가래를 없애주고, 기침을 멎게 해준다. 해독과 살충 효과가 있다. 주로 수종, 복부 팽만증, 가슴에 물고임, 기침, 종기, 피부병 등을 치료한다.

생태와 특징

직립 낙엽 관목이며 높이는 1m이다. 뿌리는 10cm가 될 수 있으며 주요한 뿌리에는 가지가 있다. 줄기는 어두운 갈색이다. 주로 길가, 산비탈에 자란다.

약용부위

꽃망울

채취시기 봄에 꽃이 피기 전에 따서 이물을 제거하고 햇볕에 말리거나 온돌에 말린다.

약초의 성질

맛은 맵고 쓰다. 따뜻한 성질이 있고 독성이 있다. 폐경, 비경, 신경에 속한다.

사용방법

말린 약제 1.5~3g에 물 800ml를 넣고 약한 불에서 반으로 줄 때까지 달여 하루 2~3회로 나누어 마신다. 분말은 0.5~1g을 복용한다.(식초를 조금 넣고 달이거나 볶으면 독성이 줄어든다.)

꽃기린

생약명: 철해당

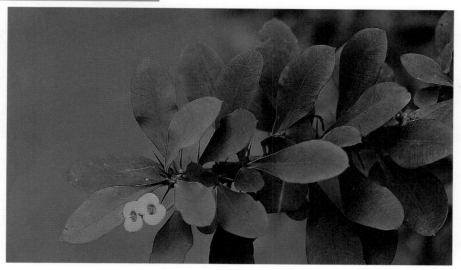

약초의 효능

해독과 고름을 빼내는 작용을 한다. 혈액 순환을 촉진해준다. 주로 독창, 화상, 염좌, 간염, 복수 등을 치료한다.

생태와 특징

가시가 많은 관목이고 높이는 1m까지 자란다. 줄기는 직립하거나 조금 덩굴이 있다. 잎은 대생엽이다. 개화기는 5~9월이고 결실기는 6~10월이다.

약용부위

줄기, 잎, 뿌리와 즙액

채취시기

연중 채취 가능하다. 햇볕에 말리거나 신선하게 사용한다.

약초의 성질

맛은 쓰고 떫다. 차가운 성질이 있고, 약간 독이 있다. 심경에 속한다.

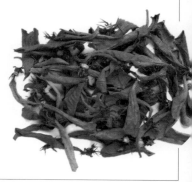

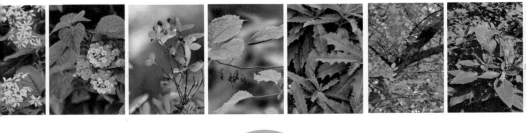

제 **4** 장

바람과 습이 결합된 나쁜기운으로
인한 통증을 제거 하는 약초 약재

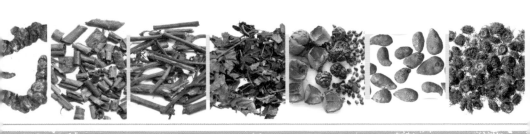

으아리

생약명: 위령선

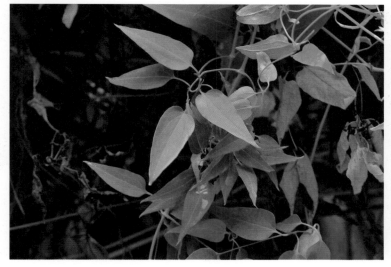

약초의 효능

풍한과 습을 없애고 경락을 통하게 해주고 통증을 없애준다. 주로 풍습성 통증, 팔 다리 저림, 근육에 쥐 나는 증세, 팔다리 굽히고 펴는 것이 잘 안 되는 증상, 각기성 통증, 학질, 뼈가 목에 걸렸을 때, 담음병 등을 치료한다.

생태와 특징

목질 덩굴 식물이며 길이는 3~10m이다. 말린 후에 검은색으로 변한다. 줄기는 거의 털이 없다. 잎은 대생엽이다. 개화기와 결실기는 모두 6~11월 이다. 산비탈, 관목 숲과 길가의 숲에 자란다.

약용부위

뿌리와 줄기

채취시기

가을에 캐서 흙을 제거하여 깨끗이 씻고 햇볕에 말리거나 혹은 짧게 잘라 말린다.

약초의 성질

맛은 맵고 짜고 조금 쓰다. 따뜻한 성질이 있으며 약간 독이 있다. 방광경과 간경에 속한다.

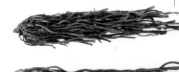

사용방법

말린 약제 5~10g에 물 800ml를 넣고 약한 불에서 반으로 줄 때까지 달여 하루 2~3회로 나누어 마신다.

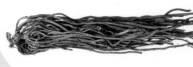

명자나무

생약명: 목과

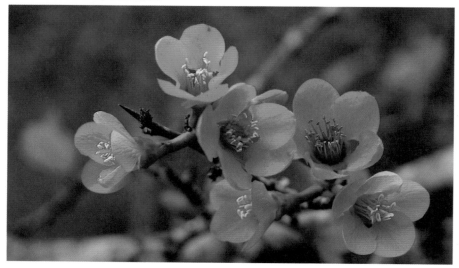

약초의 효능

근육을 풀어 혈맥과 경락이 잘 통하게 한다. 습을 제거하여 위를 편안하게 해준다. 주로 류머티즘, 팔다리가 시고 아플 때, 근육에 쥐가 날 때, 토하고 설사할 때, 각기수종 들을 치료한다.

생태와 특징

낙엽 관목이며 높이는 약 2m이다. 가지는 직립으로 자라고 가시가 있다. 개화기는 3~5월이고 결실기는 9~10월이다.

약용부위

열매

채취시기

7~8월 상순에 목과의 껍질이 청황색이 될 때 따고 구리로 만든 칼로 양쪽을 나눈다. 씨앗은 제거하지 않는다. 햇볕에 며칠간 말려 색깔이 빨강색으로 변하면 다시 뒤집어 완전히 말리면 된다.

약초의 성질

맛은 시고 따뜻한 성질이 있다. 간경, 비경, 위경에 속한다.

사용방법

말린 약제 5~10g에 물 800ml를 넣고 약한 불에서 반으로 줄 때까지 달여 하루 2~3회로 나누어 마신다.

산해박

생약명: 서장경

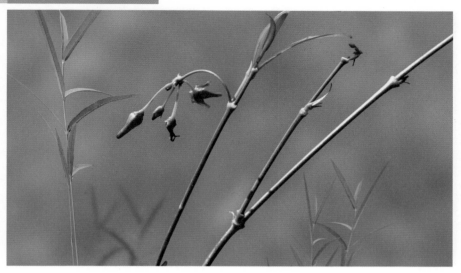

약초의 효능

풍한과 습을 없애고 기를 잘 통하게 해주고 혈액 순환을 촉진해준다. 통증과 가려움을 없애주고 해독 효과가 있다. 부기도 가라앉힌다. 주로 류머티스염, 요통, 복통, 치통, 외상 통증, 소변이 잘 나오지 않을 때, 설사, 이질, 습진, 두드러기, 독사에 물렸을 때 등을 치료한다.

생태와 특징

다년생 직립 초본 식물이고 높이는 1m이다. 뿌리는 가늘고 특별한 향기가 있다. 개화기는 5~7월이고 결실기는 9~12월이다. 양지 숲에 자란다.

약용부위

뿌리와 줄기

채취시기

여름과 가을에 캔다. 뿌리와 줄기를 깨끗이 씻어 햇볕에 약간 말린 다음 단으로 묶어 그늘에 말린다.

약초의 성질

맛은 맵고 따뜻한 성질이 있다. 간경과 위경에 속한다.

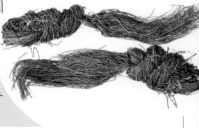

사용방법

말린 약제 3~9g에 물 800ml를 넣고 약한 불에서 반으로 줄 때까지 달여 하루 2~3회로 나누어 마신다.

바곳(투구꽃) 생약명: 천오

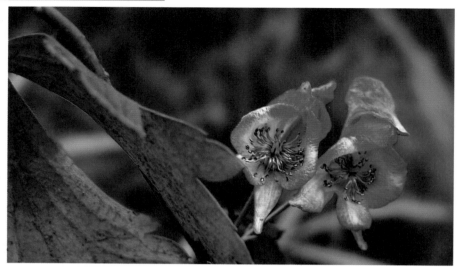

약초의 효능

풍한과 습을 없애고 경락을 따뜻하게 해주고 통증을 없애준다. 주로 풍한 비통, 관절 통, 팔다리 저림, 반신불수, 두통, 심장과 배가 차가워서 오는 통증, 관절이 삐어 어혈이 생겨오는 통증 등을 치료한다. 그리고 마취하여 통증을 멈추게 하는 데도 사용한다.

생태와 특징

다년생 초본 식물이고 높이는 60~150cm이다. 잎은 대생엽이다. 개화기와 결실기는 모두 8~10월이다. 산지 숲과 관목 숲에서 자란다.

약용부위 뿌리

채취시기 6월 하순부터 8월 상순까지 모두 캘 수 있다. 땅 위에 있는 부분의 줄기와 잎을 제거하고 자근(子根)을 제거한다. 모근(母根)에 있는 잔뿌리와 흙을 제거하고 햇볕에 말린다.

약초의 성질 맛은 맵고 쓴다. 뜨거운 성질이 있고 강한 독성이 있다. 심경, 간경, 비경, 신경에 속한다.

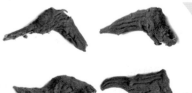

사용방법 말린 약제 3~6g에 물 1000ml를 넣고 약한 불에서 최소2시간 이상 달여 반으로 줄 때까지 달인다음 하루 3번으로 나누어 마신다. 일반적으로 독성을 빼준 포제를 사용한다.(강한 독성이 있으므로 주의해야 한다. 임산부는 복용하면 안 된다.)

누에

생약명: 잠사

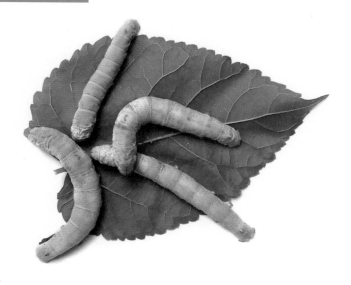

약초의 효능

풍한과 습을 없애고 경락을 통하게 해주고 혈액순환을 촉진해준다. 주로 풍습 비통, 사체불수, 풍진으로 인한 가려움, 토하고 설사함, 폐경, 자궁 출혈 등을 치료한다.

생태와 특징

집누에 나방, 나방의 암컷과 수컷은 모두 흰 비늘이 있다. 길이는 1.6~2.3cm이고, 날개가 펼치면 3.9~4.3cm이 된다.

약용부위

똥

채취시기

여름에 둘 째 잠과 세 째 잠 잘 때 배출한 똥을 채집하여 이물을 제거하고 햇볕에 말린다.

약초의 성질

맛은 달고 맵다. 따뜻한 성질이 있다. 간경, 비경, 위경에 속한다.

사용방법

말린 약제5~10g에 물 800ml를 넣고 약한 불에서 반으로 줄 때까지 달여 하루 2~3회로 나누어 마신다.

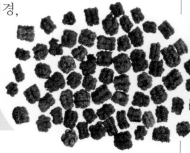

소나무

생약명: 송향(송지)

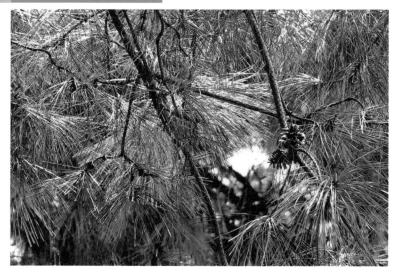

약초의 효능

풍한과 습을 없애고 고름을 배출하고 독을 빼준다. 통증을 멈추게 하고 살을 돋아나게 한다. 주로 독창, 악창, 임파결핵, 개선, 두부백선, 창질, 비증, 금창, 염좌, 대하, 혈관염 등을 치료한다.

생태와 특징

교목이다. 껍질은 붉은 갈색이고 잎은 바늘 모양이다. 개화기는 4~5월이고, 결실기는 10~12월이다. 산지에 자란다.

약용부위

진액

채취시기

기온이 30~35도에 채집하면 가장 좋다.

약초의 성질

맛은 쓰고 달다. 따뜻한 성질이 있다. 간경과 비경에 속한다.

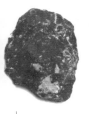

사용방법

1회 0.5~1g을 환제나 분말로 복용한다. 주로 외용으로 많이 사용한다.

신근초

생약명: 신근초

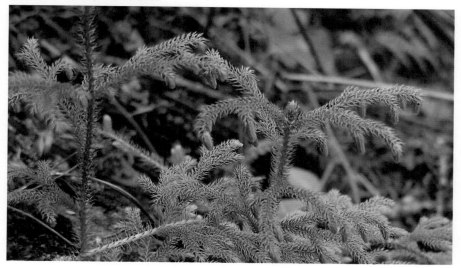

약초의 효능

풍한과 습을 없애고 경락과 혈액순환을 촉진해 근육을 풀어준다. 기침을 멈추게 해주고 해독 효과도 있다. 주로 풍한 습비, 관절이 시큰거리고 쑤시고 아픈 데, 피부가 마비되고 저린데, 사지에 힘이 빠질 때, 황달, 기침, 외상, 관절 염좌, 종기, 포진, 화상 등을 치료한다.

생태와 특징

주요한 줄기는 직립하여 높이는 40cm정도 된다. 잎은 밀생이며 나선형이다. 낮은 산의 산성토양에 자란다.

약용부위

전초

채취시기

여름에 캔다. 뿌리와 함께 뽑아서 흙을 제거하여 햇볕에 말린다.

약초의 성질

맛은 쓰고 맵다. 약성은 평하다. 간경, 비경, 신경에 속한다.

사용방법

말린 약제 10~15g에 물 800ml를 넣고 약한 불에서 반으로 줄 때까지 달여 하루 2~3회로 나누어 마신다.

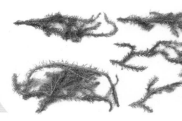

양면침

생약명: 양면침

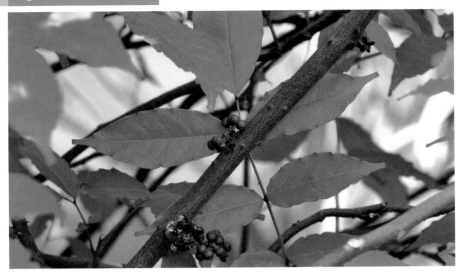

약초의 효능

풍을 제거하고 경락을 잘 통하게 한다. 습을 다스려 통증을 가라앉게 한다. 붓기를 빼내고 해독작용을 한다. 주로 류머티즘, 근골통증, 염좌, 인후통, 위통, 복통, 치통, 연주창, 화상 등을 치료한다.

생태와 특징

상록 목질 등본식물이고 높이1~2m이다. 어린가지 와 잎줄기 뒷면 그리고 잎 양면 중 맥 위에 가시가 있다. 깃털 모양복엽이 서로 나 있으며 소엽은 3~11개이다. 개화기는 3~4월이고, 결실기는 9~10월이다.

약용부위

뿌리, 가지, 잎.

채취시기

연중 채취 가능하며 잘 씻어 편으로 썰어 햇볕에 말린다.

약초의 성질

맛은 맵고 쓰다. 약간 따듯한 성질이며, 약간의 독성이 있다.

사용방법

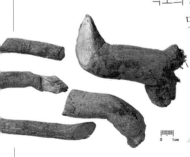

말린 약제5~10g에 물 800ml를 넣고 약한 불에서 반으로 줄 때까지 달여 하루 2~3회로 나누어 마신다.

녹나무

생약명: 장목자

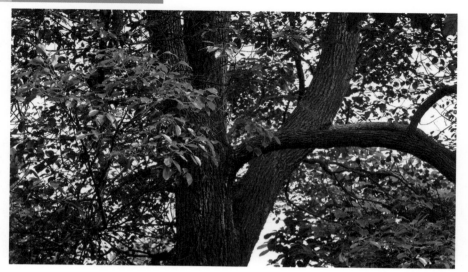

약초의 효능

풍한을 없애고 배속을 따뜻하게 하여 기를 잘 다스린다. 경락과 혈액순환을 촉진해준다. 주로 풍한감기, 위가 냉해서 일어난 복통, 구토 설사, 풍습비통, 각기, 외상과 염좌, 개선과 가려움 등을 치료한다.

생태와 특징

상록 큰 교목이고 높이는 30m이다. 껍질은 회황갈색이다. 가지, 잎과 목재에는 모두 장뇌의 냄새가 있다. 가지에 털이 없다. 잎은 대생엽이다. 개화기는 4~5월이고 결실기는 8~11월이다. 산비탈과 고랑에 자란다.

약용부위

열매

채취시기

11~12월에 성숙한 열매를 따서 햇볕에 말린다.

약초의 성질

맛은 맵고 따뜻한 성질이 있다. 간경과 비경에 속한다.

아장추

생약명: 요박피

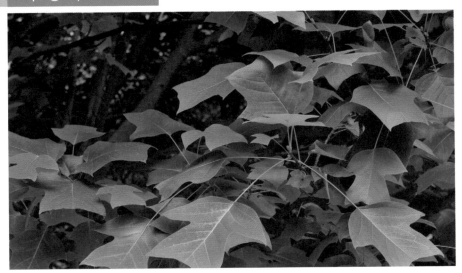

약초의 효능

풍과 습을 제거한다. 한기를 제거하여 기침을 그치게 한다. 주로 풍습으로 막힌 통증, 풍한 기침 등을 치료한다.

생태와 특징

낙엽교목, 높이40m, 나무껍질은 흑갈색이고 잎은 서로 어긋나며 잎과 잎 자루가 분리되어 있다. 개화기는 5월이고, 결실기는 9~10월이다.

약용부위

나무껍질

채취시기

여름과 가을에 채취하여 햇볕에 말린다.

약초의 성질

맛은 맵고, 성질은 따뜻하다.

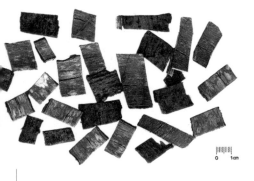

장경오미자 생약명: 홍목향

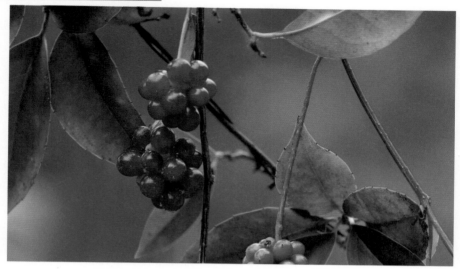

약초의 효능
기를 다스려 진통 작용을 한다. 풍을 제거하여 경락을 통하게 한다. 피를 잘 통하게 하고 붓기를 내리게 한다. 주로 위통, 복통, 풍습비통, 생리통, 생리불순, 산후복통, 인후통증, 치질, 종기, 염좌 등을 치료한다.

생태와 특징
상록 목질 등본, 길이2.5~4m, 작은가지는 갈색이며 줄기에 껍질구멍이 선명하다. 잎은 길고 둥근 모양의 피침형이다. 개화기는 5~7월이고, 결실기는 9~11월이다.

약용부위
뿌리 또는 뿌리껍질

채취시기
입동 전후에 채취하여, 흙과 잔뿌리를 제거하고 껍질을 벗겨 햇볕에 말린다.

약초의 성질
맛은 맵고 쓰며, 성질은 따뜻하다. 비경, 위경, 간경에 속한다.

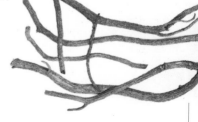

모사향

생약명: 모사향

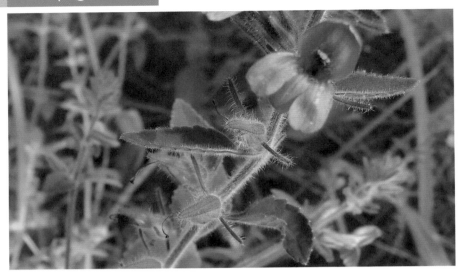

약초의 효능

풍습을 제거한다. 부은 독을 빼준다. 기혈을 잘 돌게 한다. 통증과 가려움을 그치게 한다. 주로 풍습 뼈 통증, 소아마비, 기가 막힌 복통, 종기, 피부습진, 염좌, 뱀이나 벌레에 물렸을 때 등을 치료한다.

생태와 특징

다년생 초본, 높이30~60cm줄기는 곧게 서고 굵으며 부드러운 털이나 있고 밑에 부분은 목질화가 되어있다. 잎은 마주나며 가장자리는 톱니가 있다. 개화기와결실기는7~10월이다.

약용부위

전초

채취시기

여름과 가을에 채취하여 썰어 햇볕에 말린다.

약초의 성질

맛은 맵고, 성질은 따뜻하다.

청미래덩굴 　생약명: 발계

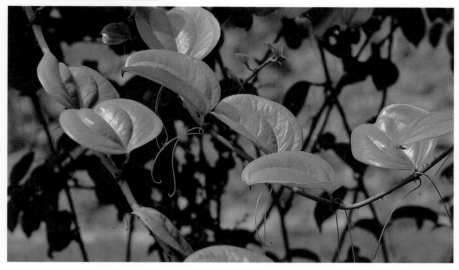

약초의 효능

풍한과 습을 없애고 해독 효과도 있다. 주로 풍습비통, 이질, 대하, 설사, 이질, 종기, 개선, 화상 등을 치료한다.

생태와 특징

덩굴 관목이며 높이는 1~3m이다. 가시가 있다. 뿌리는 굵고 다육하며 단단하다. 잎은 대생엽이고 타원형이다. 잎에 덩굴손이 있다. 관목 숲에 자란다.

약용부위

뿌리

채취시기

늦가을부터 다음 해 봄까지 채취 할 수 있다. 캐서 잔뿌리를 제거하고 깨끗이 씻어 햇볕에 말리거나 혹은 얇게 썰어 건조시킨다.

약초의 성질

맛은 달고 조금 쓰고 떫다. 약성은 평하다. 간경과 신경에 속한다.

오갈피

생약명: 오가피

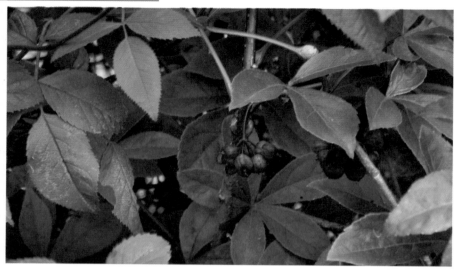

약초의 효능

풍한과 습을 없애고 간과 신장을 튼튼하게 해준다. 근골을 튼튼하게 해주고 혈액순환을 촉진해준다. 주로 풍한 습비, 요통과 무릎통증, 근골이 연약하여 힘이 없을 때, 아기가 걷기 시작하는 것이 늦을 때, 체질이 허하고 연약할 때, 염좌, 골절, 수종, 각기병, 음부 습하고 가려움증 등을 치료한다.

생태와 특징

관목이고 덩굴 모양이 된 것도 있다. 높이는 2~3m이다. 가지는 회갈색이고 가시는 없다. 잎은 손바닥 모양이고 복엽이다. 개화기는 4~7월이고 결실기는 7~10월이다. 관목 숲, 산비탈, 길가에 자란다.

약용부위 뿌리와 껍질

채취시기 심은 지 3~4년이 되면 여름과 가을에 채취한다. 뿌리를 캐서 잔뿌리를 제거하고 껍질을 벗겨 목심(木心)을 뽑아내고 햇볕에 말리거나 온돌에 말린다.

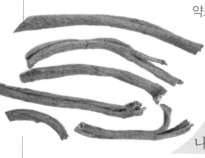

약초의 성질

맛은 맵고 쓰고 조금 달다. 따뜻한 성질이 있다. 간경과 신경에 속한다.

사용방법

말린 약제 5~10g에 물 800ml를 넣고 약한 불에서 반으로 줄 때까지 달여 하루 2~3회로 나누어 마신다.

생약명: 구척

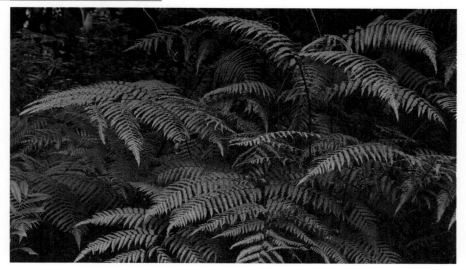

약초의 효능

허리와 무릎을 튼튼하게 해준다. 관절을 부드럽게 해준다. 주로 신허, 요통을 치료하고 척추를 튼튼하게 해준다. 발과 무릎관절이 약할 때, 풍습 비통, 소변이 너무 많을 때, 유정, 냉대하증 등을 치료한다.

생태와 특징

대형 토착 양치식물이고 높이는 2~3m이다. 뿌리는 옆으로 뻗으면서 굵다. 뿌리에 금색 긴 털이 있고 윤태가 있다. 잎은 족생이다.

약용부위

뿌리

채취시기

가을부터 겨울에 캐서 흙을 제거하고 건조시킨다. 단단한 뿌리와 잎자루, 금색 털을 제거하고 두껍게 잘라 건조시킨다.

약초의 성질

맛은 쓰고 달다. 따뜻한 성질이 있다. 간경, 신경, 신경, 방광경에 속한다.

사용방법

말린 약제 6~15g에 물 800ml를 넣고 약한 불에서 반으로 줄 때까지 달여 하루 2~3회로 나누어 마신다.

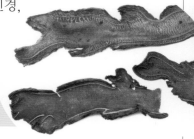

뽕나무

생약명: 상지

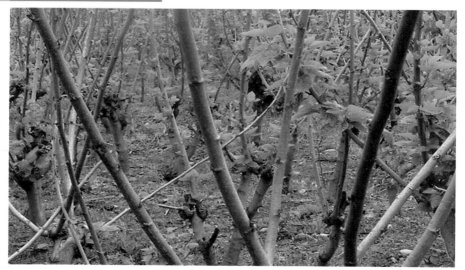

약초의 효능

풍습을 제거하고 경락을 잘 통하게 해다. 주로 풍습 비통, 반신불수, 수종, 각기, 피부 가려움증 등을 치료한다.

생태와 특징

작은 가지는 회색빛을 띤 갈색 또는 회색빛을 띤 흰색이고 잔 털이 있으나 점차 없어진다. 잎은 달걀 모양 원형 또는 긴 타원 모양 원형이며 3~5개로 갈라지고 길이 10cm이다.

약용부위

가지

채취시기

늦은 봄부터 초여름 에 채취하여 잎을 제거하고 햇볕에 약간 말린 후 신선할 때 30~60cm로 토막 내어 묶거나, 잘게 썰어 햇볕에 말린다.

약초의 성질

맛은 쓰고 약성은 평하다. 간경에 속한다.

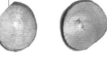

사용방법

말린 약제 10~15g에 물 800ml를 넣고 약한 불에서 반으로 줄 때까지 달여 하루 2~3회로 나누어 마신다.

진득찰

생약명: 희렴초

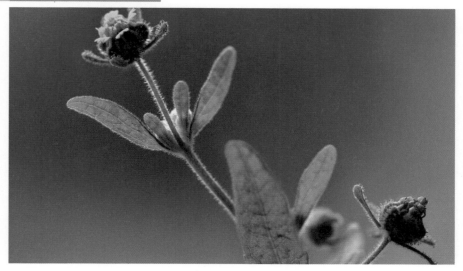

약초의 효능

풍습을제거하고 경락을 잘 통하게 한다. 열을 내려주고 해독작용을 한다. 주로 풍습 비통, 인대 뼈 등이 부드럽게 움직여지지 않을 때, 허리와 무릎에 힘이 없을 때, 반신불수, 고혈압, 이질, 황달, 독창, 풍진, 습창, 벌레나 짐승에 물렸을 때 등을 치료한다.

생태와 특징

일년생 초본 식물이며 높이는 30~100cm이다. 줄기는 직립이고 잎은 대생엽이다. 개화기는 4~9월이고 결실기는 6~11월이다. 산과 들, 잔디, 관목 숲에 자란다.

약용부위 지상 부분(뿌리를 제외한 부분)

채취시기

여름 꽃이 피기 전에 혹은 꽃이 필 때. 땅 윗부분을 수확하고 햇볕에 반 건조 후 바람이 잘 통하는 그늘에서 말린다.

약초의 성질

맛은 쓰고 맵다. 차가운 성질이 있다. 약간 독이 있다. 간경과 신경에 속한다.

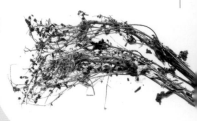

사용방법

말린 약제 10~15g에 물 800ml를 넣고 약한 불에서 반으로 줄 때까지 달여 하루 2~3회로 나누어 마신다.

음나무

생약명: 해동피

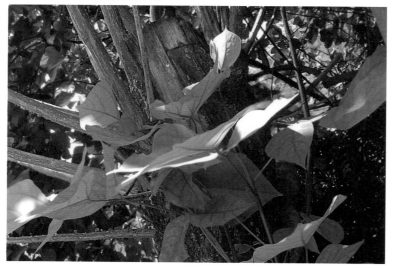

약초의 효능

풍한과 습을 없애주고 경락을 잘 통하게 한다. 살충효과가 있고 가려움을 멎게 해준다. 주로 풍습비통, 몸과 관절 저림, 염좌, 개선, 습진 등을 치료한다.

생태와 특징

큰 교목이며 높이는 20m이다. 나무껍질은 회갈색이고 가지는 옅은 노란색이나 황갈색이며 털이 있다. 잎은 대생엽이거나 혹은 가지 밑 등 부분에 족생한다. 개화기는 3월이다.

약용부위

나무껍질 혹은 뿌리껍질

채취시기

수령 약8년 된 것, 여름부터 가을까지 나무껍질을 벗긴 다음 먼지를 제거하고 햇볕에 말린다.

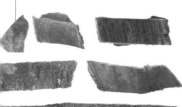

약초의 성질

맛은 쓰고 맵다. 약성은 평하다. 간경과 비경에 속한다.

사용방법

말린 약제 6~12g에 물 800ml를 넣고 약한 불에서 반으로 줄 때까지 달여 하루 2~3회로 나누어 마신다.

수세미

생약명: 사과락

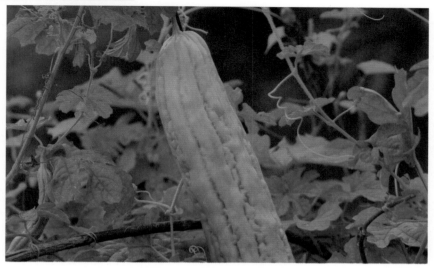

약초의 효능

경락을 통해준다. 해독작용과 부기를 가라앉힌다. 주로 가슴과 옆구리가 아플 때, 풍습 비통, 경맥 저림, 젖이 나오지 않을 때, 폐열 기침, 독창, 화농성 유선염 등을 치료한다.

생태와 특징

일년생 덩굴 초본 식물이다. 줄기와 가지는 거칠면서 가볍고 부드러운 털이 있다. 잎은 삼각형 혹은 원형과 비슷하다. 수세미는 기둥 모양이고 성숙되면 안에 검은 씨앗이 많다. 개화기와 결실기는 여름부터 가을까지이다.

약용부위 열매

채취시기 가을에 열매가 성숙되면 열매의 겉껍질이 노란색으로 변하고 안에 있는 조직이 마른 후에 딴다. 껍질과 살을 제거하거나 혹은 물에 담그고 껍질과 살이 썩은 후에 꺼내서 깨끗이 씻어 씨앗을 제거하고 햇볕에 말린다.

약초의 성질

맛은 달고 차가운 성질이 있다. 폐경, 간경, 위경에 속한다.

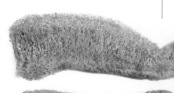

사용방법

말린 약제 5~10g에 물 800ml를 넣고 약한 불에서 반으로 줄 때까지 달여 하루 2~3회로 나누어 마신다.

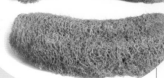

천년건

생약명: 천년건

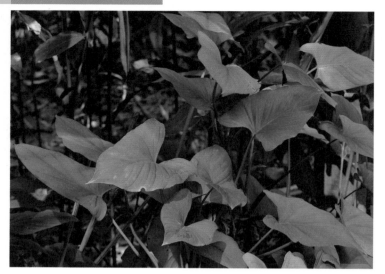

약초의 효능

풍습을 제거하고, 근육을 풀어 주고 경락을 잘 통하게 하며 진통과 붓기를 빼주는 작용을 한다. 주로 류머티즘, 관절 통증, 근육과 뼈가 약할 때, 염좌, 위통, 종기 부스럼 등을 치료한다.

생태와 특징

다년생 초본 식물, 뿌리줄기는 땅위로 기는줄기이고 굵기 지름 1.5cm이며 다육질이다. 담갈색 털이나 있다. 높이 30~50cm의 직립 지상 줄기가 있다. 비늘잎은 선상 피침 형이고 비교적 길며 위쪽은 점점 좁아지고 뾰쪽하며 잎자루는 길다. 개화기는 7~9월이다.

약용부위

뿌리줄기

채취시기

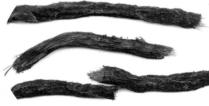

가을, 겨울에 채취하여 잔뿌리를 정리하고 깨끗이 씻은 다음 햇볕에 말린다.

약초의 성질

맛은 쓰고 맵다. 성질은 따뜻하고 약간의 독성이 있다. 간경, 신경, 위경에 속한다.

천근발

생약명: 근발

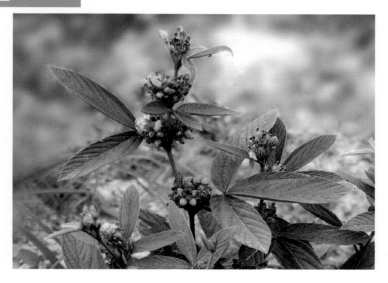

약초의 효능

풍과 습을 제거한다. 근육과 뼈를 튼튼히 한다. 피를 잘 통하게 하고 해독 작용을 한다. 주로 류머티즘, 요통, 사지가 약해 졌을 때, 염좌, 인후통증 등을 치료한다.

생태와 특징

곧게 서거나 옆으로 누운 반 관목, 어린 가지 줄기는 각이 졌고 부드러운 털이 나 있다. 잎은 서로 어긋나며 잎자루에 털이 나 있고 소엽이 3개인 복엽이다. 앞뒷면 모두 털이 나 있다.

약용부위

뿌리

채취시기

가을에 채취하여 깨끗이 씻은 다음 썰어 말린다.

약초의 성질

맛은, 달고 조금 떫다. 성질은 평하다. 간경, 신경에 속한다.

육영

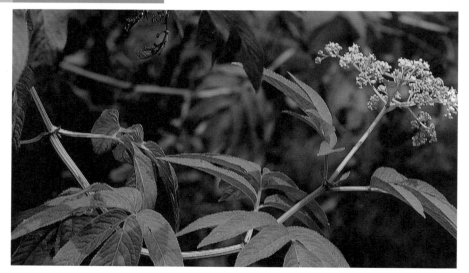

약초의 효능

풍과 습을 제거한다. 근육을 풀어준다. 혈액을 잘 통하게 한다. 주로 류머티즘, 요통, 다리통증, 수종, 황달, 염좌, 산후에 오로가 잘나오지 않는 것, 풍진, 가려움, 단독, 부스럼 등을 치료한다.

생태와 특징

큰 초본 또는 반 관목, 높이2m 줄기는 각이 있고 속은 백색이다. 잎은 날개모양의 복엽이며 소엽은 5~9개이다. 개화기는 4~5월이고, 결실기는 8~9월이다. 마주난다.

약용부위

줄기와 잎

채취시기

여름, 가을에 채취하여 썰어 햇볕에 말린다.

약초의 성질

맛은 달고 조금 쓰다. 성질은 평하다.

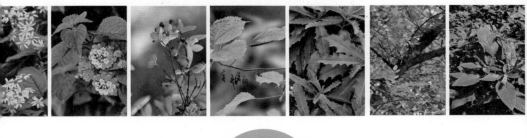

제 5 장

기의 흐름과 비장을 튼튼히 하는
약초 약재

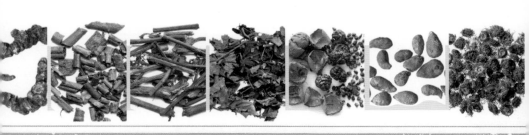

삽주

생약명: 창출

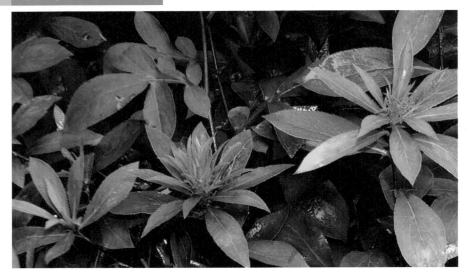

약초의 효능

풍습을 제거하여 비장을 튼튼하게 해준다. 눈을 맑게 해준다. 주로 비위가 습할 때, 눕고 싶고 피곤할 때, 복부 팽만, 식욕 부진, 구토, 설사, 담음, 습한 부종, 몸이 무겁고 두통이 있을 때, 풍습 비증, 관절통, 야맹 등을 치료한다.

생태와 특징

다년생 초본 식물이며 높이는 30~100cm이다. 잎은 대생엽이다. 개화기는 8~10월이고 결실기는 9~12월이다. 산비탈과 숲속에 자란다.

약용부위 뿌리

채취시기

심은 지 2~3년 후, 9월 상순과 11월 상순 사이, 혹은 다음 해의 2~3월에 뿌리를 캔다. 캔 후에 직접 잔뿌리를 제거하거나 거의 다 말랐을 때 불로 잔뿌리를 태운 후에 완전히 말린다.

약초의 성질

맛은 맵고 쓰다. 따뜻한 성질이 있다. 비경, 위경, 간경에 속한다.

사용방법

말린 약제 5~10g에 물 800ml를 넣고 약한 불에서 반으로 줄 때까지 달여 하루 2~3회로 나누어 마신다.

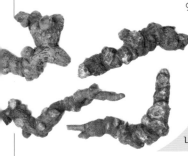

후박

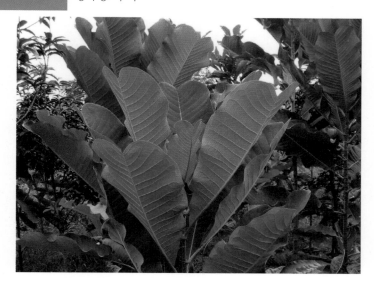

약초의 효능

체한 것을 풀어준다. 습을 없애주고 기침을 멎게 한다. 주로 식체하여 기가 막힌 것, 복부 팽만된 변비, 장에 습이 적체되어 있을 때, 구토와 설사로 속이 막힌 것, 가슴 답답함과 기침천식 등을 치료한다.

생태와 특징

낙엽 교목이다. 껍질은 자갈색이고 잔가지는 굵으며 담황색이나 회황색이다. 개화기는 4~5월이고 결실기는 9~10월이다. 산비탈과 길가나 냇가 옆의 숲에서 자란다.

약용부위

나무껍질, 뿌리껍질

채취시기

20년 이상 된 나무에서 4~8월에 채취하는 것이 가장 좋다.

약초의 성질

맛은 쓰고 맵다. 따뜻한 성질이 있다. 비경, 위경, 대장경에 속한다.

사용방법

말린 약제 3~10g에 물 800ml를 넣고 약한 불에서 반으로 줄 때까지 달여 하루 2~3회로 나누어 마신다.

곽향

생약명: 곽향

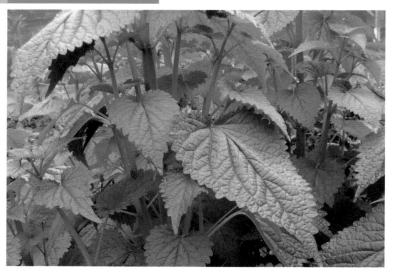

약초의 효능

더위 먹은 것을 없애주고 표증을 풀어준다. 습을 제거하여 위를 편안하게 한다. 주로 여름 감기, 한, 열에 의한 두통, 가슴 답답함, 구토, 설사, 임신 구토, 축농증, 무좀 등을 치료한다.

생태와 특징

일년생 혹은 다년생 초본식물이며 높이는 40~110cm이다. 줄기는 직립하여 약간 붉은색 있다. 잎은 대생엽이다. 개화기는 6~7월이고 결실기는 10~11월이다. 산비탈 혹은 길가에 자란다.

약용부위

지상 부분

채취시기

첫 번째는 6~7월에 꽃이 피기 전 맑은 날씨에 전초를 채취한 후 햇볕에 말린다. 두 번째는 10월에 채취하고 말린다.

약초의 성질

맛은 맵고 약간 따뜻한 성질이 있다. 폐경, 비경 위경에 속한다.

사용방법

말린 약제 5~10g에 물 800ml를 넣고 약한 불에서 반으로 줄 때까지 달여 하루 2~3회로 나누어 마신다. 생것은 두 배로 사용한다.

광곽향

생약명: 광곽향

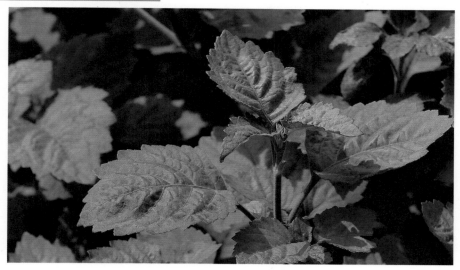

약초의 효능

습을 제거한다. 구토를 그치게 한다. 더위를 제거하고 피부를 풀어 준다. 주로 복부 답답함, 식욕부진, 구토, 설사, 두통, 열병초기, 가슴 답답한 구역, 비염, 무좀 등을 치료한다.

생태와 특징

일년생 초본, 높이30~60cm 직립하고 가지를 뻗으며 털이 있다. 오래된 줄기 표면은 목질화가 되어있다. 잎은 마주나기 하며, 잎자루는 부드러우며 맑고 담백한 특이향이 난다. 잎은 둥근 계란형이며 가장자리는 불규칙적인 톱니가 있다. 양면모두 털이 있다. 개화기는 4월이다.

약용부위 전초

채취시기 8~11월 채취하여 깨끗이 정리한 다음 맑은 햇볕에 수 시간 말려 잎이 쪼글 거리면 쌓아 하룻밤 짚으로 덮어 놓고 다음날 다시 말리고 또 다시 쌓아 짚으로 덮은 다음 꺼내어 완전히 말린다.

약초의 성질

맛은 맵고, 성질은 약간 따뜻하다. 비경, 위경, 폐경에 속한다.

사용방법

말린 약제5~10g에 물 800ml를 넣고 약한 불에서 반으로 줄 때까지 달여 하루 2~3회로 나누어 마신다.

양춘사인

생약명: 사인

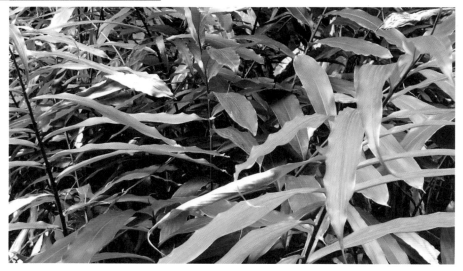

약초의 효능

습을 제거하고 입맛을 돕는다. 기를 잘 통하게 한다. 비장을 따뜻하게 하여 설사를 멎게 한다. 태기를 안정시킨다. 주로 습 과 기가 막혀 있을 때, 복부가 가득차고 팽만 되어 있을 때, 음식이 생각나지 않고, 구역 구토, 복통 설사, 임신 구역, 태동불안 등을 치료한다.

생태와 특징

다년생 직립 초본, 높이 1.5~2m 싹은 선홍색이며 추상이고 줄기는 곧게 서며 잎은 두 줄로 나며 피침형이다. 개화기는 3~5월이고, 결실기는 7~9월이다.

약용부위

성숙과실 혹은 종자.

채취시기

7월 하순부터 8월 초순 과실이 선홍색에서 자홍색으로 변할 때 채취한다.

약초의 성질

맛은 맵고 성질은 따뜻하다. 비경, 위경, 신경에 속한다.

사용방법

말린 약제2~5g에 물 500ml를 넣고 약한 불에서 약간만 달여 하루 2~3회로 나누어 마신다.

백편두

생약명: 편두화

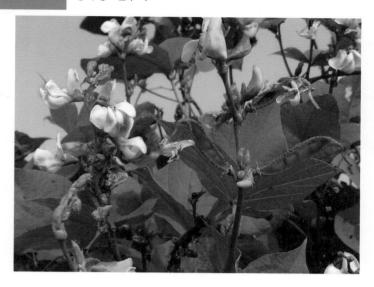

약초의 효능

중서(더위 먹은 것)를 치료하고 습을 없애준다. 비위를 튼튼하게 해준다.
주로 발열, 설사, 이질, 적백대하, 염좌 등을 치료한다.

생태와 특징

일년생 초질 덩굴이며 길이는 6m가 된다. 줄기는 옅은 자주색이다. 개화
기는 6~8월이고 결실기는 9월이다.

약용부위

꽃

채취시기

7~8월에 꽃봉오리를 따서 햇볕에 말리거나 그늘에 말린다.

약초의 성질

맛은 달고 약성은 평하다. 비경, 위경, 대장경에 속한다.

사용방법

말린 약제 5~10g에 물 700ml를 넣고 약한 불에서
반으로 줄 때까지 달여 하루 2~3회로 나누어 마
신다.

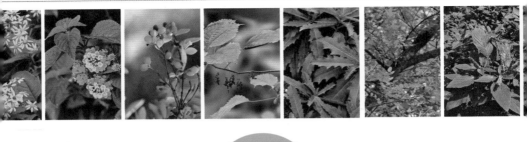

제 6 장

이뇨 작용과, 체내 습을 배설 시키는
약초 약재

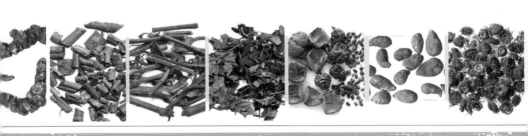

복령

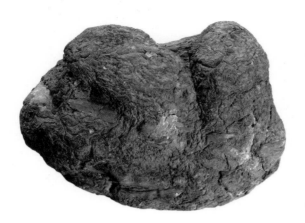

0 1cm

약초의 효능

습을 제거하고, 소변을 잘 보게 한다. 비위를 튼튼하게 한다. 주로 소변을 잘 못 보거나, 수종으로 배가 부르거나, 담음으로 기침하거나, 구토, 비가 허한 설사, 심리불안, 불면증, 건망증 유정 등을 치료한다.

생태와 특징

세균핵이고 공 모양, 알 모양, 타원형 등 불규칙한 모양이다. 껍질이 짙은 갈색이고, 속은 흰색이나 담분홍색이다.

약용부위

세균 핵

채취시기

복령은 소나무를 벌채한 뒤 3~10년이 지난 뒤 뿌리에서 기생하여 성장하는 균핵으로 형체가 일정하지 않다. 표면은 암갈색이고, 내부는 회백색의 육질과립상으로 신선한 냄새가 감돈다.

약초의 성질

맛은 달고 담백하다. 약성은 평하다. 심경, 비경, 폐경, 신경에 속한다.

사용방법

말린 약제 10~15g에 물 800ml를 넣고 약한 불에서 반으로 줄 때까지 달여 하루 2~3회로 나누어 마신다.

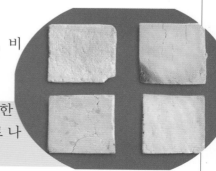

저령

생약명: 저령

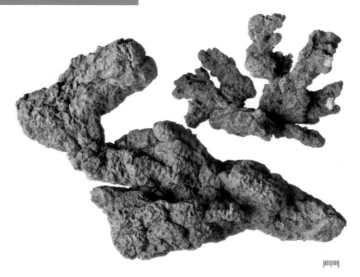

약초의 효능

습을 제거하고 소변을 잘나오게 한다. 주로 소변을 못 볼 때 수종으로 인해 배가 부를 때, 설사 소변이 탁하고 잘나오지 않을 때, 대하 등을 치료한다.

생태와 특징

세균핵의 모양은 규칙적인 것이 아니다. 겉은 자흑색이고 속은 흰색이다. 나무뿌리 옆의 땅이나 썩은 나무에 자란다.

약용부위

세균핵

채취시기

심은 지 4~5년에 수확한다. 검은색으로 된 단단한 것을 캐서 햇볕에 말린다.

약초의 성질

맛은 달고 담백하며. 약성은 평하다. 비경, 신경, 방광경에 속한다.

사용방법

말린 약제 5~10g에 물 800ml를 넣고 약한 불에서 반으로 줄 때까지 달여 하루 2~3회로 나누어 마신다.

보풀

생약명: 택사

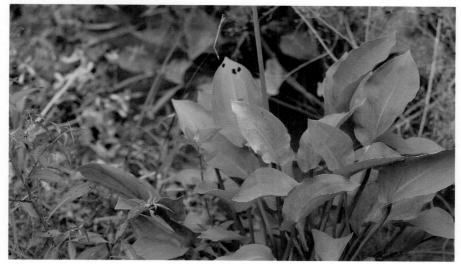

약초의 효능

습을 다스리고, 열을 내려 소변을 잘 보게 한다. 주로 소변 못 보는 것을 치료하고, 열이 있는 임증, 소변 볼 때 통증 등을 치료한다. 수종으로 배가 부른 증세, 설사, 담음으로 인한 어지러움, 유정 등을 치료한다.

생태와 특징

다년생 수생 식물이며 높이는 50~100cm이다. 덩이뿌리이며 껍질은 갈색이다. 개화기는 6~8월이고 결실기는 7~9월이다. 연못에 자란다.

약용부위

덩이뿌리

채취시기

옮겨 심은 그 해의 12월 하순에 대부분 잎이 시들었을 때 수확한다. 덩이뿌리를 캐서 흙과 줄기, 잎 등을 제거하고 중간에 있는 작은 잎을 남고 말린다.

약초의 성질

맛은 달고 담백하다. 차가운 성질이 있다. 간경과 방광경에 속한다.

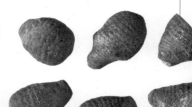

사용방법

말린 약제 5~10g에 물 800ml를 넣고 약한 불에서 반으로 줄 때까지 달여 하루 2~3회로 나누어 마신다.

율무

생약명: 의이인

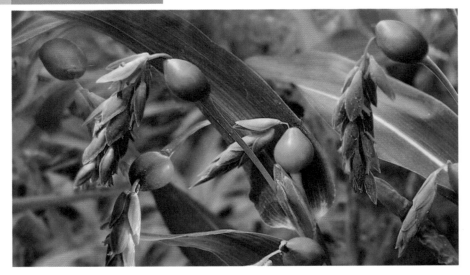

약초의 효능

습을 다스리고 비장을 튼튼하게 한다. 근육을 풀어주어 막힌 것을 풀어준다. 열을 내려주고 농양을 제거한다. 주로 수종, 각기, 소변 막힌 것, 습온병, 설사, 대하, 풍습병, 폐옹, 장옹 물 사마귀 등을 치료한다.

생태와 특징

일 년 혹은 다년생 초본 식물이고 높이는 1~1.5m이다. 잔뿌리는 비교적 굵다. 개화기는 7~9월이고 결실기는 9~10월이다. 집가, 냇가, 습한 산계곡속에 자란다.

약용부위 씨앗

채취시기 9~10월에 줄기와 잎이 시들고 열매가 갈색으로 변하면 수확한다. 줄기와 잎을 제거하고 햇볕에 말리거나 온돌에 말린다. 그 다음에 껍질을 제거하면 된다.

약초의 성질

맛은 달고 담백하다 약간 차가운 성질이 있다. 비경, 위경, 폐경에 속한다.

사용방법

말린 약제 10~30g에 물 800ml를 넣고 약한 불에서 반으로 줄 때까지 달여 하루 2~3회로 나누어 마신다. 비장을 튼튼하게 하는 것은 볶아서 사용한다.

동아

생약명: 동과피

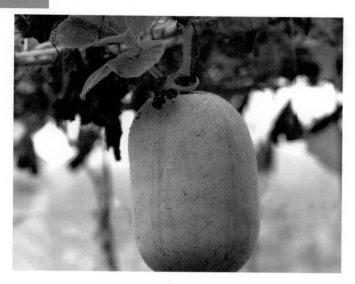

약초의 효능

열을 내려주고 소변을 잘 보게 한다. 부기를 빼준다. 주로 소변이 잘 나오지 않을 때, 설사, 염증 등을 치료한다.

생태와 특징

일년생 만생 식물이다. 줄기에는 황갈색 딱딱한 털이 있다. 잎은 단엽이며 대생엽이다. 개화기는 5~6월이고 결실기는 6~8월이다.

약용부위

껍질

채취시기

동과를 먹을 때 껍질을 제거하고 햇볕에 말린다.

약초의 성질

맛은 달고 약간 차가운 성질이 있다. 폐경, 비경, 소장경에 속한다.

사용방법

말린 약제 10~30g에 물 800ml를 넣고 약한 불에서 반으로 줄 때까지 달여 하루 2~3회로 나누어 마신다.

조통박

생약명: 진호각

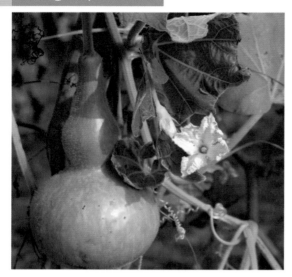

약초의 효능

소변을 잘 다스리고, 수종을 없애준다. 주로 수종과 복수를 치료한다.

생태와 특징

일년생 덩굴 초본 식물이다. 줄기와 가지에는 가볍고 부드러운 털이 있다. 개화기는 7~8월이고 결실기는 8~9월이다.

약용부위

과실

채취시기

늦가을부터 초겨울에 딴다. 씨앗을 제거하여 과실을 부수고 햇볕에 말린다.

약초의 성질

맛은 달고 담백하다. 약성은 평하다.

사용방법

말린 약제 15~30g에 물 800ml를 넣고 약한 불에서 반으로 줄 때까지 달여 하루 2~3회로 나누어 마신다.

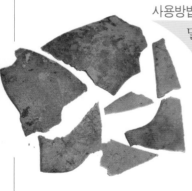

옥수수

생약명: 옥미수

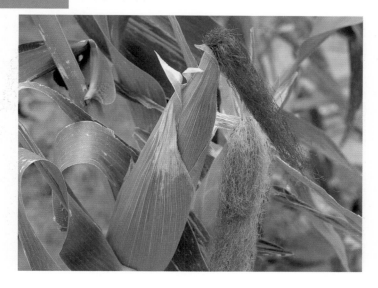

약초의 효능

소변을 잘나오게 하여 부기를 빼준다. 간열을 내려주고 담을 잘 다스린다. 주로 수종, 소변이 잘 나오지 않을 때, 황달, 담낭염, 담결석, 고혈압, 당뇨병, 젖이 잘 나오지 않을 때 등을 치료한다.

생태와 특징

일년생 식물이다. 줄기는 굵고 직립하며 높이는 1~4m이 된다. 개화기와 결실기는 모두 7~9월이다.

약용부위

화주(수염)

채취시기

옥수수가 성숙할 때 화주를 따서 햇볕에 말린다.

약초의 성질

맛은 달고 담백하다. 약성은 평하다. 신경, 위경, 간경, 담경에 속한다.

사용방법

말린 약제 15~30g에 물 800ml를 넣고 약한 불에서 반으로 줄 때까지 달여 하루 2~3회로 나누어 마신다.

붉은팥

생약명: 적소두

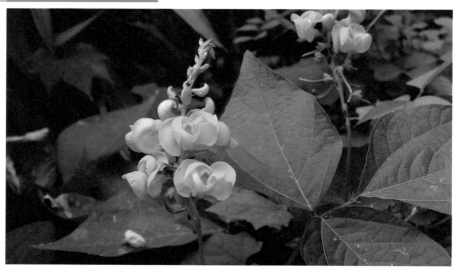

약초의 효능

소변을 잘 보게 하고, 수종을 빼주며 황달을 없애준다. 열을 내려주고 해독작용하며 용종을 없애준다. 주로 수종, 각기, 황달, 임병, 혈변, 종기, 무좀 등을 치료한다.

생태와 특징

일년생 덩굴 초본 식물이다. 줄기는 1.8m이 될 수 있다. 개화기는 5~8월이고 결실기는 8~9월이다.

약용부위

씨앗

채취시기

가을에 팥이 성숙되고 꼬투리가 벌어지기 전 수확한다. 햇볕에 말린 후에 씨앗을 수확하고 이물을 제거하여 다시 햇볕에 말린다.

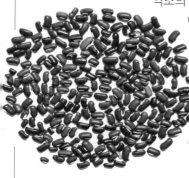

약초의 성질

맛은 달고 시다. 약간 차가운 성질이 있다. 심경, 고장경, 비경에 속한다.

사용방법

말린 약제 10~30g에 물 800ml를 넣고 약한 불에서 반으로 줄 때까지 달여 하루 2~3회로 나누어 마신다.

원추리

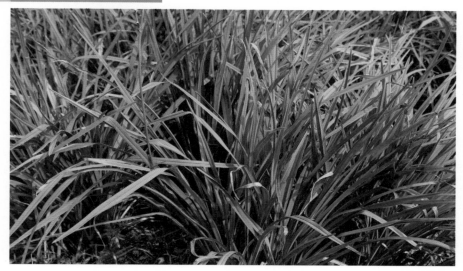

약초의 효능

열을 내려주고 습을 다스린다. 가슴이 답답함을 풀어준다. 피를 차갑게 하고 해독작용이 있다. 주로 붉은 소변, 황달, 가슴이 답답함, 불면증, 치질, 변혈, 용종 등을 치료한다.

생태와 특징

다년생 초본 식물이다. 줄기는 짧고 덩이뿌리는 다육하다. 잎은 막대 모양이다. 개화기와 결실기는 모두 5~9월이다. 산비탈, 산계곡, 황지 등에 자란다.

약용부위

꽃망울

채취시기

5~8월에 꽃이 피려고 할 때 수확하고 찜통에 찐 다음 햇볕에 말린다.

약초의 성질

맛은 달고 차가운 성질이 있다.

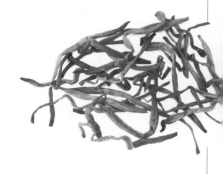

패랭이꽃

생약명: 구맥

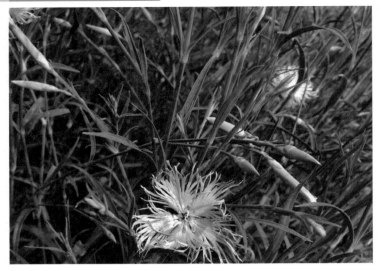

약초의 효능

임증을 제거하여 소변을 잘 보게 한다. 파혈하여 월경하게 한다. 주로 소변이 열성이나 피가 섞여 나오거나, 결석으로 인해 잘못보거나 소변이 나오지 않을 때, 소변시 통증이 있을 때, 월경이 되지 않을 때 등을 치료한다.

생태와 특징

다년생 초본 식물이며 높이는 1m이다. 줄기는 직립하고 털이 없다. 잎은 대생엽이다. 개화기는 8~9월이고 결실기는 9~11월이다. 산비탈, 숲속, 길가 등에 자란다.

약용부위

지상부분

채취시기

여름과 가을에 꽃이 필 때 캐서 이물을 제거하여 건조시킨다.

약초의 성질

맛은 쓰고 차가운 성질이 있다. 심경과 소장경에 속한다.

사용방법

말린 약제 10~15g에 물 700ml를 넣고 약한 불에서 반으로 줄 때까지 달여 하루 2~3회로 나누어 마신다.

패랭이꽃(석죽) 생약명: 구맥

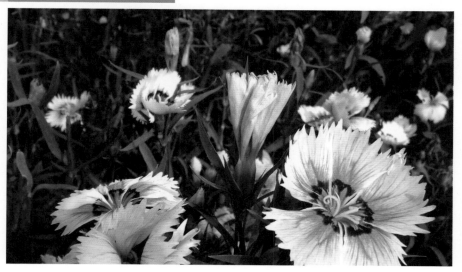

약초의 효능

소변을 잘 보게 한다. 월경을 잘되게 한다. 주로 각종 임증, 소변불통, 소변 볼 때 통증, 폐경 등을 치료한다.

생태와 특징

다년생초본, 높이1m 줄기는 직립하고 털이 없고 마디가 뚜렷하다. 잎은 마주나기 하며 긴 피침 형이며 끝이 뾰족하고 양면에 털이 없다. 개화기는 4~8월이고, 결실기는 5~9월이다.

약용부위

지상부분

채취시기

여름, 가을 개화기와 결실기에 채취하여 말린다.

약초의 성질

맛은 쓰고, 성질은 차갑다. 심경, 소장경에 속한다.

사용방법

말린 약제10~15g에 물 800ml를 넣고 약한 불에서 반으로 줄 때까지 달여 하루 2~3회로 나누어 마신다.

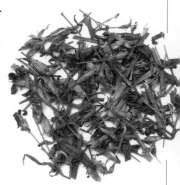

댑싸리

생약명: 지부자

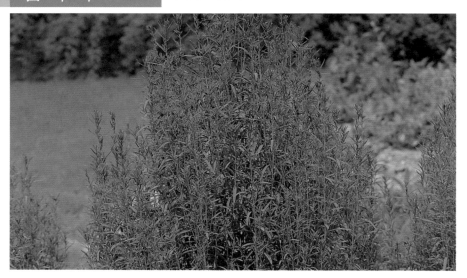

약초의 효능

열을 내려주고 습을 다스린다. 풍을 제거하여 가려움증을 없애준다. 주로 소변을 잘 못 보거나, 혼탁한 소변을 보거나 대하증, 이질, 풍진, 습진, 무좀, 피부 가려움증, 창독 등을 치료한다.

생태와 특징

일년생 초본 식물이며 높이는 50~150이다. 줄기는 직립하며 옅은 녹색이나 옅은 붉은색이다. 개화기는 6~9월이고 결실기는 8~10월이다. 논 기슭, 길가에 자란다.

약용부위

열매

채취시기

가을에 전초를 캐서 햇볕에 말린 다음 열매를 채취한다. 그 다음 이물을 제거하여 보관한다.

약초의 성질

맛은 쓰고 차가운 성질이 있다. 신경과 방광경에 속한다.

사용방법

말린 약제 10~15g에 물 800ml를 넣고 약한 불에서 반으로 줄 때까지 달여 하루 2~3회로 나누어 마신다.

아욱

생약명: 동규자

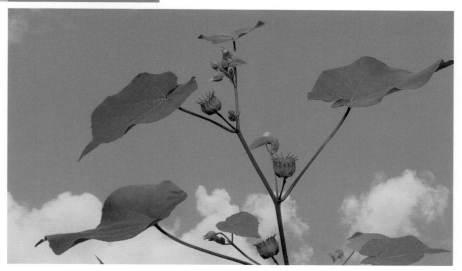

약초의 효능

열을 없애주고 습을 다스린다. 해독과 열리게 하는 작용을 한다. 주로 이질, 중이염 이명이농, 고환염, 화농성 편도체염, 종기, 종독을 치료한다.

생태와 특징

일년생 관목 모양의 초본 식물이고 높이는 1~2m이다. 줄기에 가볍고 부드러운 털이 있다. 잎은 대생엽이다. 개화기는 7~8월이다.

약용부위

씨앗

채취시기 여름에 채취하여 신선하게 사용하거나 햇볕에 말린다.

약초의 성질

맛은 쓰고 약성은 평하다. 대장경, 소장경, 간경, 폐경, 위경, 방광경에 속한다.

사용방법

말린 약제 5~15g에 물 700ml를 넣고 약한 불에서 반으로 줄 때까지 달여 하루 2~3회로 나누어 마신다.

골풀

생약명: 등심초

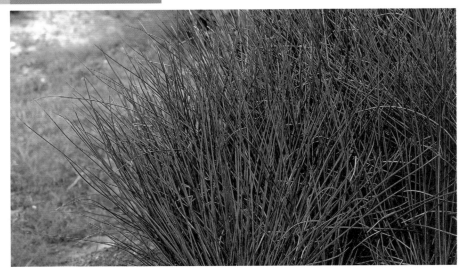

약초의 효능

소병을 잘 보게 하고, 심장의 열을 내려준다. 주로 임질, 수종, 소변을 잘 못 볼 때, 황달, 불면증, 어린아이가 밤에 보채고 울 때, 목구멍이 막히고, 입안염증 등을 치료한다.

생태와 특징

다년생 초본식물이고 높이는 40~100이다. 뿌리는 옆으로 뻗어 잔뿌리는 많다. 줄기는 직립하고 안에는 흰색이다. 개화기는 6~7월이고 결실기는 7~10월이다. 냇가, 논 기슭 등 습한 곳에 자란다.

약용부위

줄기

채취시기

가을에 전초를 캐서 햇볕에 말린다. 혹은 가을에 줄기를 채취하여 속을 빼내어 햇볕에 말린다.

약초의 성질

맛은 달고 담백하다. 약간 차가운 성질이 있다. 심경, 폐경, 소장경, 방광경에 속한다.

사용방법

말린 약제 1~3g에 물 600ml를 넣고 약한 불에서 반으로 줄 때까지 달여 하루 2~3회로 나누어 마신다.

석위

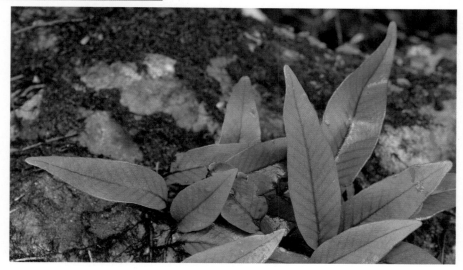

약초의 효능

소변을 잘 보게 한다. 열을 내려주고 지혈작용을 한다. 주로열성, 혈뇨성, 결석성 임증, 소변을 못 볼 때, 소변시 잘 나오지 않고 아플 때, 토혈, 비혈, 뇨혈, 하혈, 폐열성 천식기침 등을 치료한다.

생태와 특징

식물의 높이는 10~30cm이다. 뿌리줄기는 가늘고 옆으로 뻗어있다. 잎자루는 짙은 갈색이다. 숲속의 나무와 냇가의 돌에서 기생한다.

약용부위

잎

채취시기

연중 채취할 수 있다. 줄기와 뿌리를 제거하여 햇볕에 말리거나 그늘에 말린다.

약초의 성질

맛은 달고 쓰다. 차가운 성질이 있다. 폐경과 방광경에 속한다.

사용방법

말린 약제 5~10g에 물 800ml를 넣고 약한 불에서 반으로 줄 때까지 달여 하루 2~3회로 나누어 마신다.

으름덩굴

생약명: 목통

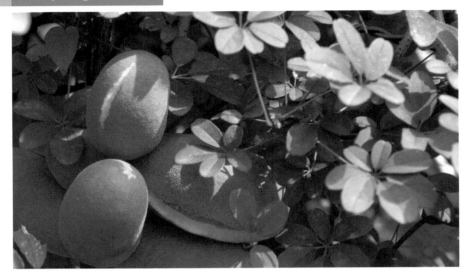

약초의 효능

열을 내려주고 소변을 잘 나오게 한다. 혈과 맥을 잘 통하게 한다. 주로 소변이 붉고 잘 나오지 않고, 수종, 가슴이 열나며 답답한 것, 인후통증, 혀와 입속의 염증, 류머티즘, 젖이 나오지 않을 때, 폐경, 생리통 등을 치료한다.

생태와 특징

낙엽 덩굴 식물이며 길이는 3~15m이다. 털이 없다. 잎은 복엽이다. 작은 줄기는 회녹색이다. 개화기는 4~5월이고 결실기는 8월이다.

약용부위

줄기

채취시기

심은 지 5~6년부터 열매를 맺는다. 가을이나 겨울에 묵은 덩굴을 베서 햇볕에 말리거나 온돌에 말린다.

약초의 성질

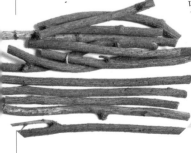

맛은 쓰고 차가운 성질이 있다. 심경, 소장경, 방광경에 속한다.

사용방법

말린 약제 2~5g에 물 800ml를 넣고 약한 불에서 반으로 줄 때까지 달여 하루 2~3회로 나누어 마신다.

삼백초

생약명: 삼백초

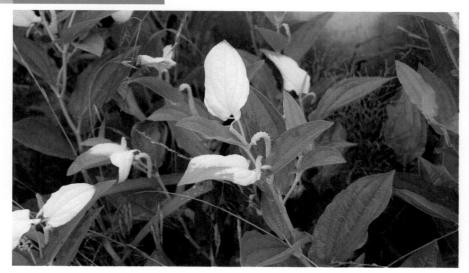

약초의 효능

열을 내려주고, 소변을 잘 보게 한다. 해독하며, 수종을 없애준다. 주로 열성, 혈성 소변 잘 나오지 않을 때, 수종, 각기, 황달, 이질, 대하, 종기, 습진, 뱀 물린데 등을 치료한다.

생태와 특징

다년생 습생 식물이며 높이는 1m이 된다. 지하줄기는 잔뿌리가 있다. 줄기는 직립하고 굵다. 잎은 단생이며 대생엽이다. 개화기는 5~8월이고 결실기는 6~9월이다. 냇가와 연못 옆 물과 가까운 곳에서 자란다.

약용부위

지상부분

채취시기

일년 내내 채취할 수 있으며, 여름과 가을은 가장 좋다. 지상부분을 채취하여 깨끗이 씻어 햇볕에 말린다.

약초의 성질

맛은 달고 맵다. 차가운 성질이 있다. 비경, 신경, 담경, 방광경에 속한다.

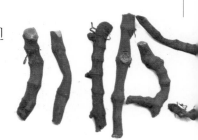

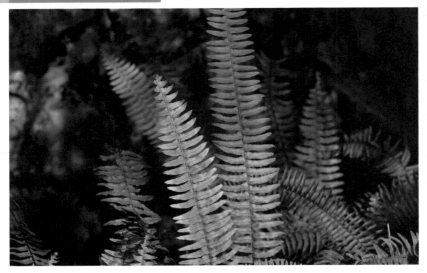

약초의 효능

열을 내려주고 습을 제거한다. 임증을 제거하고 기침을 그치게 한다. 붓기를 내려주고 해독작용을 한다. 주로 감기열, 폐열 기침, 황달, 임증, 소변 볼 때 통증, 설사, 이질, 대하, 유방종기, 외상, 임파 결핵, 무좀, 고환염 등을 치료한다.

생태와 특징

높이70cm, 뿌리줄기는 직립, 직립의 주축을 중심으로 사면으로 자란다. 포복줄기이다. 포복줄기의 짧은 가지위에 원형 육질덩이줄기가 나 있다. 주축과 근경위에 피침 형 비늘 편이 달려 있다.

약용부위

전초

채취시기

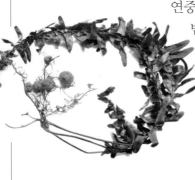

연중 채취하여 비늘 편을 제거하고 깨끗이 씻어 햇볕에 말린다. 또는, 가을 겨울에 잎이나 전초를 채취하여 햇볕에 말린다.

약초의 성질

맛은 달고 담백하며 약간 떫다. 성질은 차갑다. 간경, 신경, 위경, 소장경 에 속한다.

홍배산마간 생약명: 홍배엽

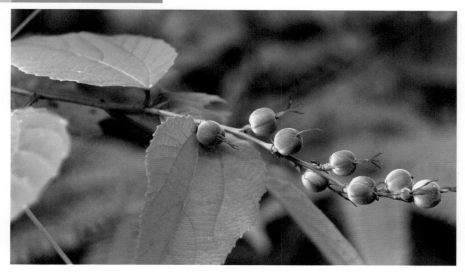

약초의 효능

열을 내려주고, 습을 제거한다. 피를 차갑게 하고 해독 작용을 한다. 살충 작용 과 가려움을 제거한다. 주로 이질, 임증, 혈뇨, 대하, 하혈, 풍진, 습진, 무좀, 치통, 욕창 등을 치료한다.

생태와 특징

관목 또는 소교목 어린 가지에 털이 나 있다. 잎은 어긋난다. 잎자루는 7cm이고 오래되면 자홍색으로 변한다. 잎 모양은 난원형 또는 긴 하트형이고 잎 끝은 뾰족하다. 개화기와 결실기는 3~6월이다.

약용부위

잎

채취시기

봄에서 여름까지 채취한다.

약초의 성질

맛은 달고, 성질은 약간 차갑다. 폐경, 간경, 신경에 속한다.

분꽃

생약명: 자말리

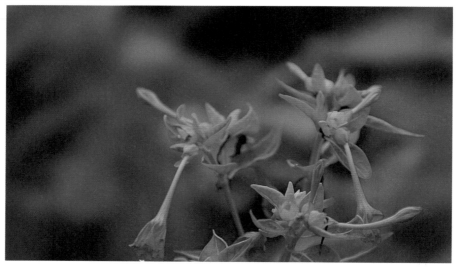

약초의 효능

열을 내려주고 습을 제거한다. 해독과 혈액순행작용이 있다. 주로 열성 임증, 소변이 쌀 뜬 물처럼 탁할 때, 붉거나 흰색의 대하증, 관절의 붓고 아픈 증세, 종기, 유방 종기, 염좌 등을 치료한다.

생태와 특징

일년생 혹은 다년생 초본 식물이고 높이는 50~100cm이다. 뿌리는 굵고 원추형이며 겉에는 황갈색이고 속에는 흰색이다. 줄기는 직립하고 잎은 대생엽이다. 개화기는 7~9월이고 결실기는 9~10월이다.

약용부위

뿌리

채취시기

심은 그 해의 10~11월에 수확한다. 뿌리를 캐서 흙을 제거하고 신선하게 사용한다. 잔뿌리와 거친 껍질을 제거하고 얇게 썰어 바로 햇볕에 말리거나 온돌에 말린다.

약초의 성질

맛은 달고 담백하다. 약간 차가운 성질이 있다.

계엽소향

생약명: 계엽소향

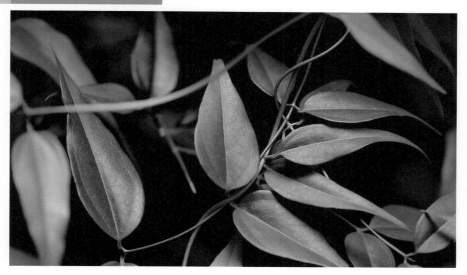

약초의 효능

열을 내려주고, 습을 제거한다. 어혈을 풀어주고, 붓기를 내려준다. 주로 이질, 임증, 수종, 염좌 등을 치료한다.

생태와 특징

상록 덩굴식물, 길이0.5~5m. 가지는 원주형이고, 잎은 마주나며 단엽이다. 개화기는 5월이고, 결실기는 8~12월이다.

약용부위

전초

채취시기

여름, 가을에 채취하여 햇볕에 말린다.

약초의 성질

맛은 쓰고, 성질은 차갑다.

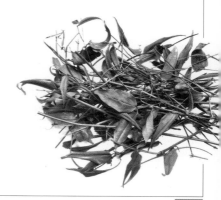

수양버들

생약명: 류지

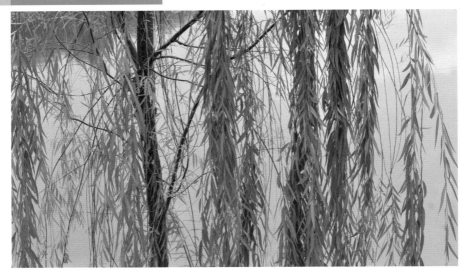

약초의 효능

습과 풍을 제거한다. 해독하고 부기를 빼준다. 주로 류머티즘, 소변이 탁한 것, 황달, 피부가려움증, 종기단독, 치아우식증, 잇몸 부은데 등을 치료한다.

생태와 특징

교목이고 높이는 18m이다. 껍질이 회흑색이다. 가지는 가늘고 늘어진다. 개화기는 3~4월이고 결실기는 4~5월이다.

약용부위

나뭇가지

채취시기

봄에 연한 나뭇가지를 채취하고 신선하게 사용하거나 햇볕에 말린다.

약초의 성질

맛은 쓰고 차가운 성질이 있다. 위경과 간경에 속한다.

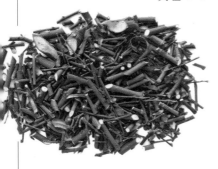

까마중

생약명: 고뉴채, 용계

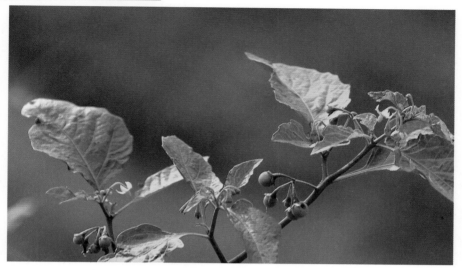

약초의 효능

습기를 제거하고 붓기를 빼준다. 열을 내려주고 해독작용을 한다. 주로 이 질, 열성 임증, 고혈압, 눈충혈, 인후가 붓고 통증이 있을 때, 종기 등을 치료한다.

생태와 특징

일년생 직립 초본 식물이고 높이는 1m이다. 줄기에는 털이 없다. 잎은 대생엽이다. 잎자루는 가늘고 가볍고 부드러운 털이 있다. 시냇가, 숲속 습한 곳에 자란다.

약용부위

전초

채취시기

봄, 여름, 가을에 채취하고 신선하게 사용하거나 햇볕에 말린다.

약초의 성질

맛은 약간 쓰고 차가운 성질이 있다.

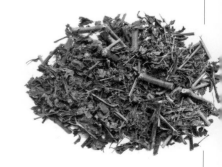

오과금용

생약명: 오과금용

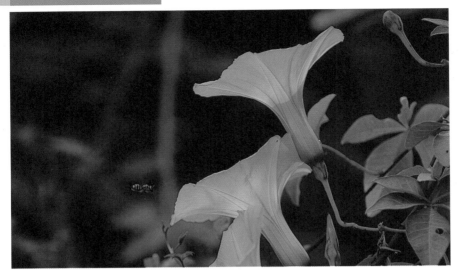

약초의 효능

이뇨작용을 한다. 열을 내려주고, 해독 작용을 한다. 주로 소변이 잘 안 나올 때, 임증, 수종, 기침, 종기 등을 치료한다.

생태와 특징

다년생 덩굴식물이다. 털이 없다. 오래되면 덩이뿌리가 생긴다. 줄기는 가늘고 길며 때로는 줄기에 작은 혹 모양 돌기가 생긴다. 잎은 어긋나며 손 모양 의 5부분으로 깊게 갈라져있다. 개화기와 결실기는 여름~가을이다.

약용부위

잎과 뿌리

채취시기

연중 또는 가을에 채취하여 깨끗이 씻은 후 햇볕에 말린다.

약초의 성질

맛은 달고, 성질은 차갑다.

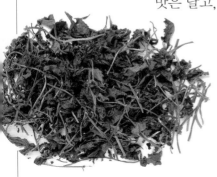

인진쑥

생약명: 인진호

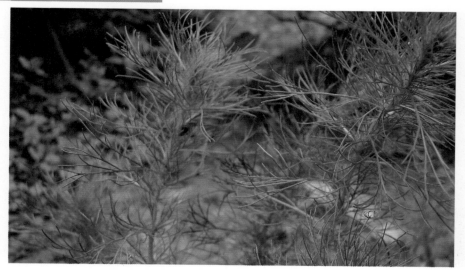

약초의 효능

습열을 내려주고, 황달을 없애준다. 주로 황달과 소변 량이 적은 것, 습창 궤양, 전염성 황달간염 등을 치료한다.

생태와 특징

반관목 다년생 초본 식물이다. 뿌리에는 가지가 있다. 어린 포기에는 회백색 부드러운 털이 있고, 자라면 높이는 45~100cm이 된다. 개화기는 8~9월이고 결실기는 9~10월이다. 습한 모래땅, 길가, 얕은 산비탈에 자란다.

약용부위

지상부분

채취시기

심은 지 2년이 된 3~4월에 바로 연한 가지를 채취한다. 3~4년 연속으로 채취할 수 있다.

약초의 성질

맛은 쓰고 약간 맵다. 약간 차가운 성질이 있다.
비경, 위경, 간경, 담경에 속한다.

사용방법

말린 약제 10~15g에 물 800ml를 넣고 약한 불에서 반으로 줄 때까지 달여 하루 2~3회로 나누어 마신다.

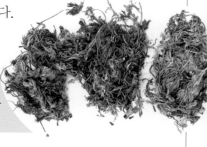

금전초

생약명: 강소금전초

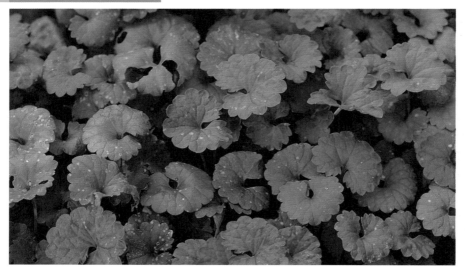

약초의 효능

습열을 제거하고 소변을 잘 나오게 한다. 붓기를 빼주고, 가려움증을 없애준다. 주로 소변시 통증, 황달, 소변 붉은 것, 종기, 독사 물린데, 간담결석, 요로결석, 피부습진 등을 치료한다.

생태와 특징

다년생 초본 식물이다. 연한 부분에는 가볍고 부드러운 털이 있다. 줄기는 옆으로 뻗어 있고 줄기는 위로 올라간다. 잎은 대생엽이다. 개화기는 4~5월이고 결실기는 5~6월이다. 그늘이 있는 습한 곳에 자란다.

약용부위

전초

채취시기

여름과 가을에 채취하고 이물을 제거하여 햇볕에 말린다.

약초의 성질

맛은 달고 짜다. 약간 차가운 성질이 있다. 간경, 담경, 신경, 방광경에 속한다.

사용방법

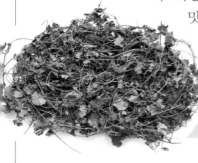

말린 약제 15~30g에 물 800ml를 넣고 약한 불에서 반으로 줄 때까지 달여 하루 2~3회로 나누어 마신다.

광금전초

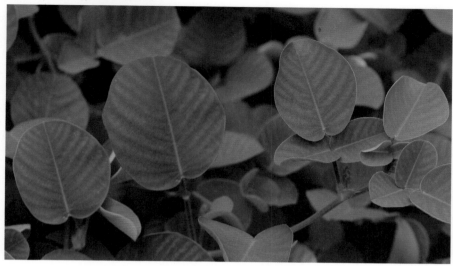

약초의 효능

습, 열을 내려준다. 소변을 잘 나오게 해준다. 붓기를 내려준다. 주로 요로 결석, 소변 볼 때 통증, 황달, 혈뇨, 종기, 독사에 물린데, 간담 결석 등을 치료한다.

생태와 특징

반관목상 초본식물, 가지에 황색의 긴 털이 많이 나 있다. 소엽은 1개 혹은 3개씩이고 잎은 근원 형으로 앞부분은 털이 없고 뒷부분에 금색의 털이 나 있다. 개화기는 6~9월이다.

약용부위

전초

채취시기

여름, 겨울에 채취하여 햇볕에 말린다.

약초의 성질

맛은 달고 짜다. 약간 차가운 성질이다. 간경, 담경, 신경, 방광경에 속한다.

사용방법

말린 약제15~30g에 물 800ml를 넣고 약한 불에서 반으로 줄 때까지 달여 하루 2~3회로 나누어 마신다.

마제금

생약명: 소금전초

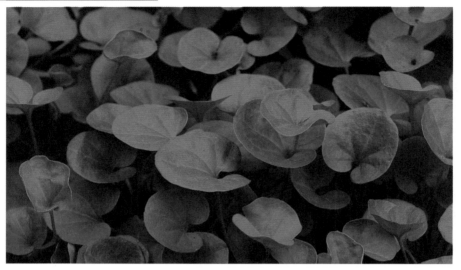

약초의 효능

열을 내려주고, 습을 제거하며, 해독 작용을 한다. 주로 황달, 이질, 소변 색이 쌀뜨물 색일 때, 수종, 종기, 염좌, 독사물린데 등을 치료한다.

생태와 특징

다년생 초본식물, 잎자루는 가늘고 길며 회색의 짧고 부드러운 털이 나 있다. 마디에서 뿌리가 나오며 잎은 단엽이고 어긋나며, 신장모양 또는 원형이다. 개화기는 4월이고, 결실기는 7~8월이다.

약용부위

전초

채취시기

연중 채취하여 깨끗이 정리하여 햇볕에 말린다.

약초의 성질

맛은 쓰고 맵다. 성질은 약간 차갑다. 폐경, 간경 에 속한다.

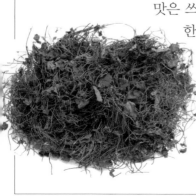

사용방법

말린 약제15~30g에 물 800ml를 넣고 약한 불에서 반으로 줄 때까지 달여 하루 2~3회로 나누어 마신다.

피막이풀

생약명: 천호유

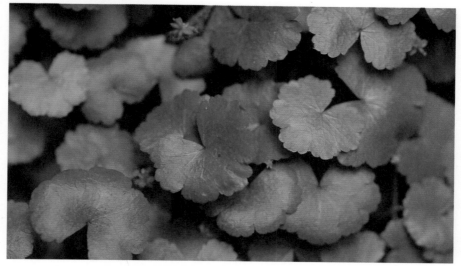

약초의 효능

열을 내려주고 습을 제거해준다. 해독하며 붓기를 제거한다. 주로 이질, 수종, 목 부운데 종기, 대상포진, 염좌 등을 치료한다.

생태와 특징

다년생 초본 식물이고 특이한 냄새가 있다. 줄기는 가늘고 옆으로 뻗어 있다. 잎은 대생엽이다. 개화기와 결실기는 모두 4~9월이다. 습한 길가, 숲속 등에 자란다.

약용부위

전초

채취시기

여름과 가을에 전초를 채취하고 깨끗이 씻어 신선하게 사용하거나 햇볕에 말린다.

약초의 성질

맛은 맵고 약간 쓰다. 차가운 성질이 있다.

사용방법

말린 약제~g에 물 800ml를 넣고 약한 불에서 반으로 줄 때까지 달여 하루 2~3회로 나누어 마신다.

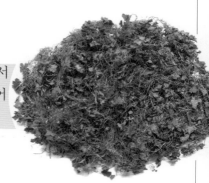

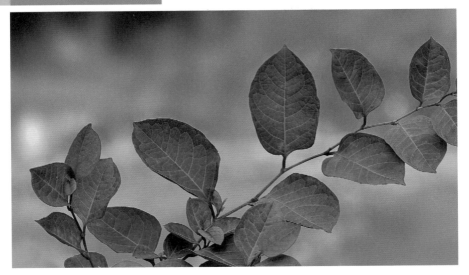

약초의 효능

풍과 습을 제거한다. 어혈을 풀어주고 통증을 없앤다. 기침을 멎게 하고 담을 없앤다. 주로 관절통, 황달, 폐경, 화상, 염좌, 종기, 기침 가래 등을 치료한다.

생태와 특징

다년생 관목 모양의 초본 식물이고 높이는 1m이상 된다. 뿌리줄기가 지하에 옆으로 뻗어 있으며 황갈색이다. 줄기는 직립이고 털이 없다. 잎은 대생엽이고 잎자루는 짧다.

약용부위

뿌리와 줄기

채취시기

봄과 가을에 캐서 잔뿌리를 제거하여 깨끗이 씻어 짧게 썰어 햇볕에 말린다.

약초의 성질

맛은 약간 쓰고 차가운 성질이 있다. 간경, 담경, 폐경에 속한다.

사용방법

말린 약제 10~30g에 물 800ml를 넣고 약한 불에서 반으로 줄 때까지 달여 하루 2~3회로 나누어 마신다.

돈나물

생약명: 수분초

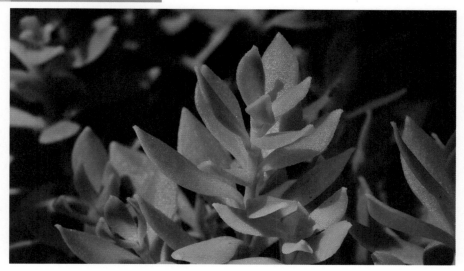

약초의 효능

습열을 제거하고 해독작용을 한다. 주로 황달, 소변이 잘나오지 않을 때, 종기 급만성간염 등을 치료한다.

생태와 특징

다년생 다육질 초본 식물이고 털이 없다. 잎은 세 개씩 돌려나기한다. 개화기는 5~7월이고 결실기는 7~8월이다. 양지 산비탈, 길가의 습한 곳에 자란다.

약용부위

전초

채취시기

여름과 가을에 캘 수 있다. 캐서 이물을 제거하여 신선하게 사용하거나 건조시킨다.

약초의 성질

맛은 달고 담백하며 성질은 차갑다. 간경, 담경, 소장경에 속한다.

사용방법

말린 약제 1~30g에 물 800ml를 넣고 약한 불에서 반으로 줄 때까지 달여 하루 2~3회로 나누어 마신다. (생것은 50~100g).

계황초

생약명: 계황초

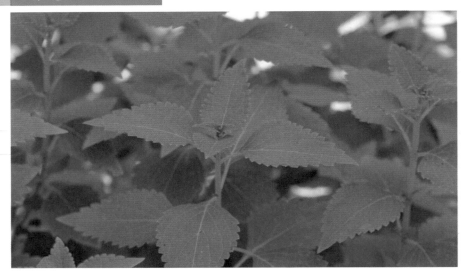

약초의 효능

열을 내려주고 해독작용을 한다. 습열과 황달을 제거한다. 어혈을 풀고 붓기를 내려준다. 주로 황달, 담낭염, 설사, 이질, 부스럼, 염좌 통증 등을 치료한다.

생태와 특징

다년생초본 식물. 높이1.5~2m. 근경에 아래를 향한 수염뿌리가 많이 나있다. 줄기는 사각형이고, 자색이 있으며 부드러운 털이 나있고 윗부분은 가지가 많다. 잎은 마주나며, 난형이고, 가장자리는 톱니이다. 개화기와, 결실기는8~10월이다.

약용부위

전초

채취시기

연중 2~3회 채취하며 햇볕에 말린다.

약초의 성질

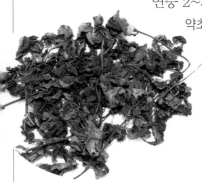

맛은 쓰고 성질은 차갑다. 간경, 담경, 대장경에 속한다.

애기고추나물

생약명: 지이초

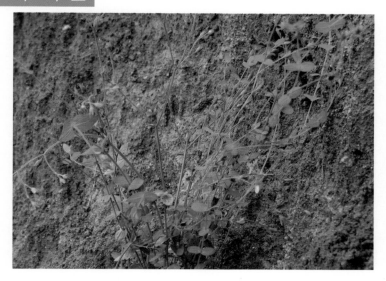

약초의 효능

열을 내려주고 습을 다스린다. 해독작용을 한다. 어혈을 제거하고 붓기를 내리게 한다. 통증을 없앤다. 주로 황달, 설사, 이질, 장, 폐용종, 구내염, 충혈하고 붓고 아픈 눈, 독사 물린데, 염좌 등을 치료한다.

생태와 특징

일년생 작은 초본 식물이며 높이는 10~40cm이다. 식물에는 털이 없고 잔뿌리가 있다. 줄기는 무성하며 직립한다. 잎은 대생엽이다. 개화기는 여름이고 결실기는 가을이다. 습한 들에 자란다.

약용부위

전초

채취시기

봄과 여름에 꽃이 필 때 전초를 캐서 햇볕에 말리거나 신선하게 사용한다. 성질맛은 달고 약간 쓰다. 차가운 성질이 있다. 간경, 담경, 대장경에 속한다.

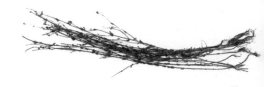

질경이

생약명: 차전자

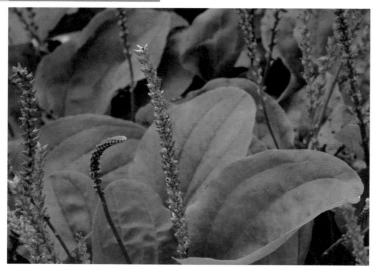

약초의 효능

열을 내려주고 이뇨작용 한다. 습을 제거하고 소변을 잘 보게 한다. 눈을 맑게 한다. 주로 수종 복수, 소변이 잘 나오지 않고 통증이 있을 때, 더위 설사, 눈이 충혈 되고 붓고 아프고, 가래 기침을 치료한다.

생태와 특징

다년생 초본 식물이고 줄기와 꽃의 줄기의 높이는 50cm이다. 잔뿌리가 있다. 개화기는 6~9월이고 결실기는 10월이다. 들, 길가, 시냇가의 습지에 자란다.

약용부위

씨앗

채취시기

여름과 가을에 씨앗이 성숙할 때 이삭을 채취하여 햇볕에 말린다. 씨앗을 채취하고 이물을 제거한다.

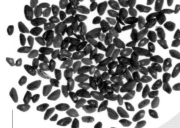

약초의 성질

맛은 달고 약간 차가운 성질이 있다. 간경, 신경, 폐경, 소장경에 속한다.

사용방법

말린 약제 5~10g에 물 800ml를 넣고 약한 불에서 반으로 줄 때까지 달여 하루 2~3회로 나누어 마신다.

현맥향다채

생약명: 남화시호

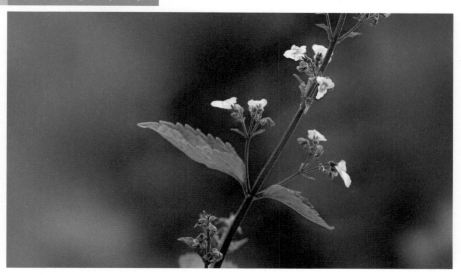

약초의 효능

습을 제거하여 위를 편안하게 한다. 부스럼을 해독 한다. 주로 급성간염, 소화불량, 종기가 곪은 것, 습진, 피부가려움, 화상, 독사물린데 등을 치료 한다.

생태와 특징

다년생 초본 식물. 높이 1m, 줄기에 부드러운 털이 많이 있다. 잎은 마주 나며 잎자루에 털이나 있다. 잎은 좁은 피침 형이며 앞면 맥상에 털이 나있 고 뒷면에는 털이 없다. 개화기는 7~10월이고 결실기는 8~11월이다.

약용부위

전초

채취시기

7~9월에 채취하여 썰어 햇볕에 말린다.

약초의 성질

맛은 약간 맵고 쓰다. 성질은차다.

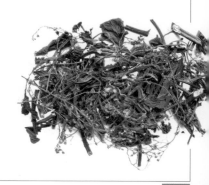

여우구슬

생약명: 엽하주

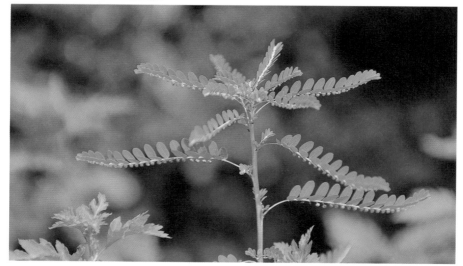

약초의 효능

열을 내려주고 해독작용과 붓기를 내려주고, 눈을 맑게 하고, 주로 이질, 설사, 황달, 수종, 임증, 눈충혈, 야맹증, 용종, 독사 물린 것을 치료한다.

생태와 특징

일년생 초본 식물이고 높이는 10~60cm이다. 줄기는 직립하고 잎은 대생엽이다. 개화기와 결실기는 모두 5~11월이다. 산비탈, 길가, 들에 자란다.

약용부위

전초

채취시기

여름과 가을에 채취하고 이물을 제거한다. 신선하게 사용하거나 햇볕에 말린다.

약초의 성질

맛은 약간 쓰고 차가운 성질이 있다. 간경, 비경, 신경에 속한다.

황우목

생약명: 황우차

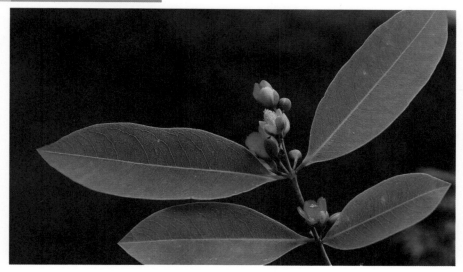

약초의 효능

열을 내려주고, 해독작용을 한다. 습을 제거하고 막힌 것을 풀어 준다. 어혈을 풀어주고 붓기를 빼준다. 주로 감기, 더위 먹은데, 설사, 황달, 염좌, 종기 등을 치료한다.

생태와 특징

관목 또는 소교목, 높이2~10m. 나무줄기 아래 가시가 나 있다. 가지는 마주나며, 어린 가지는 납작하고, 털이 없으며 담홍색이다. 잎은 단엽으로 마주나며 장원형이고 앞뒷면 모두 털이 없으며, 앞면은 녹색, 뒷면은 흰 녹색이다. 개화기와 결실기는5~11월이다.

약용부위

잎. 뿌리. 나무껍질.

채취시기

연중 채취 가능하며 깨끗이 정선하여 햇볕에 말린다.

약초의 성질

맛은 달고 약간 쓰다. 성질은 약간 차갑다. 폐경, 위경, 대장경에 속한다.

조장초

생약명: 조장초

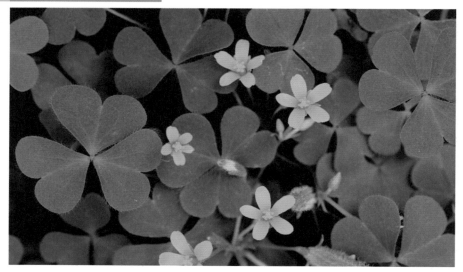

약초의 효능

열을 내려주고, 습을 제거한다. 피를 차갑게 해주고 어혈을 풀어준다. 해독작용하며 붓기를 빼준다. 주로 설사, 이질, 황달, 임증, 대하, 토혈, 비 출혈, 혈뇨, 월경불순, 염좌, 인후통증, 종기, 단독, 습진, 무좀, 치질, 마진, 화상, 뱀이나 벌레 물린데 등을 치료한다.

생태와 특징

다년생 초본 식물. 근경은 가늘고 길다. 항상 녹색이며, 땅에 도복되거나 비스듬히 서 있다. 다분지 하며 털이 나 있다. 잎은 소엽 3장이며 하트 모양이고, 잎 선단이 오목하게 들어갔다. 개화기는 5~8월이고, 결실기는 6~9월이다.

약용부위

전초

채취시기

연중 채취 가능하나 여름, 가을이 가장 좋다. 햇볕에 말린다.

약초의 성질

맛은 시고, 성질은 차갑다. 간경, 폐경, 방광경에 속한다.

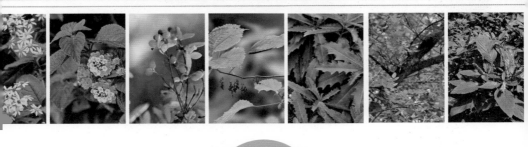

제 7 장

체내의 한기를 풀어주어 몸을
따뜻하게 해주는 약초 약재

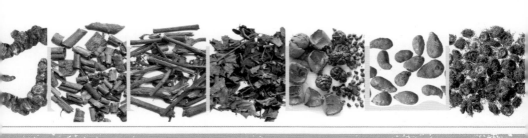

오수유

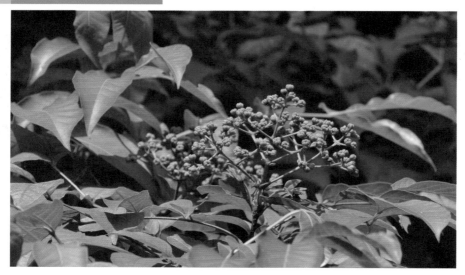

약초의 효능

한기를 풀어주어 통증을 제거한다. 기를 강하시켜 구역을 멈추게 한다. 양기를 도와 설사를 멎게 한다. 주로 두정부 두통, 복통, 한습각기, 구토와 위산과다. 새벽설사, 구강염, 고혈압 등을 치료한다.

생태와 특징

상록 관목 혹은 작은 교목이며 높이는 3~10cm이다. 껍질은 청회갈색이고, 어린 가지는 자주갈색이다. 개화기는 6~8월이고 결실기는 9~10월이다.

약용부위

열매

채취시기

열매가 벌어지기 전 열매 맺은 가지를 잘라 햇볕에 말리거나 저온에 건조시킨다. 가지, 잎, 과실 가지 등 이물을 제거한다.

약초의 성질

맛은 맵고 쓰다. 뜨거운 성질이 있다. 약간 독이 있다. 간경, 비경, 위경, 신경에 속한다.

사용방법

말린 약제 1.5~5g에 물 700ml를 넣고 약한 불에서 반으로 줄 때까지 달여 하루 2~3회로 나누어 마신다.

초피나무

생약명: 화초

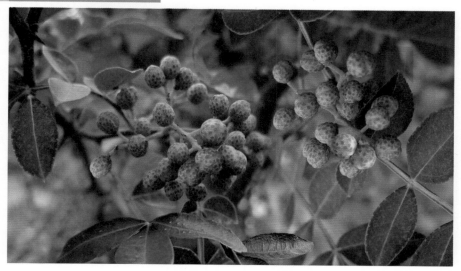

약초의 효능

배속을 따뜻하게 하여 통증을 제거한다. 습을 제거하여 설사를 멎게 한다. 살충과 가려움을 멎게 한다. 주로 비위가 허하고 차가운 통증, 회충으로 인한 복통, 구토와 설사, 폐가 차가워하는 기침, 우식성 치통, 음부의 가려움과 대하증, 습진, 피부 가려움증 등을 치료한다.

생태와 특징

낙엽 관목 혹은 작은 교목이고 높이는 3~7m이다. 향기가 있고 가볍고 부드러운 털이 있다. 줄기에 가시가 있다. 개화기는 4~6월이고 결실기는 9~10월이다. 햇빛이 잘 드는 따뜻하고 비옥한 곳에 자란다.

약용부위 열매껍질

채취시기

과실이 성속하면 맑은 날씨에 과실 이삭을 채취한다. 말린 다음에 열매가 갈라질 때 껍질과 씨앗이 갈라진 후에 햇볕에 말린다.

약초의 성질

맛은 맵고, 성질은 따뜻하고, 약간 독이 있다. 비경, 위경, 신경에 속한다.

사용방법

말린 약제 2~5g에 물 800ml를 넣고 약한 불에서 반으로 줄 때까지 달여 하루 2~3회로 나누어 마신다.

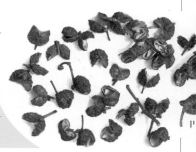

회향

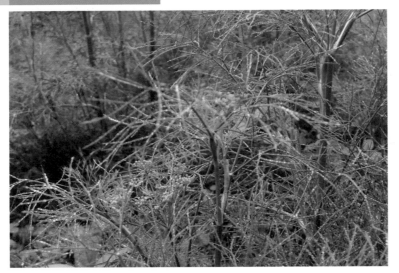

약초의 효능

한기를 풀어 통증을 없앤다. 기를 다스려 위를 편안하게 한다. 주로 한기성 복통, 고환이 내려앉은 것, 생리통 등을 치료한다.

생태와 특징

다년생 초본 식물이고 높이는 0.4~2m이다. 강렬한 향기가 있다. 줄기는 직립하며 털이 없고 회녹색이다. 개화기는 여름이고 결실기는 가을이다.

약용부위

열매

채취시기

가을에 열매가 성숙할 때 채취하고 햇볕에 말린다. 열매를 채취하고 이물을 제거한다.

약초의 성질

맛은 맵고 따뜻한 성질이 있다. 간경, 신경, 비경, 위경에 속한다.

사용방법

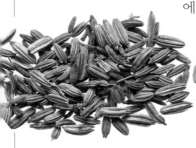

말린 약제 3~6g에 물 800ml를 넣고 약한 불에서 반으로 줄 때까지 달여 하루 2~3회로 나누어 마신다.

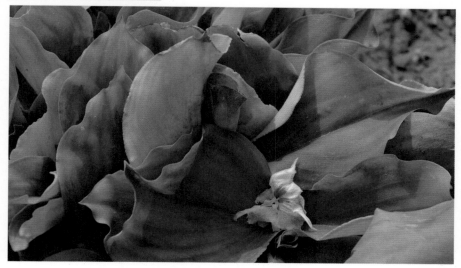

약초의 효능

기를 잘 흐르게 하고 배속을 따뜻하게 한다. 음식을 소화시킨다. 진통 작용을 한다. 주로 흉부가 가득 찬 팽만감, 복부가 냉한 통증, 소화불량 등을 치료한다.

생태와 특징

다년생 초본 식물. 근경은덩이뿌리로 한 개 또는 여러 개가 붙어있다. 녹백색이고 향기가 있다. 잎은 2~4개이고 첩지생장하며 근원형 또는 난형이다. 개화기는 8~9월이다.

약용부위

근경

채취시기

겨울에 채취하여 깨끗이 씻은 다음 얇게 썰어 햇볕에 말린다.

약초의 성질

맛은 맵고, 성질은 따뜻하다. 위경에 속한다.

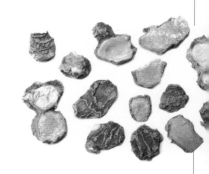

목서나무

생약명: 계화

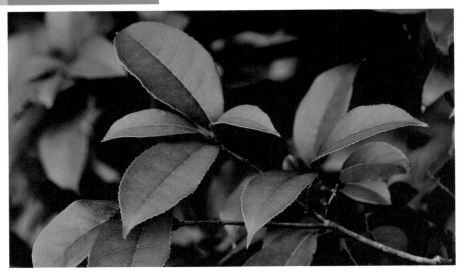

약초의 효능

페를 따뜻하게 하여 수음을 다스린다. 한기를 없애 통증을 제거한다. 주로 담음 기침, 복부가 차가운 복통, 이질성혈변, 생리통과 폐경, 치통구취 등을 치료한다.

생태와 특징

상록 교목 혹은 관목이고 높이는 18m 까지 자란다. 껍질이 회갈색이고 작은 가지는 황갈색이며 털이 없다. 잎은 대생엽이다. 개화기는 9~10월이고 결실기는 다음 해 3월이다.

약용부위

꽃

채취시기

9~10월에 꽃이 필 때 채취하고 이물을 제거한다. 그 다음에 그늘에 말린 후에 밀봉하여 보관한다.

약초의 성질

맛은 맵고 따뜻한 성질이 있다. 폐경, 비경, 신경에 속한다.

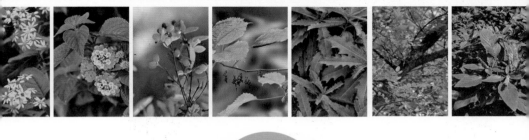

제 8 장

기의 흐름을 잘 다스려 주는 약초
약재

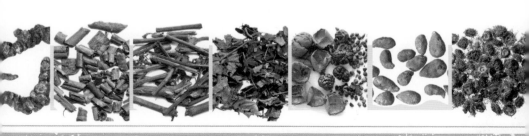

생약명: 진피

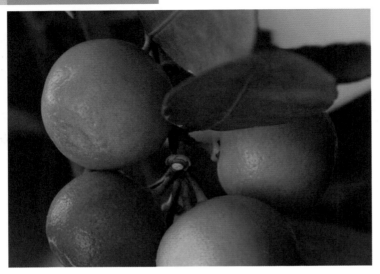

약초의 효능

기를 통하게 하고, 비장을 튼튼하게 해준다. 습을 제거하고 담을 없애준다. 주로 가슴과 윗배부름, 식사량이 적고, 토하고 설사하는 증상, 기침, 가래 등을 치료한다.

생태와 특징

상록 작은 교목 혹은 관목이고 높이는 3~4m이다. 가지는 가늘고 가시가 많다. 잎은 대생엽이다. 개화기는 3~4월이고 결실기는 10~12월이다. 구릉, 낮은 산, 냇가 등에 자란다.

약용부위

과일 껍질

채취시기

성숙한 과실을 따고 껍질을 까서 햇볕에 말리거나 저온 건조시킨다.

약초의 성질

맛은 쓰고 맵다. 따뜻한 성질이 있다. 폐경과 비경에 속한다.

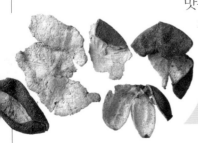

사용방법

말린 약제 3~10g에 물 800ml를 넣고 약한 불에서 반으로 줄 때까지 달여 하루 2~3회로 나누어 마신다.

탱자

생약명: 지실

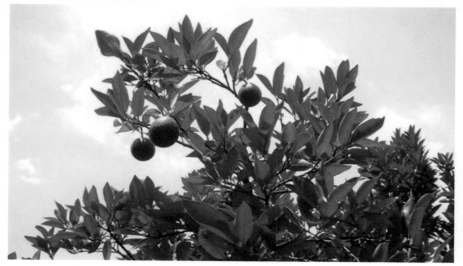

약초의 효능

쌓여 있는 것을 풀어준다. 담을 풀어주고 막힌 것을 뚫어준다. 주로 소화기에 적체되고 멈춰있는 것, 속이 더부룩한 통증, 변비, 이질성 설사, 가슴이 뭉쳐 있고 막혀 있는 것과 같은 증상, 위하수, 자궁하수, 항문탈장 등을 치료한다.

생태와 특징

상록 작은 교목이고 가지는 삼각형이고 긴 가시가 있다. 잎은 대생엽이다. 개화기는 4~5월이고 결실기는 6~11월이다.

약용부위 어린 열매

채취시기

씨로 심으면 심은 지 8~10년 후에 열매를 맺고, 접붙이면 4~5년 후에 열매를 맺는다. 5~6월에 어린 열매를 채취한다. 반으로 쪼개고 햇볕에 말린다.

약초의 성질

맛은 쓰고 맵다. 약간 차가운 성질이 있다. 비경, 위경, 대장경에 속한다.

사용방법

말린 약제 3~10g에 물 800ml를 넣고 약한 불에서 반으로 줄 때까지 달여 하루 2~3회로 나누어 마신다.

향부자

생약명: 향부

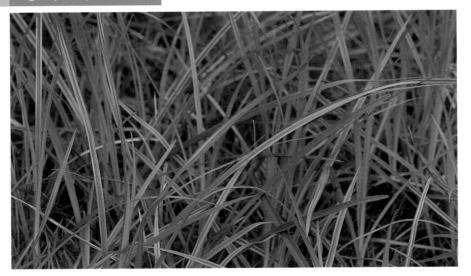

약초의 효능

막힌 기를 잘 통하게 하고, 생리를 조절하여 통증을 없앤다. 주로 간기가 울체된 것, 가슴, 옆구리 위, 복부통증, 소화불량, 가슴 답답함, 유방 통, 월경불순, 폐경통경 등을 치료한다.

생태와 특징

다년생 초본 식물이고 높이는 15~95cm이다. 줄기는 직립하고 삼각형이다. 뿌리 모양의 줄기는 옆으로 뻗는다. 개화기는 5~8월이고 결실기는 7~11월이다.

약용부위

뿌리

채취시기

가을에 채취하고 수염뿌리를 제거하여 끓는 물에 조금 삶거나 혹은 찜통에 찐 다음에 햇볕에 말린다.

약초의 성질

맛은 맵고 약간 쓰고 달다. 약성이 평하다. 간경과 비경에 속한다.

사용방법

말린 약제 5~10g에 물 800ml를 넣고 약한 불에서 반으로 줄 때까지 달여 하루 2~3회로 나누어 마신다.

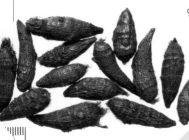

감

생약명: 시체

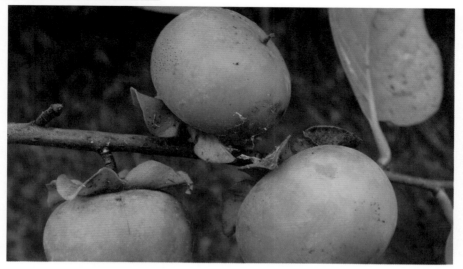

약초의 효능

너무 오른 기를 내려준다 주로 딸꾹질을 치료한다.

생태와 특징

낙엽 대 교목이고 높이는 14m이다. 나무껍질은 짙은 회색 혹은 회흑색이다. 잎은 대생엽이다. 개화기는 5월이고 결실기는 9~10월이다.

약용부위

꽃받침

채취시기

열매가 성숙할 때 채취하고 먹을 때 수집한다. 깨끗이 씻어 햇볕에 말린다.

약초의 성질

맛은 쓰고 떫다. 약성은 평하다. 위경에 속한다.

사용방법

말린 약제 5~10g에 물 800ml를 넣고 약한 불에서 반으로 줄 때까지 달여 하루 2~3회로 나누어 마신다.

쥐방울덩굴

생약명: 청목향

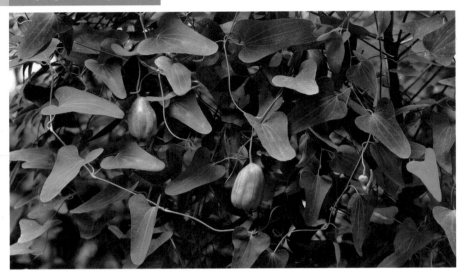

약초의 효능

기를 통하게 하고 통증을 없앤다. 해독하고 부종을 없앤다. 간을 풀어준다. 주로가슴 옆구리 복부통증, 이질성 복통, 장염, 기침 가래, 종기, 습진, 고혈압 등을 치료한다.

생태와 특징

덩굴식물이다. 잎자루는 연하고 잎은 하트 모양으로 되어 있다. 개화기는 5~7월이고 결실기는 8~11월이다.

약용부위

뿌리

채취시기

10~11월에 줄기와 잎이 시들면 뿌리를 캐서 잔뿌리와 흙을 제거하여 햇볕에 말린다.

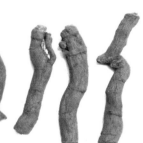

약초의 성질

맛은 맵고 쓰다. 차가운 성질이 있다. 폐경, 위경, 간경에 속한다.

사용방법

말린 약제 3~6g에 물 800ml를 넣고 약한 불에서 반으로 줄 때까지 달여 하루 2~3회로 나누어 마신다.

작두콩

생약명: 도두

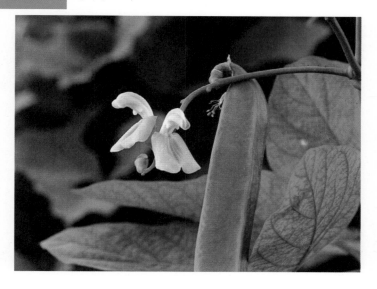

약초의 효능

속을 따뜻하게 하고 기를 내려준다. 주로 허하고 한증 구역, 구토를 치료한다.

생태와 특징

일년생 덩굴 식물이고 길이는 3m이다. 줄기에는 털이 없고 잎은 복엽이다. 개화기는 6~7월이고 결실기는 8~11월이다.

약용부위

씨앗

채취시기

가을에 성숙한 열매를 따서 씨앗을 채취하여 햇볕에 말린다.

약초의 성질

맛은 달고 따뜻한 성질이 있다. 위경과 신경에 속한다.

사용방법

말린 약제 5~10g에 물 800ml를 넣고 약한 불에서 반으로 줄 때까지 달여 하루 2~3회로 나누어 마신다.

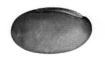

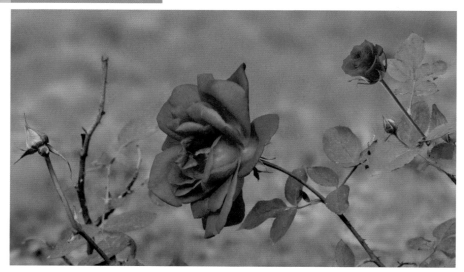

약초의 효능

기를 돌게하여 울체된 것을 풀어준다. 혈액을 조화롭게 하고 진통 작용한다. 주로 간이나 위 통증, 소식과 구역, 생리불순, 염좌 등을 치료한다.

생태와 특징

직립 관목식물이고 높이는 약 2m이다. 가지는 굵고 가시가 있다. 잎은 우상복엽이다. 개화기는 5~6월이고 결실기는 8~9월이다.

약용부위

꽃망울

채취시기

봄 말부터 초여름에 꽃이 피려고 할 때 따서 저온에 건조시킨다.

약초의 성질

맛은 달고 약간 쓰다. 따뜻한 성질이 있다. 간경과 비경에 속한다.

사용방법

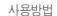

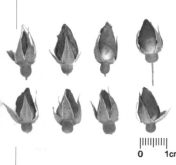

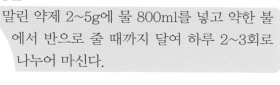

말린 약제 2~5g에 물 800ml를 넣고 약한 불에서 반으로 줄 때까지 달여 하루 2~3회로 나누어 마신다.

0　　1cm

소철협

생약명: 소철협

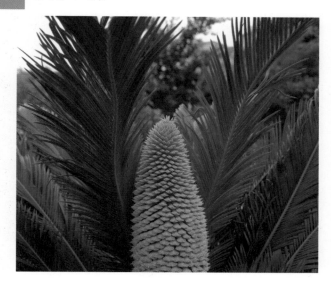

약초의 효능

기를 다스려 통증을 제거한다. 어혈을 풀고 지혈작용을 한다. 붓기를 내려주고 해독작용을 한다. 주로 간장 위장의 기가 막혀오는 동통, 폐경, 토혈, 변혈, 이질, 종기, 외상출혈, 염좌 등을 치료한다.

생태와 특징

상록 목본 식물이고 높이는 1~4m이다. 8m이 되는 것도 있다. 잎은 우상엽이고 기부에 가시가 있다. 잎은 선상 피침형이다. 개화기는 6~7월이고 씨앗은 10월에 성숙한다.

약용부위

잎

채취시기

연중 채취할 수 있다. 신선하게 사용하거나 햇볕에 말린다.

약초의 성질

맛은 달고 담백하다. 약성은 평하고 약간 독이 있다. 간경과 위경에 속한다.

금귤

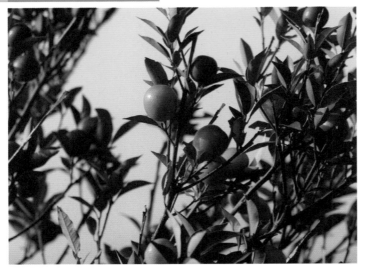

생약명: 금귤

약초의 효능

기를 통하게 하고 울체된 것을 풀어준다. 소화를 돕고 담을 녹여준다. 숙취를 제거한다. 주로 가슴 답답함, 복부팽만, 식체, 입맛 없음, 가래 기침, 음주 갈증 등을 치료한다.

생태와 특징

상록관목 혹은 작은 교목이며 높이는 3m이다. 가지는 밀생이며 일반적으로 가시가 없다. 잎은 단엽이고 대생엽이다. 개화기는 6월이고 결실기는 12월이다.

약용부위

열매

채취시기

여러 무리로 나누어 성숙한 열매를 딴다.

약초의 성질

맛은 맵고 달다. 따뜻한 성질이 있다. 간경, 비경, 위경에 속한다.

0   1cm

후박

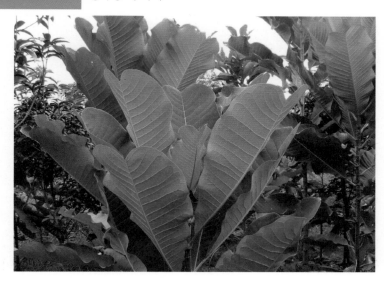

약초의 효능

비장 위장 기를 잘 통하게 한다. 울체된 것을 풀어주고 습을 제거한다. 주로 간이나 위의 막힌 것, 가슴 윗배의 더부룩함, 식욕부진, 감기 기침 등을 치료한다.

생태와 특징

후박과 같음

약용부위

꽃망울

채취시기

봄 말과 초여름에 꽃망울을 따서 햇볕에 말린다.

약초의 성질

맛은 맵고 약간 쓰다. 따뜻한 성질이 있다. 비경, 위경, 폐경에 속한다.

사용방법

말린 약제 3~5g에 물 600ml를 넣고 약한 불에서 반으로 줄 때까지 달여 하루 2~3회로 나누어 마신다.

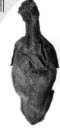
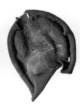

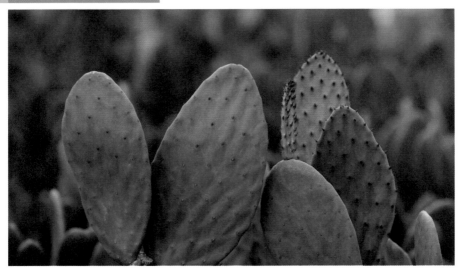

약초의 효능

줄기는 해열 · 행기(行氣) · 건위(健胃) · 진해(鎭咳) · 활혈(活血) · 소종(消腫)의 효능이 있어 한방에서는 약재로 이용한다. 약성은 한(寒)하고 고(苦)한 것으로 알려져 있으며, 주로 위심기통(胃心氣痛), 위나 십이지장의 궤양, 해수 · 폐기종 · 인후염 · 유선염 · 유행성시선염 · 옹종(癰腫) 등의 치료제로 쓰인다.

생태와 특징

다년생 육질 식물이고 높이는 0.5~3m이다. 줄기 아랫부분은 약간 목질이며 둥근 모양이다. 윗부분은 가지가 있으며 마디가 많다. 마디는 편평하고 작은 집이 있다. 집에서 가시가 많다. 개화기는 5~6월이다. 바닷가 모래사장, 양지의 산비탈에 자란다.

약용부위

뿌리와 줄기

채취시기

심지 1년 후에 바로 채취할 수 있다.

약초의 성질

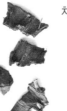

맛은 쓰고 차가운 성질이 있다. 위경, 폐경, 대장경에 속한다.

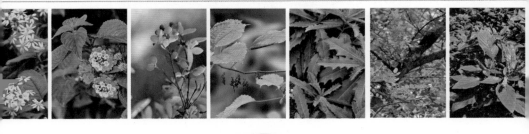

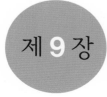

제 9 장

음식물을 소화시키는 약초 약재

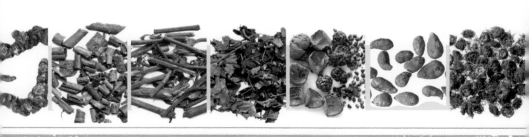

무

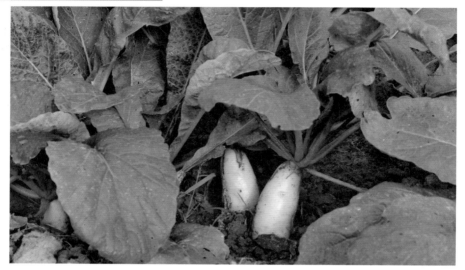

약초의 효능

음식 소화와 더부룩함을 제거한다. 기를 가라앉게 해주고 담을 풀어준다. 주로 식체와 기가 막힌 것, 배가 더부룩한 복부 팽만감, 설사, 기침 가래, 천식 등을 치료한다.

생태와 특징

이년생 혹은 일년생 초본식물이다. 뿌리는 직근이고 다육하며 타원형, 원형 혹은 원추형이다. 껍질은 녹색, 흰색 혹은 붉은색이다. 줄기는 가지가 있고 털이 없다. 개화기는 4~5월이고 결실기는 5~6월이다.

약용부위

씨앗

채취시기

여름에 채취하여 햇볕에 말린다. 생으로 사용하거나 볶은 후에 사용한다.

약초의 성질

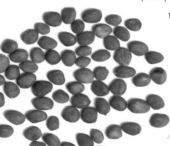

맛은 맵고 달다. 약성은 평하다. 비경, 위경, 폐경에 속한다.

사용방법

말린 약제 5~10g에 물 800ml를 넣고 약한 불에서 반으로 줄 때까지 달여 하루 2~3회로 나누어 마신다.

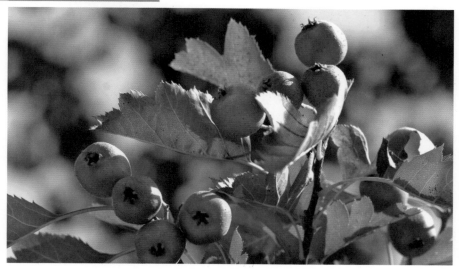

약초의 효능

소화를 돕고 위를 튼튼하게 한다. 어혈을 제거하여 기를 잘 통하게 한다.

생태와 특징

①산리홍 낙엽 교목이고 높이는 6m이다. 가지에 있는 가시는 1~2cm이거나 혹은 가시가 없다. 잎은 단엽이고 대생엽이다. ②산사 산리홍과 매우 비슷하며 단지 열매가 작다. 개화기는 5~6월이고 결실기는 8~10월이다.

약용부위

열매

채취시기

가을에 열매가 성숙할 때 채취하여 건조시킨다.

약초의 성질

맛은 시고 달다. 약간 따뜻한 성질이 있다. 비경, 위경, 간경에 속한다.

사용방법

말린 약제 5~10g에 물 800ml를 넣고 약한 불에서 반으로 줄 때까지 달여 하루 2~3회로 나누어 마신다.

벼

생약명: 곡아

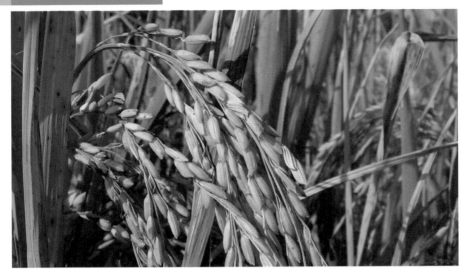

약초의 효능

음식을 소화시키고 적체되어 있는 것을 풀어준다. 비장을 튼튼하게 해주며 입맛을 돕는다. 주로 체했을 때, 배가 더부룩하고, 설사할 때, 비가 허해 음식을 적게 먹을 때, 각기부종 등을 치료한다.

생태와 특징

일년생 재배 식물이다. 줄기는 직립하고 약 1m 된다. 개화기와 결실기는 6~10월이다.

약용부위

벼싹

채취시기

봄과 가을에 깨끗한 벼를 채취하고 물에 담가 싹이 3.3~7mm정도 될 때 꺼내서 햇볕에 말린다.

약초의 성질

맛은 달고 약성은 평하다. 비경과 위경에 속한다.

사용방법

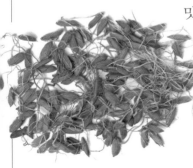

말린 약제 10~15g에 물 800ml를 넣고 약한 불에서 반으로 줄 때까지 달여 하루 2~3회로 나누어 마신다.

계시등

생약명: 계시등

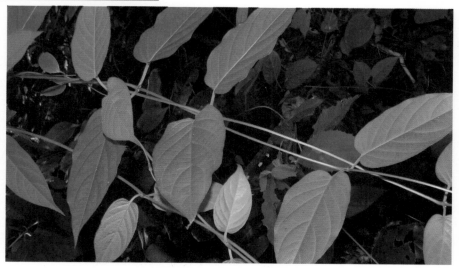

약초의 효능

음식을 소화하고, 위를 튼튼히 한다. 가래를 풀어주고, 기침을 멎게 한다. 열을 내려주고 해독 작용을 한다. 진통작용을 한다. 주로 음식이 쌓여 배가 더부룩할 때, 소아가 먹지 않아 여윈 때, 설사, 더위 먹었을 때, 황달, 간염, 간장 비장이 부어 있을 때, 기침, 용종, 종기, 피부염, 습진, 염좌 등을 치료한다.

생태와 특징

다년생 초질 덩굴식물. 길이3~5m 기부는 목질이며 다분지 한다. 잎은 마주나기하며 잎자루는1.5~7cm이고 난형이며 끝이 뾰족하고 양면에 털이 없거나 뒷면에 짧고 부드러운 털이 있다. 개화기는 7~8월이고 결실기는 9~10월이다.

약용부위

전초, 또는 뿌리

채취시기

여름엔 지상부분, 가을엔 뿌리를 채취한다.

약초의 성질

맛은 달고 쓰다. 성질은 약간 차갑다. 비경, 위경, 간경, 폐경에 속한다.

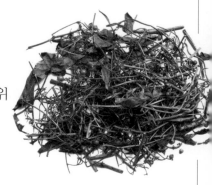

연미

생약명: 연미

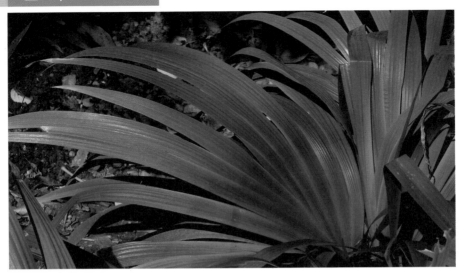

약초의 효능

적체된 음식을 소화시킨다. 살충작용을 한다. 어혈을 제거한다. 해독작용을 한다. 주로 음식이 쌓여 배가 부를 때, 회충복통, 뱃속의혹, 인후통증, 염좌, 부스럼 등을 치료한다.

생태와 특징

다년생 초본식물. 높이35~80cm 식물 기부는 죽은 잎과 줄기의 섬유질로 감싸져 있다. 근경은 짧고 굵은 다육질이다. 잎은 기생 잎이며 칼 같은 모양으로 끝이 뾰족하다. 개화기는 4~5월이고 결실기는 6~7월이다.

약용부위

뿌리

채취시기

여름, 가을에 채취하여 깨끗이 씻어 신선하게 사용한다.

약초의 성질

맛은 맵고 쓰며, 성질은 차갑다. 독성이 있다.

나삭

생약명: 구립이

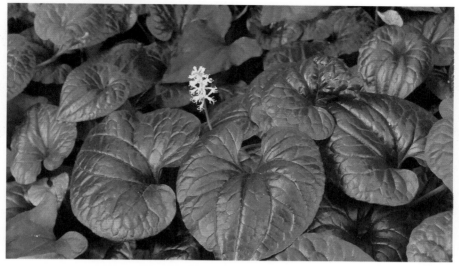

약초의 효능

소화 작용, 이뇨, 피를 잘 통하게 하며, 해독 작용을 한다. 주로 음식이 쌓여 배가 부를 때, 이질, 설사, 수종, 소변이 잘나오지 않을 때, 대하, 염좌, 부스럼, 지네에 물렸을 때 등을 치료한다.

생태와 특징

만생 초본식물. 털이 없고 비린내가 난다. 줄기는 원주형이고 마디가 있으며 마디에서 뿌리가 나온다. 잎은 어긋나며, 지질이고, 편원형이다. 개화기는 4~11월이다.

약용부위

전초 또는 잎

채취시기 여름. 가을에 채취하여 깨끗이 씻어 햇볕에 말린다.

약초의 성질

맛은 맵고, 성질은 따뜻하다. 비경, 간경에 속한다.

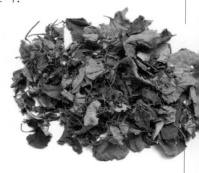

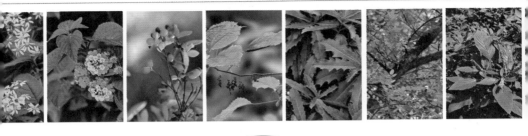

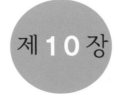

제 10 장

구충제으로 쓰이는 약초약재

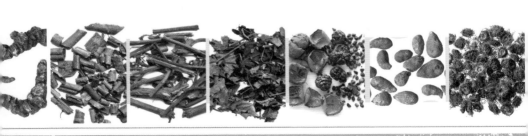

먹구슬나무 생약명: 고련피

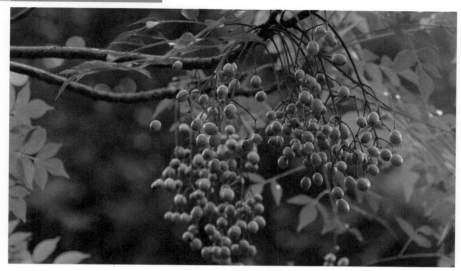

약초의 효능

살충과 무좀에 효과가 있다. 주로 회충, 요충, 음도적충, 무좀 등을 치료한다.

생태와 특징

낙엽 교목이고 높이는 15~20이다. 껍질은 어두운 갈색이다. 잎은 우상복엽이다. 개화기는 4~5월이고 결실기는 10~11월이다.

약용부위

나무껍질 혹은 뿌리껍질

채취시기

일 년 내내 채취할 수 있으나 주로 봄과 가을에 채취한다. 껍질을 벗겨 흙을 제거하여 햇볕에 말린다.

약초의 성질

맛은 쓰고 차가운 성질이 있다. 약간 독이 있다. 간경, 비경, 위경에 속한다.

사용방법

말린 약제 10~15g에 물 800ml를 넣고 약한 불에서 반으로 줄 때까지 달여 하루 2~3회로 나누어 마신다.

사군자

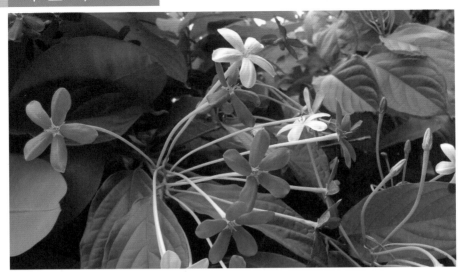

약초의 효능

구충과 쌓인 것을 풀어준다. 주로 기생충으로 인한 복통, 젖 먹고 체 했을 때, 아이가 비장 위장이 좋지 않아 마를 때, 배가 가득차고, 이질 설사 등을 치료한다.

생태와 특징

상록 관목 또는 소 교목. 높이8m, 수피 갈색 또는 회 흑색 으로 거칠다. 가지는 홍색 또는 회흑색, 잎 흔적이 뚜렷하다. 잎은 보통 가지끝 부분에 모여 난다. 잎자루가 없거나 아주 짧다. 잎은 두껍고 육질이며, 녹색이다. 개화기와 결실기는 12월~다음해 3월이다.

약용부위

성숙된 열매

채취시기

9~10월 열매가 자흑색으로 변할 때 채취한다.

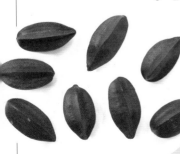

약초의 성질

맛은 달고, 성질은 따뜻하다. 비경, 위경에 속한다.

사용방법

말린 약제6~10g에 물 800ml를 넣고 약한 불에서 반으로 줄 때까지 달여 하루 2~3회로 나누어 마신다.

짚신나물　생약명: 학초아

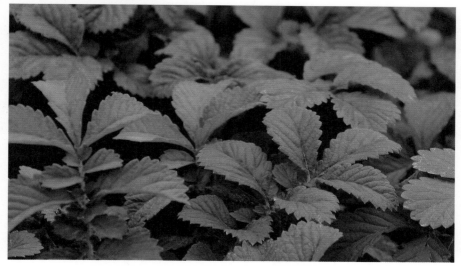

약초의 효능

구충, 해독, 붓기를 빼준다. 주로 조충병, 음도적충병, 무좀, 이질 등을 치료한다.

생태와 특징

다년생 초본 식물이고 높이는 30~120cm이다. 뿌리줄기는 짧다. 잎은 우상복엽이며 대생엽이다. 개화기와 결실기는 5~12월이다.

약용부위

싹

채취시기

겨울과 봄에 새로운 포기가 생기기 전에 뿌리줄기를 캐서 늙은 뿌리와 황갈색 털을 제거한다. 싹을 햇볕에 말린 후에 가루로 만들어 사용한다.

약초의 성질

맛은 쓰고 떫다. 차가운 성질이 있다. 간경, 소장경, 대장경에 속한다.

사용방법

말린 약제 30g에 물 900ml를 넣고 약한 불에서 반으로 줄 때까지 달여 하루 2~3회로 나누어 마신다.

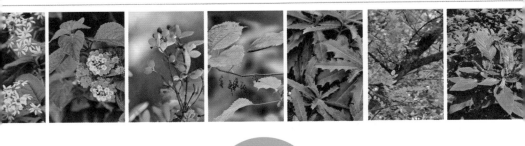

제 11 장

피를 멈추게 하는 지혈 약초 약재

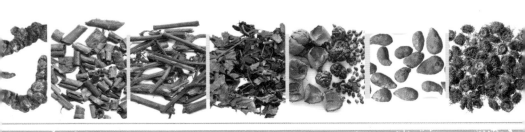

호박

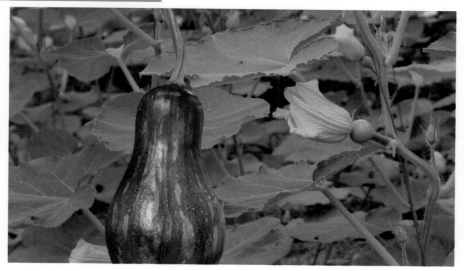

약초의 효능

살충 작용을 한다. 주로 조충, 회충, 흡혈충, 구충, 요충 등을 치료한다.

생태와 특징

호박은 1년생 초본으로, 덩굴이 길게 자란다. 자웅동주이고 보통 760g 정도부터 8kg 이상의 대형 과일까지 열린다.

약용부위

씨앗

채취시기

여름과 가을에 호박이 성숙하였을 때 채취한다.

약초의 성질

맛은 달고 약성은 평하다. 위경과 대장경에 속한다.

사용방법

말린 약제 30~60g에 물 800ml를 넣고 약한 불에서 반으로 줄 때까지 달여 하루 2~3회로 나누어 마신다.

모시

생약명: 저마근

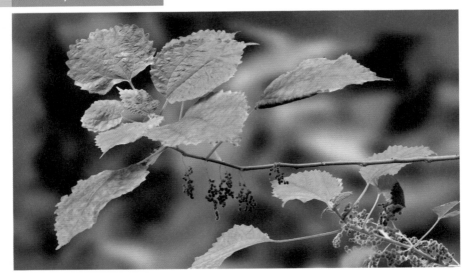

약초의 효능

피를 차갑게 하고 지혈작용이 있다. 태기를 안정시키고 열을 내려주고, 해독작용을 한다. 주로 각혈, 비출혈, 토혈, 혈뇨, 하혈, 변혈 태동불안, 태루하혈, 소변이 잘 나오지 않거나, 용종종기, 벌레나 뱀에 물린 것을 치료한다.

생태와 특징

다년생 반 관목이고 높이는 1~2m이다. 줄기는 직립하여 둥근 모양이다. 가지가 많고 청갈색이다. 잎은 대생엽이다. 개화기는 9월이고 결실기는 10월이다.

약용부위

뿌리와 뿌리줄기

채취시기 겨울과 봄에 캐서 햇볕에 말린다. 얇게 썰어 사용한다.

약초의 성질

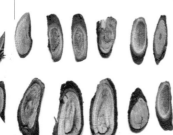

맛은 달고 차가운 성질이 있다. 심경, 간경, 방광경에 속한다.

사용방법

말린 약제 10~30g에 물 800ml를 넣고 약한 불에서 반으로 줄 때까지 달여 하루 2~3회로 나누어 마신다.

오이풀

생약명: 지유

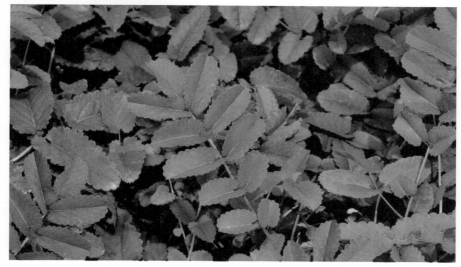

약초의 효능

피를 차갑게 하고, 지혈작용 한다. 해독과 종기를 없애주는 작용을 한다. 주로 변혈, 치질출혈, 이질 변혈, 하혈, 화상, 종기 등을 치료한다.

생태와 특징

다년생 초본 식물이다. 뿌리는 대부분 원추형이고 겉색깔은 황갈색 혹은 자갈색이다. 줄기는 직립하고 잎은 우상복엽이다. 개화기는 7~10월이고 결실기는 9~11월이다.

약용부위

뿌리

채취시기

봄에 싹이 나려고 할 때 혹은 가을에 식물이 시들었을 때에 캐서 잔뿌리를 제거하여 깨끗이 씻어 건조시키거나 신선할 때 얇게 썰어 건조시킨다.

약초의 성질

맛은 쓰고 시면서 떫다. 약간 차가운 성질이 있다. 간경과 대장경에 속한다.

사용방법

말린 약제 10~15g에 물 800ml를 넣고 약한 불에서 반으로 줄 때까지 달여 하루 2~3회로 나누어 마신다. 지혈은 볶은 것을 사용한다.

엉겅퀴

생약명: 대계

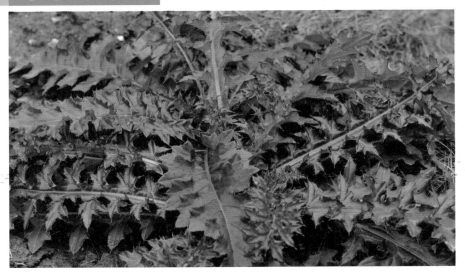

약초의 효능
피를 차갑게 하고 지혈 작용을 한다. 어혈을 풀어주고 붓기를 내려준다. 주로 토혈, 각혈, 비출혈, 변혈, 혈뇨, 하혈, 외상출혈, 궤양통증, 습진, 간염, 신염 등을 치료한다.

생태와 특징
다년생 초본 식물이다. 덩이뿌리는 원추형이거나 혹은 무 모양이다. 줄기는 직립하고 높이는 30~80cm이다. 줄기에 패인골이 있고 긴 털이 있다. 개화기는 5~8월이고 결실기는 6~8월이다. 길가, 산비탈에 자란다.

약용부위 지상부분 혹은 뿌리

채취시기
여름과 가을에 꽃이 필 때 지상부분을 채취하거나 늦가을에 뿌리를 캔다. 햇볕에 말린다.

약초의 성질
맛은 쓰고 달다. 차가운 성질이 있다. 심경과 간경에 속한다.

사용방법
말린 약제 10~15g에 물 800ml를 넣고 약한 불에서 반으로 줄 때까지 달여 하루 2~3회로 나누어 마신다. 신선한 것은 30~60g, 즙을 내서 먹을 수도 있다.

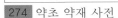

자아채

생약명: 소계

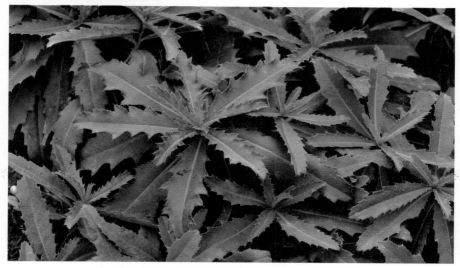

약초의 효능

피를 차갑게 하고 지혈작용을 한다. 어혈을 풀고 해독 작용하며 붓기를 빼 준다. 주로 위출혈, 혈변, 치질, 치질출혈, 담낭염, 담석증, 이질, 습열 설사, 대하, 소변 볼때 통증, 인후 통, 습진, 용종, 잇몸미란, 뱀 물린데 등을 치료한다.

생태와 특징

다년생 초본 식물. 줄기는 직립하고, 높이30~80cm, 털이 없거나 거미상 털이 있다. 기생 잎 은 개화기에 말라버린다. 개화기는 5~6월이고, 결실기는 5~7월이다.

약용부위

지상부분

채취시기

여름과 가을, 꽃이 피었을 때 채취하여, 햇볕에 말린다.

약초의 성질

맛은 쓰고 달다. 성질은 차갑다. 심경, 간경에 속한다.

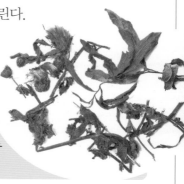

사용방법

말린 약제10~15g에 물 800ml를 넣고 약한 불에서 반으로 줄 때까지 달여 하루 2~3회로 나누어 마신다.

띠

생약명: 백모근

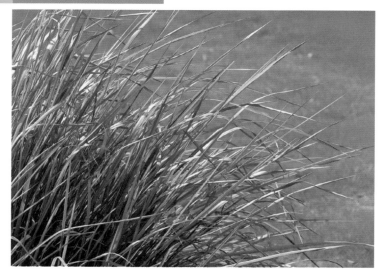

약초의 효능

피를 차갑게 하며 지혈작용이 있다. 열을 내려주고 이뇨작용을 한다. 주로 토혈, 비출혈, 혈뇨, 열병갈증, 황달, 수종, 소변시 통증, 급성 신장염 수종 등을 치료한다.

생태와 특징

다년생 초본 식물이고 높이는 20~100cm이다. 뿌리줄기는 흰색이고 옆으로 뻗어 있다. 줄기는 직립하고 털이 없다. 개화기는 5~6월이고 결실기는 6~7월이다. 길가의 양지 산비탈에 자란다.

약용부위

뿌리줄기 채취시기

봄과 가을에 캐서 깨끗이 씻어 햇볕에 말린다. 잔뿌리와 엽초를 제거하여 작은 다발로 묶는다.

약초의 성질

맛은 달고 차가운 성질이 있다. 폐경, 위경, 방광경에 속한다.

사용방법

말린 약제 15~30g에 물 800ml를 넣고 약한 불에서 반으로 줄 때까지 달여 하루 2~3회로 나누어 마신다. 생것은30~60g 생것이 약효가 좋으며 즙을 내서 먹으면 좋다.

회화나무

생약명: 괴화

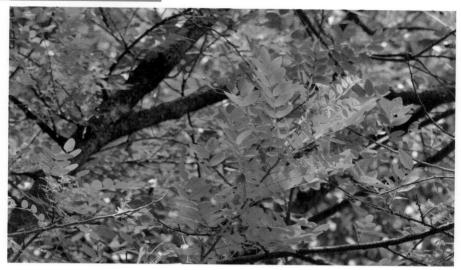

약초의 효능

피를 차갑게 하고 지혈작용이 있다. 간열을 내려 눈에 화기를 빼준다. 주로 변혈, 치질출혈, 이질혈변, 하혈, 토혈, 비출혈, 간열과 눈충혈, 두통과 어지러움 등을 치료한다.

생태와 특징

낙엽 교목이며 높이는 8~20m이다. 껍질은 회갈색이고 속은 노란색이며 악취가 난다. 잎은 우상복엽이며 대생엽이다. 개화기는 7~8월이고 결실기는 10~11월이다.

약용부위

꽃과 꽃망울

채취시기

여름에 꽃이 필 때 혹은 꽃망울이 나올 때 따서 건조시키고 가지와 줄기 등 이물을 제거한다.

약초의 성질

맛은 쓰고 약간 차가운 성질이 있다. 간경과 대장경에 속한다.

사용방법

말린 약제 10~15g에 물 800ml를 넣고 약한 불에서 반으로 줄 때까지 달여 하루 2~3회로 나누어 마신다. 지혈은 볶아서 사용한다.

측백엽

생약명: 측백엽

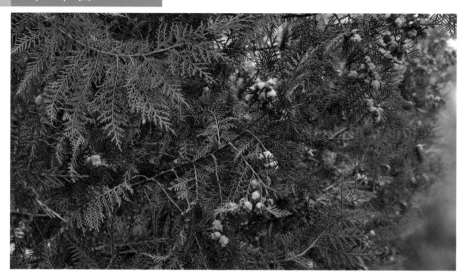

약초의 효능

피를 차갑게 하고 지혈작용을 한다. 머리카락을 나게 하고 검게 한다. 주로 토혈, 비출혈, 각혈, 변혈, 하혈, 탈모, 흰 머리 등을 치료한다.

생태와 특징

상록 교목이고 높이는 20m이다. 껍질은 얇고 옅은 회갈색이다. 잎은 비늘 모양이며 대생엽이다. 개화기는 3~4월이고 결실기는 9~10월이다. 습하고 비옥한 땅에서 잘 자란다.

약용부위

가지 및 잎

채취시기

여름과 가을에 채취하여 그늘에 말린다.

약초의 성질

맛은 쓰고 떫다. 약간 차가운 성질이 있다. 폐경, 간경, 대장경에 속한다.

사용방법

말린 약제 10~15g에 물 800ml를 넣고 약한 불에서 반으로 줄 때까지 달여 하루 2~3회로 나누어 마신다.

냉이

생약명: 제채

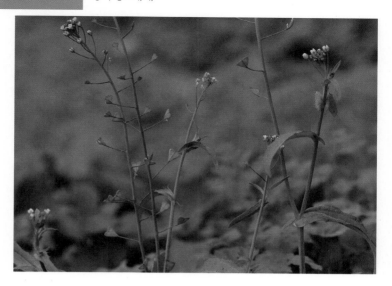

약초의 효능

간을 차갑게 하고 지혈작용 한다. 눈을 맑게 한다. 열을 내리고 습을 제거한다. 주로 토혈, 비출혈, 각혈, 혈뇨, 하열, 입이 붉은 통증, 눈출혈, 고혈압, 이질, 신장염 수종, 쌀 뜬 물과 같은 소변 등을 치료한다.

생태와 특징

일년생 혹은 이년생 초본 식물이고 높이는 20~50cm이다. 줄기는 직립하고 가지가 있다. 잎은 우상 기생엽이다. 개화기와 결실기는 4~6월이다.

약용부위

전초

채취시기

3~5월에 채취하고 이물을 제거하여 깨끗이 씻어 햇볕에 말린다.

약초의 성질

맛은 달고 담백하다. 차가운 성질이 있다. 간경, 비경, 방광경에 속한다.

자현

생약명: 자현채

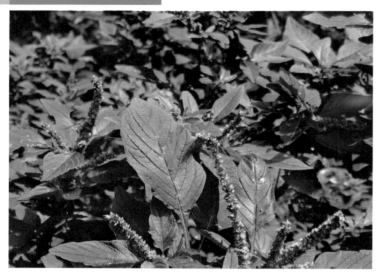

약초의 효능

피를 차갑게 하고, 지혈 작용을 한다. 습열을 내려준다. 해독작용과 용종을 풀어준다. 주로 위출혈, 혈변, 치질, 치질출혈, 담낭염, 담석증, 이질, 습열 설사, 대하, 소변 볼 때 통증, 인후 통, 습진, 용종, 잇몸미란, 뱀 물린데 등을 치료한다.

생태와 특징

다년생 직립 초본식물. 높이0.3~1m, 가지가 많으며 줄기는 홍색이고, 아랫부분은 매끄러우며, 윗부분은 털이 있다. 잎은 어긋나며 잎자루는 털이 없고, 잎은 난상 피침 형이고 잎 끝은 둥글다. 개화기는 5~9월이고, 결실기는 8~11월이다.

약용부위

전초

채취시기

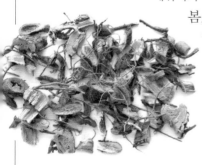

봄, 여름, 가을에 채취해 깨끗이 씻어 햇볕에 말린다.

약초의 성질

맛은 달고, 성질은 약간 차갑다.

동백

생약명: 산다화

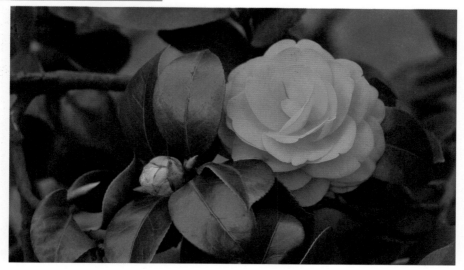

약초의 효능

혈액을 차갑게 하고 지혈효과가 있다. 어혈을 제거하고 붓기를 제거한다.
주로 토혈, 각혈, 변혈, 치질출혈, 이질, 혈뇨, 하혈, 대하, 화상, 염좌 등을
치료한다.

생태와 특징

상록 관목 혹은 작은 교목이고 높이는 10m이다. 껍질은 회갈색이고 어린
가지는 갈색이다. 잎은 단엽이고 대생엽이다. 개화기는 4~5월이고 결실기
는 9~10월이다.

약용부위

꽃

채취시기

4~5월에 꽃이 필 때 나누어 채취하고 햇볕에 말리거나 온돌에 말린다. 건
조시키는 과정에서 부수어지는 것을 피하기 위하여 많이
뒤젓지 않는다.

약초의 성질

맛은 달고 쓰고 맵다. 간경, 폐경, 대장경에 속
한다.

삼칠초

생약명: 삼칠

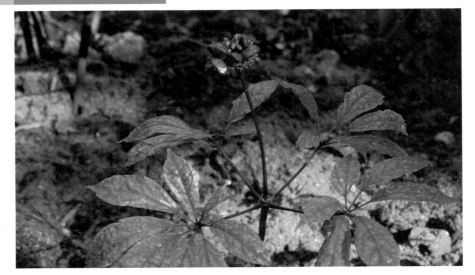

약초의 효능

지혈과 어혈을 풀어주는 작용을 한다. 붓기와 통증을 풀어준다. 주로 각종 출혈증, 가슴통증, 어혈성폐경, 생리통, 산후어혈성복통, 용종 통증 등을 치료한다.

생태와 특징

다년생 직립 초본 식물이고 높이는 20~60cm이다. 뿌리는 굵고 원추형이며 둥근 모양이고다육질이며, 일반적으로 돌기의 가지가 있다. 잎은 손 모양의 대생엽이다. 개화기는 6~8월이고 결실기는 8~10월이다. 산비탈의 숲에서 재배한다.

약용부위 뿌리

채취시기 파종 후 4년에 수확한다. 8~9월에 수확하면 품질이 가장 좋다. 뿌리를 캐서 흙을 깨끗이 씻어 햇볕에 말리거나 온돌에 말린다. 겉이 마르면 잔뿌리를 자라내고 다시 말린다. 다시 4~5번 문지르며 말린다.

약초의 성질

맛은 달고 약간 쓰다. 따뜻한 성질이 있다. 간경, 위경, 심경, 폐경, 대장경에 속한다.

사용방법

말린 약제 1~3g을 가루 내어 복용한다.

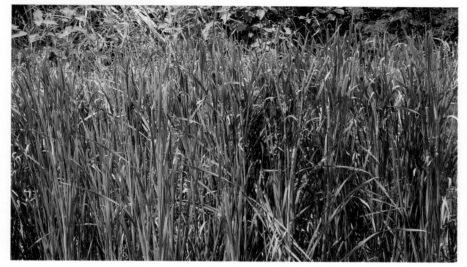

부들

생약명: 포황

약초의 효능

지혈과 어혈을 풀어주고, 소변을 잘 보게 한다. 주로 토혈, 비출혈, 각혈, 하혈, 외상출혈, 폐경통증, 복부통증, 염좌, 혈뇨통증 등을 치료한다.

생태와 특징

①동방향포 다년생 초본 식물이고 높이는 1.5~3m이다. 뿌리줄기는 옆으로 뻗고 잔뿌리는 많다. 잎은 막대모양이다. ②수촉향포 높이, 뿌리줄기, 잎은 동방향포와 같다. 개화기는 6~7월이고 결실기는 7~8월이다. 물가 혹은 연못에 자란다.

약용부위

꽃가루

채취시기

여름에 윗부분의 노란 수컷 꽃대를 채취하여 말린 후에 빻아서 꽃가루를 채취하고 햇볕에 말린다.

약초의 성질

맛은 달고 약성은 평하다. 간경, 심경, 비경에 속한다.

사용방법

말린 약제 5~10g에 물 800ml를 넣고 약한 불에서 반으로 줄 때까지 달여 하루 2~3회로 나누어 마신다.

죽엽삼칠

생약명: 국엽삼칠

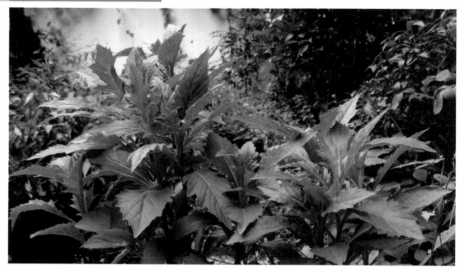

약초의 효능

지혈작용, 어혈을 풀어준다. 붓기 제거 진통 작용한다. 주로 토혈, 비 출혈, 각혈, 혈변, 하혈, 외상 출혈, 생리통, 산후 어혈성 복통, 염좌, 풍습 통, 부스럼, 벌레나 뱀에 물렸을 때 등을 치료한다.

생태와 특징

다년생 초본식물, 숙근 육질로 다육하다. 사마귀모양의 돌기가 있고 수염 뿌리가 있으며 단면은 회황백색이다. 줄기는 곧게 서며 녹색에 약간 자색 이 있다. 매끄러우며 털이 없거나 가는 털이조금 있다. 잎은 수저모양이고 가장자리는 톱니가 있다. 개화기는 9~10월이다.

약용부위

뿌리 혹은 전초

채취시기

7~8월 생장이 무성할 때 채취 한다.

약초의 성질

맛은 달고, 약간 쓰다. 성질은 따뜻하다.

사용방법

말린 약제10~15g에 물 800ml를 넣고 약한 불에서 반으로 줄 때까지 달여 하루 2~3회로 나누어 마신다. 분말은3~5g, 생것은30~60g을 즙을 내어먹는다.

자란

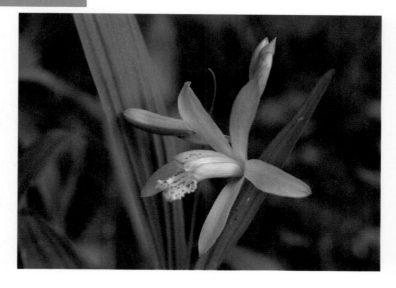

생약명: 백급

약초의 효능

지혈작용이 있다. 붓기를 내려주고 근육을 생기게 한다. 주로 각혈, 외상출혈, 궤양종독, 피부 갈라짐, 폐결핵각혈, 궤양병출혈 등을 치료한다.

생태와 특징

다년생 초본 식물이고 높이는 15~70cm이다. 뿌리줄기는 삼각 편구면 혹은 무규칙 능형이다. 줄기는 직립하고 잎은 피침형이다. 개화기는 4~5월이고 결실기는 7~9월이다. 산곡의 비교적 습한 곳에 자란다.

약용부위

덩이줄기

채취시기

여름과 가을에 캐서 잔뿌리를 제거하고 깨끗이 씻어, 겉 부분을 말린 후에 껍질을 제거하고 다시 햇볕에 말린다.

약초의 성질

맛은 쓰고 달고 떫다. 약간 차가운 성질이 있다. 폐경과 위경에 속한다.

사용방법

말린 약제 3~10g에 물 800ml를 넣고 약한 불에서 반으로 줄 때까지 달여 하루 2~3회로 나누어 마신다.

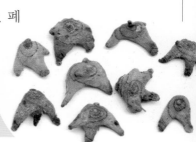

짚신나물

생약명: 선학초

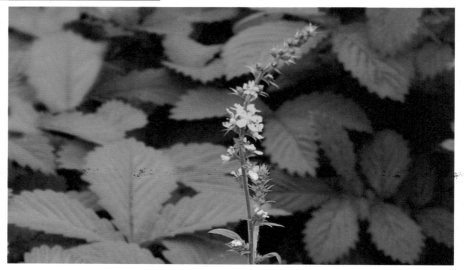

약초의 효능

지혈작용, 이질을 멎게 하고, 살충작용이 있다. 주로 각혈, 토혈, 토혈, 혈뇨, 혈변, 하혈, 외상출혈, 설사, 이질학질, 질염 등을 치료한다.

생태와 특징

다년생 초본 식물이고 높이는 30~120cm이다. 뿌리줄기는 짧다. 잎은 우상복엽이며 대생엽이다. 개화기와 결실기는 모두 5~12월이다. 물가, 길가, 숲에 자란다.

약용부위

전초

채취시기

심은 그 해 혹은 다음 해 꽃이 피기 전에 캔다. 지상부분을 캐서 한 도막 한 도막으로 썰어 햇볕에 말리거나 신선하게 사용한다.

약초의 성질

맛은 쓰고 떫다. 약성은 평하다. 폐경, 비경, 간경에 속한다.

사용방법

말린 약제 10~15g에 물 800ml를 넣고 약한 불에서 반으로 줄 때까지 달여 하루 2~3회로 나누어 마신다.

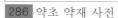

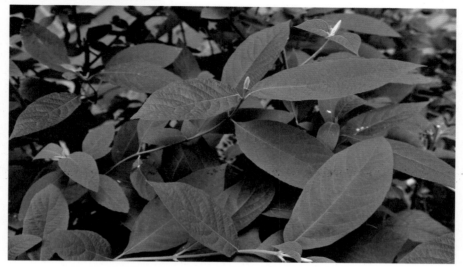

약초의 효능

지혈작용이 있고, 열을 내려주고 해독작용을 한다. 주로 각혈, 토혈, 잇몸 출혈, 혈뇨, 혈변, 하혈, 피부 멍 든 데, 외상출혈, 용종독사 물린 데, 화상 등을 치료한다.

생태와 특징

관목이고 높이는 1~3이다. 작은 가지, 잎자루, 꽃차례 등에 모두 회황색 별 모양의 털이 있다. 잎은 단엽이며 대생엽이다. 개화기는 5~7월이고 결 실기는 8~11월이다. 산비탈, 물가의 숲에서 자란다.

약용부위

잎

채취시기

여름과 가을에 수집하고 햇볕에 말린다. 신선하게 하용하거나 혹은 가루 로 만든 후에 사용한다.

약초의 성질

맛은 맵고 쓰다. 약성은 평하다.

사용방법

말린 약제 15~30g에 물 800ml를 넣고 약한 불에서 반으로 줄 때까지 달여 하루 2~3회로 나누어 마신다.(가루는 1회 2~5g).

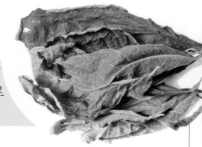

대엽자주

생약명: 대엽자주

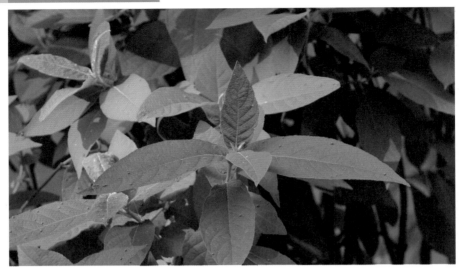

약초의 효능

어혈을 풀며 지혈 작용을 한다. 붓기를 내리고 진통 작용을 한다. 주로 각혈, 토혈, 비 출혈, 혈변, 외상출혈, 염좌 부위의 어혈과 붓기, 류머티즘 등을 치료한다.

생태와 특징

관목, 소교목. 높이3~5m, 잎은 단엽으로 마주난다. 잎자루는 굵으며 길이1~2cm, 잎은 긴 원형으로 가장자리는 작은 톱니가 있다. 표면엔 털이 있다. 개화기는 4~7월이고, 결실기는 7~12월이다.

약용부위

뿌리, 잎

채취시기

뿌리는 연중 채취하여 썰어 햇볕에 말린다. 잎은 여름, 가을에 채취하여 햇볕에 말린다.

약초의 성질

맛은 쓰고, 약간 맵다. 성질은 평하다.

사용방법

말린 약제5~10g에 물 800ml를 넣고 약한 불에서 반으로 줄 때까지 달여 하루 2~3회로 나누어 마신다.

맨드라미

생약명: 계관화

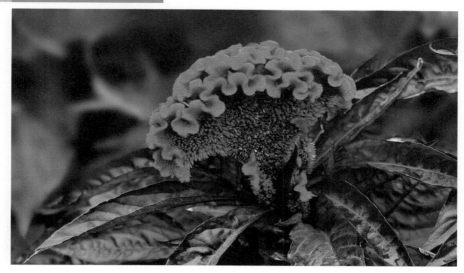

약초의 효능

지혈작용과 대하증, 이질을 멈추게 하는 작용이 있다. 주로 토혈, 하혈, 혈변, 대하증이질 등을 치료한다.

생태와 특징

일년생 직립 초본 식물이고 높이는 30~80cm이다. 털이 없고 줄기는 굵다. 가지는 적고 녹색 혹은 약간 붉은색이 있다. 잎은 단엽이며 대생엽이다. 개화기는 5~8월이고 결실기는 8~11월이다.

약용부위

꽃차례

채취시기

8~9월에 채취한다. 꽃차례와 줄기의 일부분을 자르고 작은 다발로 묶고 햇볕에 말리거나 그늘에 말린다. 말린 후에 줄기를 제거한다.

약초의 성질

맛은 달고 떫다. 차가운 성질이 있다. 간경과 대장경에 속한다.

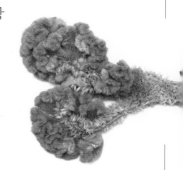

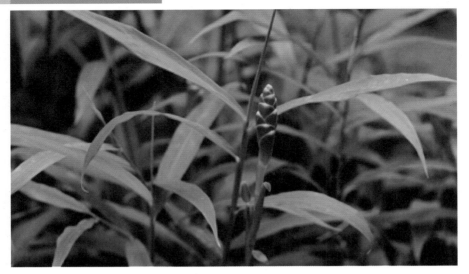

약초의 효능

속을 따뜻하게 하고 설사를 멈추게 한다. 아랫배를 따뜻하게 하여 지혈시키는 작용을 한다. 주로 허하고 차가운 성질의 복통, 구토, 토혈, 변혈, 하혈 등을 치료한다.

생태와 특징

뿌리줄기는 옆으로 자라고 다육질이며 덩어리 모양이고 황색이며 매운 맛과 향긋한 냄새가 있다. 높이가 30~50cm에 달하고 윗부분 잎이 두줄로 배열한다.

약용부위

뿌리줄기

채취시기

가을에 채취한다. 얇게 자른 건강을 볶아 말린다..

약초의 성질

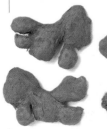
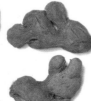

맛은 쓰고 맵다. 따뜻한 성질이 있다. 비경, 위경, 간경에 속한다.

사용방법

말린 약제 3~10g에 물 800ml를 넣고 약한 불에서 반으로 줄 때까지 달여 하루 2~3회로 나누어 마신다.

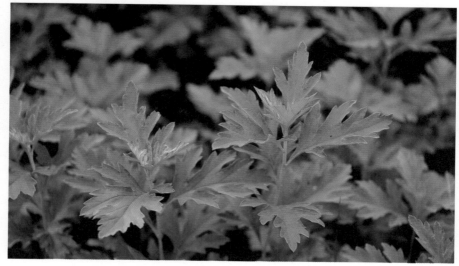

쑥

생약명: 애엽

약초의 효능

차가운 것을 없애 통증을 제거한다. 아랫배를 따뜻하게 하여 지혈을 한다. 주로 아랫배 냉한 통증, 냉한 생리불순, 자궁이 냉한 불임, 토혈, 비출혈, 하혈, 임신하혈, 피부 가려움, 허한 출혈 등을 치료한다.

생태와 특징

다년생 초본 식물이고 높이는 50~120cm이다. 가볍고 부드러운 흰 털이 있다. 잎은 대생엽이다. 개화기는 7~10월이다.

약용부위

잎

채취시기

여름에 꽃이 피기 전에 따서 이물을 제거하여 햇볕에 말린다.

약초의 성질

맛은 맵고 쓰다. 따뜻한 성질이 있으며 약간 독이 있다. 간경, 비경, 신경에 속한다.

사용방법

말린 약제 3~10g에 물 800ml를 넣고 약한 불에서 반으로 줄 때까지 달여 하루 2~3회로 나누어 마신다.

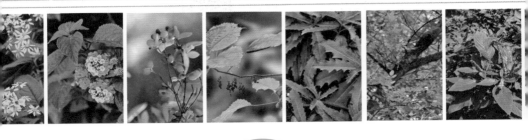

제 12 장

어혈을 풀어 혈액을 잘 돌게 하는
약초약재

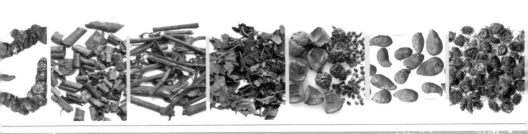

울금

혈액을 잘 돌게 하여 통증을 그치게 하는 약초

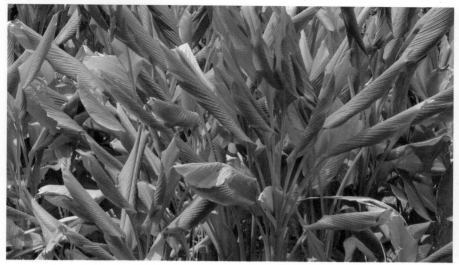

약초의 효능

혈액을 잘 통하게 하여 통증을 제거한다. 울체된 기를 잘 통하게 한다. 심장의 열을 내려 피를 차갑게 한다. 담을 다스려 황달을 제거한다. 주로 가슴, 배, 옆구리통증, 폐경, 생리통, 혹(또는 물혹), 열병혼미, 놀란 것, 광증, 토혈, 비출혈, 혈뇨, 황달 등을 치료한다.

생태와 특징

다년생 초본 식물이고 높이는 80~160cm이다. 원 뿌리는 팽이 모양이다. 잔뿌리는 가늘고 길다. 개화기는 4~6월이다. 양지의 산비탈 혹은 논밭에 자란다.

약용부위

덩이뿌리

채취시기

겨울에 줄기와 잎이 시든 후에 캔다.

약초의 성질

맛은 맵고 쓰다. 차가운 성질이 있다. 간경, 담경, 심경에 속한다.

사용방법

말린 약제 3~9g에 물 800ml를 넣고 약한 불에서 반으로 줄 때까지 달여 하루 2~3회로 나누어 마신다. 분말로는 2~3g복용한다.

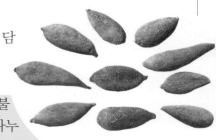

약초 약재 사전 293

천궁

생약명: 천궁

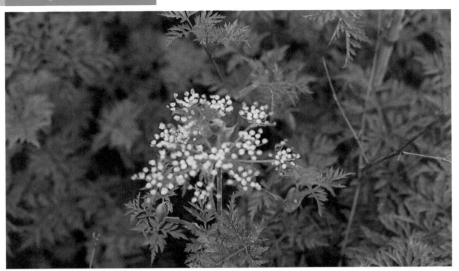

약초의 효능

혈액을 잘 통하게 하고 어혈을 제거한다. 울체된 것을 풀어준다. 풍울 제거하고 통증을 없앤다. 주로 생리불순, 생리통폐경, 산후어혈통증, 종양, 가슴옆구리통증, 두통 어지러움, 류머티즘, 염좌, 종기, 치질 등을 치료한다.

생태와 특징

다년생 초본 식물이고 높이는 40~70cm이다. 강한 향기가 있다. 덩이 뿌리줄기이다. 줄기는 직립하고 둥근 모양이다. 개화기는 7~8월이고 결실기는 9~10월이다.

약용부위 뿌리줄기

채취시기

심은 후 다음에 5월 하순부터 6월 상순에 덩이뿌리를 캔다. 흙을 제거하여 줄기와 잎을 제거하여 온돌에 말린다.

약초의 성질

맛은 맵고 따뜻한 성질이 있다. 간경, 담경, 심경에 속한다.

사용방법

말린 약제 3~10g에 물 800ml를 넣고 약한 불에서 반으로 줄 때까지 달여 하루 2~3회로 나누어 마신다. 환으로 만들어 복용할 수도 있다.

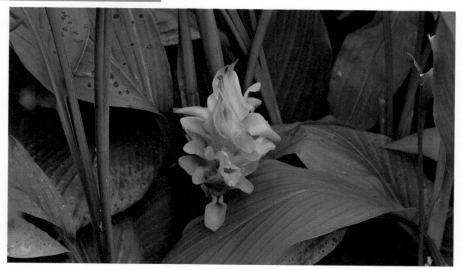

약초의 효능

어혈을 풀고 기를 잘 통하게 한다. 월경을 잘 하게 하고 통증을 제거한다. 주로 가슴 옆구리 찌르는 현상, 폐경, 종양(물혹), 어깨통증, 염좌성 부종 등을 치료한다.

생태와 특징

다년생 초본 식물이고 높이는 1~1.5m이다. 뿌리줄기가 발달하며 향기가 있다. 뿌리는 굵고 잎은 기생엽이다. 개화기는 8월이다.

약용부위

뿌리줄기

채취시기

12월 하순에 지하부분을 캐서 흙과 줄기를 제거하여 덩이뿌리를 채취한다. 물로 씻어 뜨거운 물에 데친 후에 햇볕에 말린다.

약초의 성질

맛은 맵고 쓰다. 따뜻한 성질이 있다. 비경과 간경에 속한다.

사용방법

말린 약제 3~10g에 물 800ml를 넣고 약한 불에서 반으로 줄 때까지 달여 하루 2~3회로 나누어 마신다.

익모초

생약명: 익모초

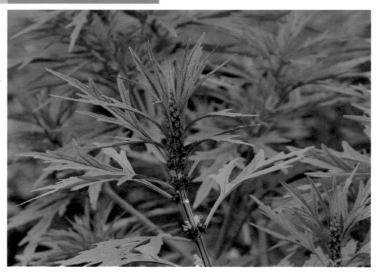

약초의 효능

피를 잘 통하게 하고 생리를 조절한다. 이뇨작용과 붓기를 빼준다. 주로 생리불순, 생리통, 폐경, 냉증, 수종, 급성 신장염 수종 등을 치료한다.

생태와 특징

일년생 혹은 이년생 초본 식물이고 높이는 60~100cm이다. 줄기는 직립이며 사각형이다. 잎은 대생엽이다. 개화기는 6~9월이고 결실기는 7~10월이다. 길가, 물가, 산비탈에 자란다.

약용부위

지상부분

채취시기

신선한 약제용은 봄 유묘기 부터 초여름 꽃이 피기 전에 채취한다. 건제용은 여름에 줄기와 잎이 무성하고 꽃피기 전이나 조금 피었을 때 채취하고 햇볕에 말린다.

약초의 성질

맛은 쓰고 맵다. 약간 차가운 성질이 있다. 간경, 신경, 심포경에 속한다.

사용방법

말린 약제 10~30g에 물 900ml를 넣고 약한 불에서 반으로 줄 때까지 달여 하루 2~3회로 나누어 마신다.

세엽익모초

생약명: 익모초

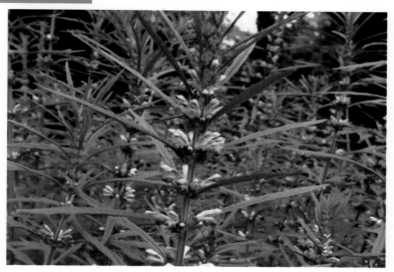

약초의 효능

혈액을 잘 통하게 하고, 생리를 조절한다. 소변을 잘 나오게 하며, 붓기를 빼준다. 주로 생리 불순, 생리통, 폐경, 오로가 그치지 않을 때, 수종과 소변이 적은 것, 급성 신염 수종 등을 치료한다.

생태와 특징

일년생 또는 이년생초본 식물. 줄기는 곧게 서며 사각형이고 털이 있고 잎은 마주난다. 줄기 밑동은 일찍 잎이 말라 떨어지며 중간 부분의 잎은 난형이고 세 갈래로 갈라지며 다시 깃털 모양으로 세 갈래로 갈라진다. 가장윗부분은 뚜렷이 세 갈래로 갈라져 있다. 개화기는 6~9월이고, 결실기는 7~10월이다.

약용부위 지상부분

채취시기 생것으로 이용할 땐 봄, 초여름에 채취한다. 건조용은 여름에 꽃피기 전 이나 꽃이 피었을 때 채취하여 썰어 햇볕에 말린다.

약초의 성질 맛은 쓰고, 맵다. 성질은 약간 차갑다. 간경, 신경, 심포경에 속한다.

사용방법

말린 약제10~30g에 물 800ml를 넣고 약한 불에서 반으로 줄 때까지 달여 하루 2~3회로 나누어 마신다.

홍화

생약명: 홍화

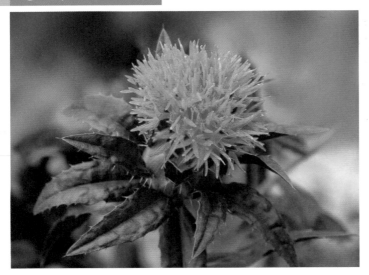

약초의 효능

혈액과 생리를 잘 통하게 한다. 어혈을 제거하고 통증을 없앤다. 주로 폐경, 생리통, 산후어혈복통, 가슴이 통증, 염좌, 관절통, 중풍 등을 치료한다.

생태와 특징

월동하는 초본 식물이고 높이는 50~100cm이다. 줄기는 직립하고 윗부분은 가지가 있다. 줄기는 흰색이며 털이 없다. 잎은 대생엽이다. 개화기와 결실기는 모두 5~8월이다.

약용부위

꽃

채취시기

꽃이 잘 필 때 채취한다. 맑은 날 아침에 6~8시에 채취한다. 그늘에 말리거나 40~60도의 저온에서 말린다.

약초의 성질

맛은 맵고 따뜻한 성질이 있다. 심경과 간경에 속한다.

사용방법

말린 약제 3~9g에 물 900ml를 넣고 약한 불에서 반으로 줄 때까지 달여 하루 2~3회로 나누어 마신다.

복숭아

생약명: 도인

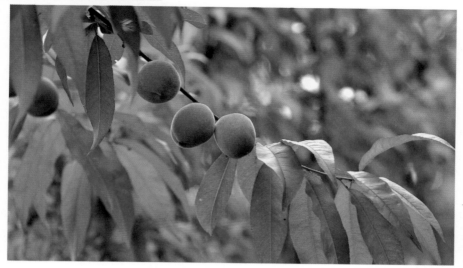

약초의 효능

피를 잘 통하게 하고 어혈을 제거한다. 장을 윤택하게 하여 변을 잘 통하게 한다. 주로 폐경, 생리통, 물혹(종양), 염좌, 장 건조성 변비 등을 치료한다.

생태와 특징

낙엽 작은 교목이고 높이는 3~8m이다. 잎은 대생엽이다. 개화기는 3~4월이고 결실기는 6~7월이다.

약용부위

씨앗

채취시기

과일이 성숙한 때 채취한다. 과실의 살과 씨앗껍질을 제거하여 씨앗을 채취하고 햇볕에 말린다.

약초의 성질

맛은 쓰고 달다. 약성은 평하다. 심경, 간경, 대장경에 속한다.

사용방법

말린 약제 6~10g에 물 800ml를 넣고 약한 불에서 반으로 줄 때까지 달여 하루 2~3회로 나누어 마신다.

단삼

생약명: 단삼

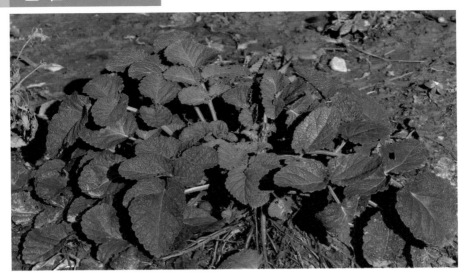

약초의 효능

혈을 잘 통하게 하여 통증을 제거한다. 생리를 조절하여 통증 없앤다. 피를 나게 하고 안정시킨다. 피를 차갑게 하여 종기를 없앤다. 주로 생리불순, 생리통, 산후 어혈복통, 심장 복부 통증, 불면증, 종기 등을 치료한다.

생태와 특징

다년생 초본 식물이고 높이는 30~100cm이다. 노란색의 가볍고 부드러운 털이 있다. 줄기는 사각형이고 잎은 우상복엽이며 대생엽이다. 개화기는 5~9월이고 결실기는 8~10월이다. 산비탈 숲에 자란다.

약용부위 뿌리 및 뿌리줄기

채취시기

봄에 심은 것은 심은 그 해에 채취하고, 가을에 심은 것은 다음 해의 10~11월에 캔다. 줄기를 제거하여 햇볕에 말린다. 흙을 물로 씻으면 안 된다.

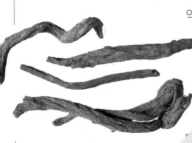

약초의 성질

맛은 쓰고 약간 차가운 성질이 있다. 심경, 심포경, 간경에 속한다.

사용방법

말린 약제 6~15g에 물 800ml를 넣고 약한 불에서 반으로 줄 때까지 달여 하루 2~3회로 나누어 마신다.

등골나무

생약명: 택란

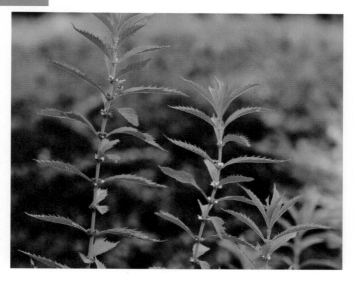

약초의 효능

혈액을 잘 통하게 하고 어혈을 풀어준다. 부종을 내려준다. 주로 생리불순, 폐경, 생리통, 산후 어혈 복통, 수종 등을 치료한다.

생태와 특징

다년생 초본 식물이고 높이는 1.7m이다. 뿌리줄기는 둥근 모양이며 옆으로 뻗어 있다. 줄기는 직립하고 가지가 없는 사각형이다. 잎은 대생엽이다. 개화기는 6~9월이고 결실기는 8~10월이다. 연못, 물가 등 습한 곳에 자란다.

약용부위

지상부분

채취시기

여름과 가을에 줄기와 잎이 무성할 때 채취하고 햇볕에 말린다.

약초의 성질

맛은 쓰고 맵다. 약간 따뜻한 성질이 있다. 간경과 비경에 속한다.

사용방법

말린 약제 10~15g에 물 800ml를 넣고 약한 불에서 반으로 줄 때까지 달여 하루 2~3회로 나누어 마신다.

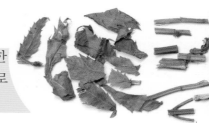

쇠무릎

생약명: 우슬

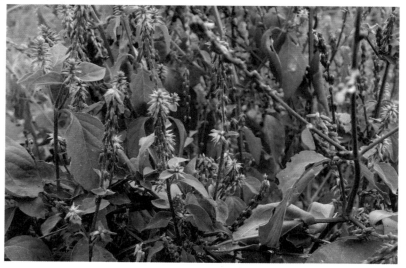

약초의 효능

간, 신장을 보하고, 근육과 뼈를 튼튼하게 한다. 피를 아래로 흐르게 한다. 주로 허리 무릎 통증, 근육과 뼈의 힘이 없을 때, 폐경과 물혹, 간기왕성으로 인한 어지러움 등을 치료한다.

생태와 특징

다년생 초본 식물이고 높이는 70~120cm이다. 가볍고 부드러운 털이 있다. 뿌리는 둥근 모양이며 황갈색이다. 줄기는 능이 있거나 사각형이다. 잎은 대생엽이다. 개화기는 7~9월이고 결실기는 9~10월이다. 집주변이나, 산비탈의 숲에 자란다.

약용부위

뿌리

채취시기 겨울에 줄기와 잎이 시들었을 때에 캔다. 잔뿌리와 흙을 제거하고 작은 다발로 묶어 햇볕에 말린다.

약초의 성질

맛은 쓰고 시다. 약성은 평하다. 간경과 신경에 속한다.

사용방법

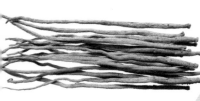

말린 약제 6~15g에 물 800ml를 넣고 약한 불에서 반으로 줄 때까지 달여 하루 2~3회로 나누어 마신다.

장구채

생약명: 왕불류행

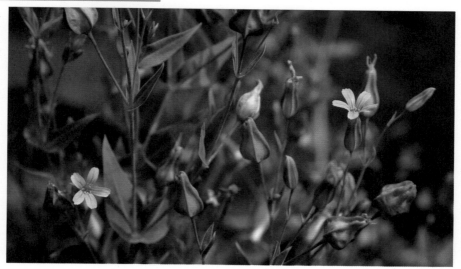

약초의 효능

혈액을 잘 통하게 하고 생리통을 없앤다. 젖을 잘 나오게 하고 종기를 없앤다. 주로 생리통, 폐경, 젖이 나오지 않을 때, 유방염증, 용종 등을 치료한다.

생태와 특징

일년생 혹은 이년생 초본 식물이고 높이는 30~70cm이다. 털이 없고 줄기는 직립이다. 잎은 단엽이며 대생엽이다. 개화기는 4~6월이고 결실기는 5~7월이다. 산비탈, 길가 특히 보리밭에 많다.

약용부위 씨앗

채취시기

가을에 심고 다음 해의 4~5월에 채취한다. 씨앗이 대부분 황갈색이고 약간 검은색이 있을 때 지상부분을 채취하여 그늘에 말린다. 씨앗이 검은색으로 변하면 햇볕에 말린 후에 탈곡하고 이물을 제거하여 다시 햇볕에 말린다.

약초의 성질 맛은 쓰고 약성은 평하다. 간경과 위경에 속한다.

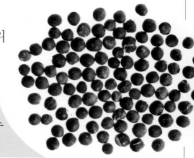

사용방법

말린 약제 6~10g에 물 800ml를 넣고 약한 불에서 반으로 줄 때까지 달여 하루 2~3회로 나누어 마신다.

생약명: 월계화

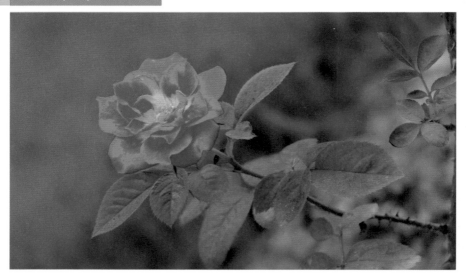

약초의 효능

혈을 잘 돌게 하며 생리통을 없앤다. 주로 생리불순과 생리통을 치료한다.

생태와 특징

작은 직립 관목이다. 작은 가지에 굵고 갈고리 모양의 가시가 있다. 또는 가시가 없는 것도 있다. 잎은 우상복엽이다. 개화기와 결실기는 모두 여름이다.

약용부위

꽃

채취시기

한 해에 모두 채취할 수 있다. 꽃이 조금 필 때 따서 그늘에 말리거나 혹은 저온에 말린다.

약초의 성질

맛은 달고 따뜻한 성질이 있다. 간경에 속한다.

사용방법

말린 약제 3~6g에 물 800ml를 넣고 약한 불에서 반으로 줄 때까지 달여 하루 2~3회로 나누어 마신다.

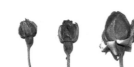

능소화

생약명: 능소화

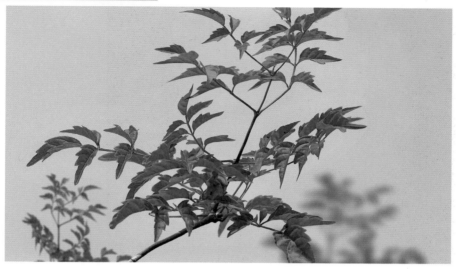

약초의 효능

피를 차갑게 하고 어혈을 풀어주며, 풍을 제거한다. 주로 생리불순, 폐경
물혹, 산후 유방 종기, 풍진, 피부 가려움증, 좌창 등을 치료한다.

생태와 특징

낙엽 목질 덩굴 식물이다. 줄기는 황갈색이고 잎은 우상복엽이며 대생엽
이다. 개화기는 7~9월이고 결실기는 8~10월이다. 계곡, 물가 등에 자란
다.

약용부위

꽃

채취시기

여름과 가을에 꽃이 필 때 채취하여 건조시킨다.

약초의 성질

맛은 달고 시다. 차가운 성질이다. 간경과 심포경에 속한
다.

사용방법

말린 약제 3~10g에 물 800ml를 넣고 약한 불
에서 반으로 줄 때까지 달여 하루 2~3회로 나
누어 마신다.

봉선화

생약명: 급성자

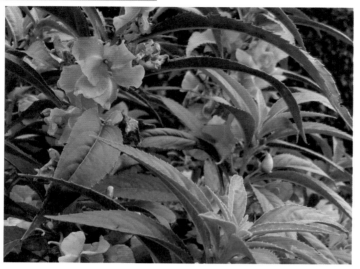

약초의 효능

어혈을 제거하고 굳은 것을 풀어준다. 쌓여있는 것을 풀어준다. 주로 혹 (물혹 등)폐경, 목구멍이 막히는 증상 등을 치료한다.

생태와 특징

일년생 초본 식물이고 높이는 40~100cm이다. 줄기는 육질이고 잎은 대 생엽이며 피침형이다.

약용부위

씨앗

채취시기

여름과 가을에 씨앗이 성숙될 때 채취하고 햇볕에 말린다. 껍질과 이물을 제거한다.

약초의 성질

맛은 약간 쓰고 맵다. 따뜻한 성질이 있으며 약간 독이 있다. 폐경과 간경에 속한다.

화살나무

생약명: 귀전우

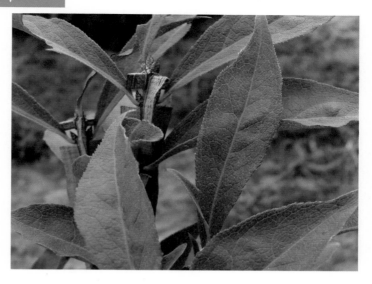

약초의 효능

어혈을 제거하고 생리를 잘 통하게 한다. 해독하고 붓기를 빼준다. 살충한다. 주로 혹(물혹 등)심복통증, 폐경, 생리통, 하혈, 산후복통, 오로가 나오지 않는 것, 염좌, 화상, 뱀에 물린 것 등을 치료한다.

생태와 특징

낙엽관목이며 털이 없고 높이는 2~3m이다. 작은 가지는 일반적으로 사각형이고, 얇은 편상의 날개와 같은 것이 달려있다. 잎은 단엽이며 대생엽이다. 개화기는 5~6월이고 결실기는 9~10월이다.

약용부위

가지

채취시기

연중 내내 채취할 수 있다. 가지를 베어 연한 것을 채취하고 햇볕에 말린다.

약초의 성질

맛은 쓰고 맵다. 차가운 성질이 있다. 간경과 비경에 속한다.

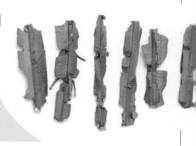

사용방법

말린 약제 6~10g에 물 800ml를 넣고 약한 불에서 반으로 줄 때까지 달여 하루 2~3회로 나누어 마신다.

자형

생약명: 자형피

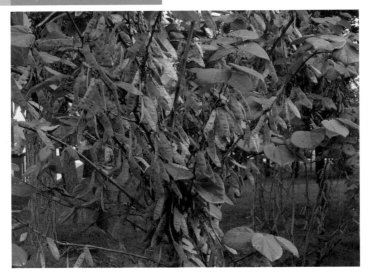

약초의 효능

혈액을 잘 돌게 하며 소변을 잘 보게 하고, 해독 작용을 한다. 주로 생리불순, 어혈 복통, 류머티즘, 소변 볼 때 통증, 목쉬었을 때, 용종, 개선, 염좌, 뱀이나 벌레에 물렸을 때 등을 치료한다.

생태와 특징

낙엽 소교목 또는 대관목. 높이15m. 수피는 어릴 땐 암흑색이며 광택이 있고, 오래되면 거칠고 갈라져있다. 어린 가지엔 털이 있다. 잎은 단엽으로 어긋나며 근원 형이고 잎 끝은 뾰족 하고, 잎 앞면은 털이 없고 뒷면 잎맥 위에 가는 털이 나 있다. 개화기는 4~5월이고 결실기는 5~7월이다.

약용부위

나무껍질

채취시기 7~8월에 채취하여 햇볕에 말린다.

약초의 성질

맛은 쓰고 성질은 평하다. 간경에 속한다.

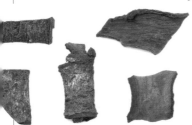

마리근

생약명: 야학취

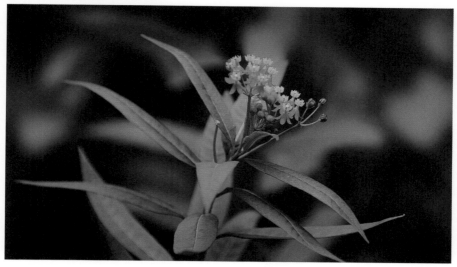

약초의 효능

해열 해독 작용이 있다. 혈액을 잘 통하게 하고 지혈 작용을 한다. 붓기를 내리고 통증을 가라앉게 한다. 주로 인후종통, 폐열기침, 임증 생리불순, 하혈, 대하, 종기 부스럼, 습진, 외상출혈 등을 치료한다.

생태와 특징

다년생 직립 관목 상 초본 식물. 높이60~100cm. 모든 부위에서 백색 유즙이 나온다. 잎은 마주나며, 잎 편은 막질이고 피침 형 모양에 끝이 뾰족하다. 꽃은 8~12송이가 뭉쳐 핀다. 결실기는 8~12월이다.

약용부위

전초

채취시기

연중 채취하여 햇볕에 말린다.

약초의 성질

맛은 쓰고, 성질은 차갑다. 독성이 있다.

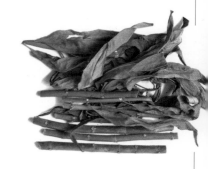

목백일홍(배롱나무)

생약명: 자미화

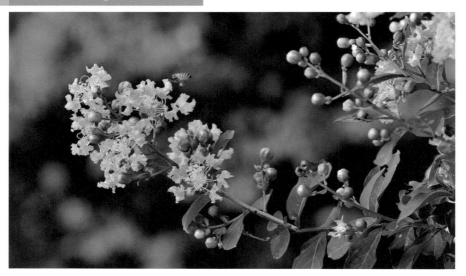

약초의 효능

열을 내려주고 해독작용 한다. 혈액을 잘 돌게 하고 지혈효과가 있다. 주로 종기, 소아태독, 무좀, 하혈, 대하, 폐렴성 각혈, 소아경기(경련) 등을 치료한다.

생태와 특징

낙엽관목 혹은 작은 교목이며 높이는 7m이다. 껍질은 매끌매끌하며 회색 혹은 회갈색이다. 잎은 대생엽이다. 개화기는 6~9월이고 결실기는 9~12월이다. 그늘이 있고 습한 토지에서 자란다.

약용부위

꽃

채취시기

6~8월에 꽃을 따서 햇볕에 말린다.

약초의 성질

맛은 쓰고 약간 시다. 차가운 성질이 있다.

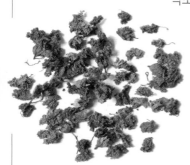

골쇄보

생약명: 골쇄보

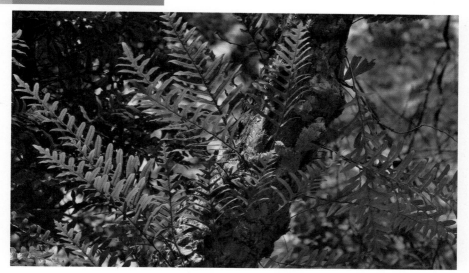

약초의 효능

신장을 보하고 뼈를 튼튼하게 한다. 혈액순환을 좋게 하여 통증을 가라앉히는 작용을 한다. 주로 신장이 허해오는 요통, 무릎과 발의 힘이 없을 때, 귀에 소리가 나고 잘 안 들릴 때, 치통, 만성설사, 소변이 저절로 나올 때, 염좌, 골절 등을 치료한다.

생태와 특징

높이는 25~40cm이다. 뿌리줄기는 옆으로 뻗어 있고 살은 굵다. 숲속의 돌이나 나무에 기생한다.

약용부위

뿌리줄기

채취시기

연중 내내 캘 수 있다. 흙을 제거하고 건조시키거나 부드러운 털을 제거한다.

약초의 성질

맛은 쓰고 따뜻한 성질이 있다. 간경과 신경에 속한다.

사용방법

말린 약제 10~20g에 물 800ml를 넣고 약한 불에서 반으로 줄 때까지 달여 하루 2~3회로 나누어 마신다.

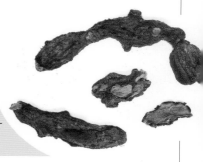

아차

생약명: 아차

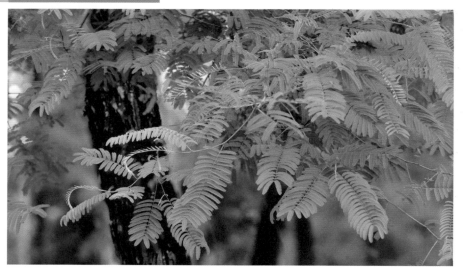

약초의 효능

부스럼을 낫게 하고 새살을 생기게 한다. 주로 궤양, 습진, 구내염, 염좌, 외상출혈 등을 치료한다.

생태와 특징

낙엽 소교목. 높이6~13m, 나무껍질 종색, 오랜 줄기는 얇게 갈라져있다. 그러나 껍질은 벗겨지지 않는다. 작은 가지는 짧고 부드러운 털이나 있다. 잎은 깃털 모양의 두 줄로 나있는 복엽이며 어긋나 있다. 개화기는 4~8월 이고, 결실기는 9~다음해 1월이다.

약용부위

껍질, 가지의, 진액

채취시기

겨울에 줄기와 가지 껍질을 벗겨 물을 넣고 끓여 졸여서 말린다.

약초의 성질

맛은 쓰고, 떫다. 성질은 약간 차갑다. 폐경에 속한다.

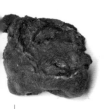

기호

생약명: 유기노

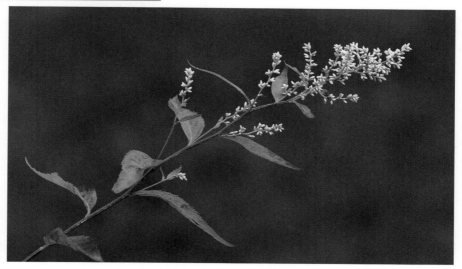

약초의 효능

어혈을 풀어주고, 경락을 통하게 해준다. 지혈작용하고 붓기를 내린다. 소화 작용을 한다. 주로 생리통, 폐경, 산후 어혈복통, 오로가 계속 나올 때, 몸속의혹, 염좌, 창상출혈, 류머티즘, 혈변, 혈뇨, 종기, 화상, 식적 복통, 이질 설사 등을 치료한다.

생태와 특징

다년생 초본. 높이80~150cm, 줄기는 곧게 서며, 중간이상에서 가지가 나며 윗부분에 꽃대가나오고 작은 털이 나 있다. 밑 부분의 잎은 꽃대가 나오면 죽는다. 중간부분 잎은 근혁질의 장원 상 또는 난상 피침 형이고 끝은 뾰족하다

약용부위

전초

채취시기

여름, 가을, 꽃이 피었을 때 채취하여 햇볕에 말린다.

약초의 성질

맛은 맵고, 약간 쓰다. 성질은 따뜻하다. 심경, 간경, 비경에 속한다.

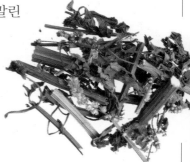

희화초

생약명: 가애화

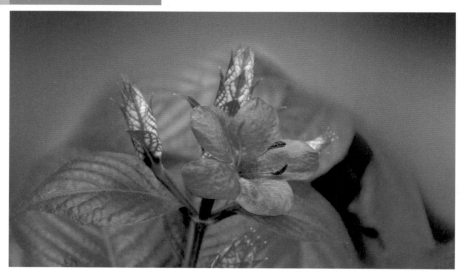

약초의 효능

어혈을 풀어주고, 붓기를 내린다. 주로 염좌를 치료한다.

생태와 특징

관목, 높이70~150cm, 잎은 마주나며 잎은 난형이고 끝이 길고 뾰족하며 기저부는 점점 좁아져 잎자루가 된다. 가장자리는 뚜렷하지 않은 톱니가 있다. 개화기는 봄이다.

약용부위

잎, 뿌리

채취시기

여름, 가을에 채취하여, 깨끗이 씻어 햇볕에 말린다.

약초의 성질

맛은 맵고 성질은 평하다.

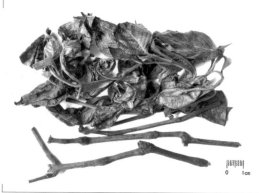

평와토삼칠 생약명: 사접골

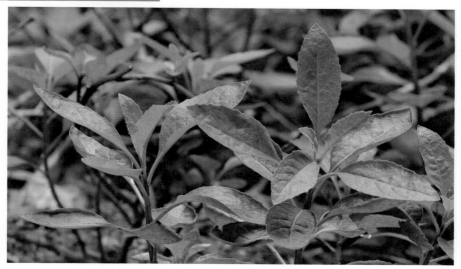

약초의 효능

어혈을 풀어주고, 붓기를 제거하며, 해열과 기침을 그치게 한다. 주로 염좌, 류머티즘, 폐렴, 폐결핵, 부스럼 등을 치료한다.

생태와 특징

다년생초본. 높이50cm. 줄기 하부는 비스듬히 기울고 육질이며, 녹색 또는 담갈색이고 각이 있으며 털이 없다. 잎은 단엽으로 어긋나며 난원형이고 끝이 뾰족하며 가장자리는 불규칙한 톱니가 있다.

약용부위

전초

채취시기

연중 채취하여 햇볕에 말린다.

약초의 성질

맛은 맵고 약간 쓰다. 성질은 약간 차갑다.

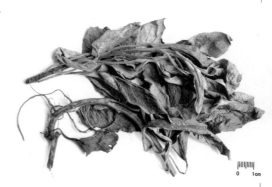

수가

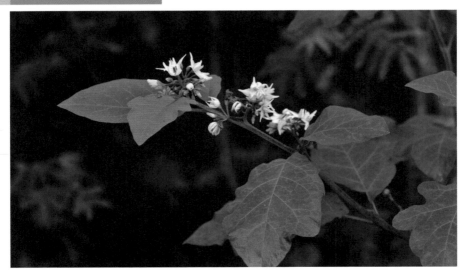

약초의 효능

혈액을 잘 돌게 하며, 붓기를 내려주고, 진통 작용을 한다. 주로 위통, 폐경, 염좌 어혈통증, 요통, 종기 부스럼 등을 치료한다.

생태와 특징

관목식물. 높이1~3m. 작은 가지, 잎 뒷면, 잎자루, 꽃대 등에 흙색의 부드러운 털이 나 있다. 줄기는 곧게 서며 가지가있고 굵으며 가지와 잎자루에 짧은 가시가 나 있다. 잎은 단엽 또는 쌍엽으로 나며 난형이고 끝이 뾰족하다. 연중 개화와 결실을 한다.

약용부위

뿌리

채취시기

연중 채취가능하며 깨끗이 다듬어 썰어 햇볕에 말린다.

성질

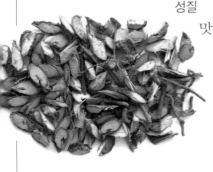

맛은 맵고, 성질은 평하다. 약간의 독성이 있다.

생약명: 아출

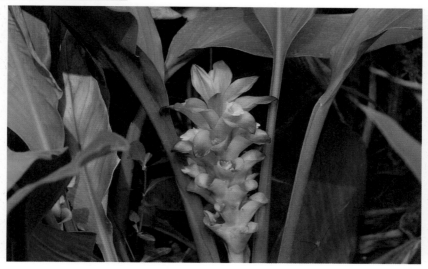

약초의 효능

기를 잘 흐르게 하고, 어혈을 없앤다. 쌓인 것을 풀어 진통작용을 한다. 주로 몸 안에 뭉쳐있는 나쁜 덩어리, 어혈성 폐경, 음식이 쌓여 배가 부르고 통증이 있는 것, 조기 자궁경부암 등을 치료한다.

생태와 특징

다년생초본 높이50~110cm 주 뿌리줄기는 난원형이고 측 뿌리줄기는 손가락 모양이다. 절단면은 흰색 또는 미황색이다. 가는 뿌리 끝에 덩이뿌리가 달린다. 뿌리단면은 백색이다. 잎은 기생 한다. 개화기는 5~7월이다.

약용부위 뿌리줄기

채취시기

12월중 하순, 지상부분 고사 후 채취하여 흙을 제거하고 깨끗이 한다음 솥에서 15분정도 찌거나 삶은 후 햇볕에 말린다.

약초의 성질

맛은 맵고 쓰다. 성질은 따뜻하다. 간경, 비경에 속한다.

사용방법

말린 약제 3~10g에 물 800ml를 넣고 약한 불에서 반으로 줄 때까지 달여 하루 2~3회로 나누어 마신다. 어혈을 제거하는 용도로 쓰는 것은 식초를 넣어 볶은 것을 사용한다.

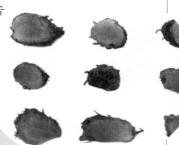

옻나무

생약명: 건칠

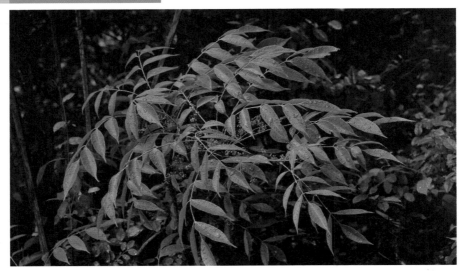

약초의 효능

어혈을 제거하고, 쌓인 것을 풀어주며, 살충작용을 한다. 주로 폐경, 어혈, 기생충성 복통 등을 치료한다.

생태와 특징

낙엽 교목이다. 껍질은 회백색이며 거칠거칠하다. 잎은 우상복엽이며 대생엽이다. 개화기는 5~6월이고 결실기는 7~10월이다. 양지의 산비탈에 자란다.

약용부위

나무진

채취시기

약초의 성질

맛은 맵고 따뜻한 성질이 있다. 독이 있다. 간경과 비경에 속한다.

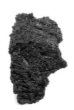

0   1cm

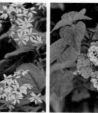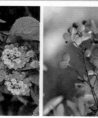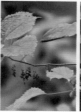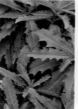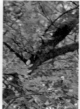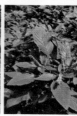

제 13 장

가래를 제거하고 기침 천식을 그치게 하는 약초 약재

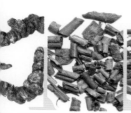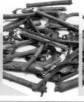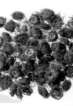

생약명: 백전

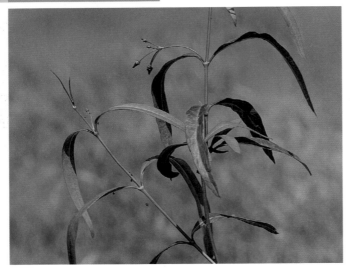

약초의 효능

기를 내려주고, 담을 없애며, 기침을 멎게 한다. 주로 기침 가래가 많을 때, 호흡이 촉박하고 숨찬 증세 등을 치료한다.

생태와 특징

다년생 직립 반 관목이며 높이는 0.5~1m이다. 뿌리줄기는 옆으로 뻗어 있으며 황백색 혹은 약간 갈색이다. 줄기는 둥근모양이고 잎은 대생엽이다. 개화기는 5~8월이고 결실기는 9~10월이다. 물가에 자란다.

약용부위

뿌리와 줄기

채취시기

가을에 캐서 깨끗이 씻어 햇볕에 말린다.

약초의 성질

맛은 맵고 쓰다. 약간 따뜻한 성질이 있다. 폐경에 속한다.

사용방법

말린 약제 5~10g에 물 800ml를 넣고 약한 불에서 반으로 줄 때까지 달여 하루 2~3회로 나누어 마신다.

반하

생약명: 반하

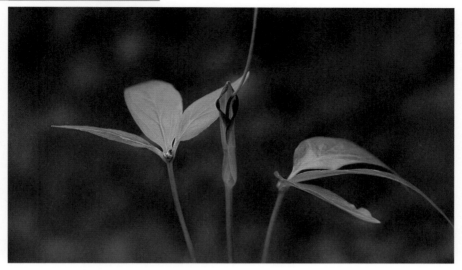

약초의 효능

습을 말려주고, 가래를 삭인다. 구역질을 없애준다. 막히고 뭉친 것을 풀어준다. 주로 가래가 많은 기침 천식, 어지럼증, 두통, 구토, 위암, 가슴 배가 답답한 것, 목에 이물감이 있는 것과 같은 증상 등을 치료한다.

생태와 특징

다년생 초본 식물이고 높이는 15~30cm이다. 덩이줄기는 공 모양이다. 잎은 단엽에서 복엽으로 변한다. 잎자루는 비교적 길다. 개화기는 5~7월이다. 결실기는 8월이다.

약용부위

덩이줄기

채취시기

여름과 가을에 캐서 깨끗이 씻어 껍질과 잔뿌리를 제거하여 햇볕에 말린다.

약초의 성질

맛은 맵고 따뜻한 성질이 있다. 독이 있다. 비경, 위경, 폐경에 속한다.

사용방법

말린 약제 5~10g에 물 800ml를 넣고 약한 불에서 반으로 줄 때까지 달여 하루 2~3회로 나누어 마신다. 생것은 외용으로 용종을 치료하고, 강반하는 구역 구토를 치료한다.

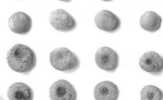

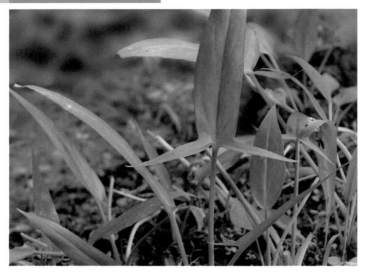

약초의 효능

습을 말리고 가래를 풀어준다. 해독작용과 붓기를 빼준다. 지혈작용을 한다. 주로 가래 많은 기침, 종기, 부스럼, 독충에 물렸을 때, 외상출혈 등을 치료한다.

생태와 특징

다년생초본. 덩이줄기 근원형, 상부주위 밀생 하는2~4cm의 육질 근. 잎은3~4개로 잎자루는 비교적 길다. 개화기는 4~5월이고, 결실기는 6~8월이다.

약용부위

덩이줄기

채취시기

11월채취하여 석회수에 24시간 담근 후 껍질을 벗긴 후 햇볕에 말린다.

약초의 성질

맛은 맵고 성질은 따뜻하며, 독성이 있다.

천남성(호장) 생약명: 천남성

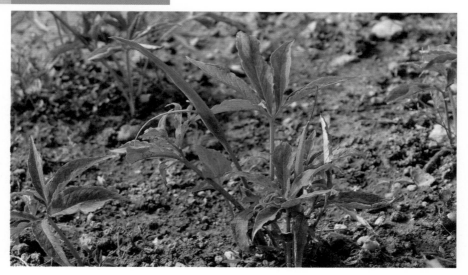

약초의 효능

풍을 제거하고 경련을 멈추게 한다. 가래가 뭉친 것을 풀어준다. 주로 중풍, 가래 뭉친 것, 안면마비, 수족마비, 반신불수, 경기, 정신질병, 어지럼증, 용종, 파상풍, 염좌, 독사에 물린 것 등을 치료한다.

생태와 특징

다년생 초본 식물이다. 1~2년 된 덩이줄기는 원모양이고, 3년 된 덩이줄기에는 2~5개의 작은 덩이줄기가 생긴다. 개화기는 5~8월이고 결실기는 6~11월이다. 산곡, 물가, 대나무 숲에 자란다.

약용부위 덩이뿌리

채취시기 10월에 덩이줄기를 캐서 줄기와 잎, 잔뿌리와 흙을 제거한다. 깨끗이 씻어 다음에 유황으로 훈제하여 흰색으로 변하면 햇볕에 말린다. 독이 있어서 가공할 때 조심해야 한다.

약초의 성질

맛은 쓰고 맵다. 따뜻한 성질이 있고 독이 있다. 폐경, 간경, 비경에 속한다.

사용방법

말린 약제 3~10g에 물 800ml를 넣고 약한 불에서 반으로 줄 때까지 달여 하루 2~3회로 나누어 마신다.(내복은 포제남성을 쓰며, 임산부는 복용하면 안 된다).

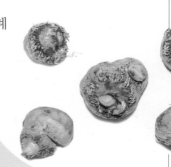

금불초

생약명: 선복화

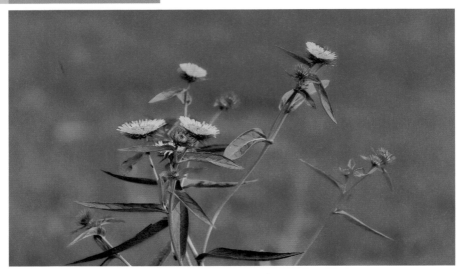

약초의 효능

기를 내려주고 담을 없애주며 구역 구토를 그치게 한다. 주로 기침, 담음이 쌓여있는 것, 천식, 기침 가래가 많은 것, 구토, 가슴이 딱딱하게 막힌 증상 등을 치료한다.

생태와 특징

다년생 초본 식물이고 높이는 30~80cm이다. 뿌리모양의 줄기는 짧고 옆으로 뻗어 있다. 잔뿌리가 있다. 줄기는 단생이다. 개화기는 6~10월이고 결실기는 9~11월이다. 산비탈의 길가, 습한 잔디, 물가에 자란다.

약용부위

꽃차례

채취시기

여름과 가을에 꽃이 필 때 따서 이물을 제거하고 그늘에 말리거나 햇볕에 말린다.

약초의 성질

맛은 쓰고 맵고 짜다. 약간 따뜻한 성질이 있다. 폐경, 비경, 위경, 대장경에 속한다.

사용방법

말린 약제 3~10g에 물 800ml를 넣고 약한 불에서 반으로 줄 때까지 달여 하루 2~3회로 나누어 마신다.

바디나물

생약명: 전호

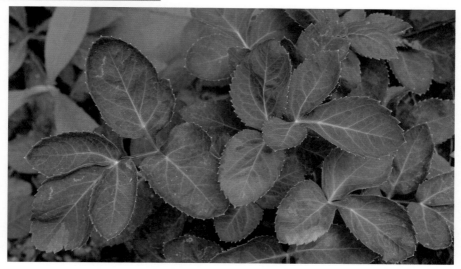

약초의 효능

풍열을 없애주고, 기를 내려주고 가래를 풀어준다. 주로 풍열, 폐열과 담이 막힌 것, 기침과 가래가 많은 것, 노란 덩어리가래, 구역과 식사량이 적을 때, 가슴이 답답함 등을 치료한다.

생태와 특징

다년생 초본 식물이고 높이는 1~2m이다. 뿌리는 원추형이고 작은 뿌리도 있으며 황갈색이다. 줄기는 직립하며 자주색이다. 가볍고 부드러운 털이 있다. 개화기는 8~9월이고 결실기는 9~11월이다.

약용부위

뿌리

채취시기

심은 지 2~3년 후의 가을과 겨울에 뿌리를 캐서 지상의 줄기와 흙을 제거하고 햇볕에 말린다.

약초의 성질

맛은 쓰고 맵다. 약간 차가운 성질이 있다. 폐경, 비경, 간경에 속한다.

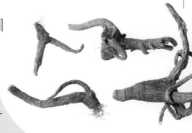

사용방법

말린 약제 5~10g에 물 800ml를 넣고 약한 불에서 반으로 줄 때까지 달여 하루 2~3회로 나누어 마신다.

꽃무릇

생약명: 석산

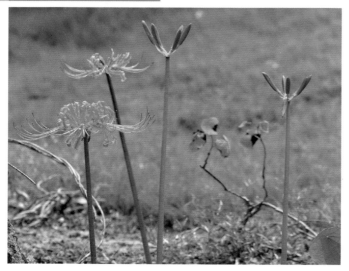

약초의 효능

담을 제거하고 토하도록 한다. 해독작용하며 뭉친 것을 풀어준다. 주로 인후통증, 식물중독, 가슴 배의복수, 악창, 연주창, 치루, 염좌, 류머티즘, 화상, 독사에 물린 데 등을 치료한다.

생태와 특징

다년생 초본 식물이고 비늘줄기의 직경은 2~4cm이다. 껍질은 자갈색이다. 가을에 잎이 나온다. 개화기는 8~10월이다. 그늘이 있고 습한 곳에서 자란다.

약용부위

비늘줄기

채취시기

가을에 비늘줄기를 캐서 큰 것을 선택하여 깨끗이 씻어 햇볕에 말린다. 작은 것은 종자로 한다. 만약 야생이면 연중모두 캘 수 있다. 캐서 신선하게 사용하거나 햇볕에 말린다.

약초의 성질

맛은 맵고 달다. 따뜻한 성질이 있고 독이 있다. 폐경, 위경, 간경에 속한다.

용설란

생약명: 금변용설란

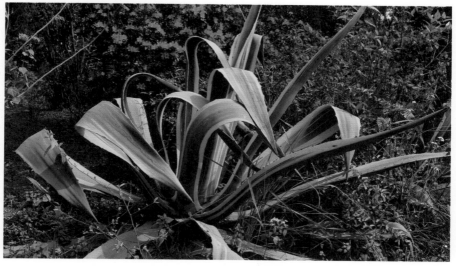

약초의 효능

용설란과 알로에가 거의 비슷하게 생겼으나 약효는 전혀 다르다. 용설란은 멕시코산 술, 데킬라에 원료로 많이 사용된다. 용설란에 대한 약초에 효능은 간단하게 간염 치료에 사용한다. 윤폐, 화담, 지해의 효능이 있다. 허로해수, 토혈, 천식을 치료한다. 외용으로 도포하면 독창을 치료한다.

생태와 특징

다년생 상록 초본 식물이다. 줄기는 짧고 잎은 다육질이고 총생이다. 개화는 여름이다.

약용부위

잎

채취시기

연중 채취할 수 있다. 신선하게 사용하거나 데쳐서 햇볕에 말린다.

약초의 성질

맛은 쓰고 맵다. 차가운 성질이 있다.

도라지

생약명: 길경

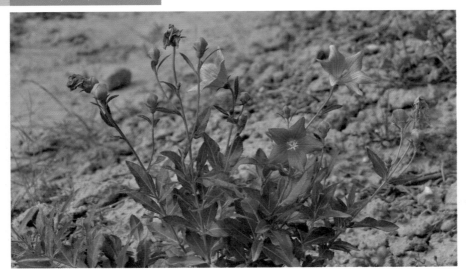

약초의 효능

폐와 인후를 부드럽게 하고, 가래를 제거하고 농양을 빼낸다. 주로 가래가 많은 기침, 가슴 답답함, 인후통, 목쉰데 종기 등을 치료한다.

생태와 특징

다년생 초본 식물이고높이는 30~120cm이다. 흰 액체가 있다. 주요한 뿌리는 원추형이며 가지가 적다. 줄기에는 털이 없다. 개화기는 7~9월이고 결실기는 8~10월이다. 산지 에 자란다.

약용부위

뿌리

채취시기

봄과 가을에 캐서 깨끗이 씻어 잔뿌리를 제거한다. 껍질을 제거하여 건조시키거나 껍질을 제거하지 않아도 된다.

약초의 성질

맛은 쓰고 맵다. 약성은 평하다. 폐경에 속한다.

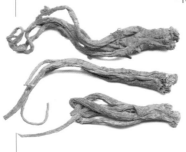

사용방법

말린 약제 3~6g에 물 800ml를 넣고 약한 불에서 반으로 줄 때까지 달여 하루 2~3회로 나누어 마신다.

천패모

생약명: 천패모

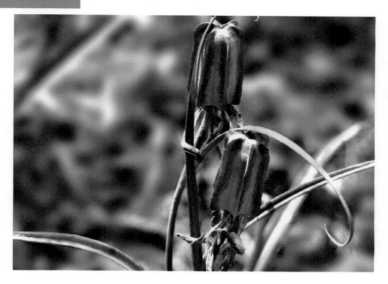

약초의 효능

열을 내려주고 폐를 윤택하게 한다. 가래를 풀어주고 기침을 멎게 한다. 맺혀 있는 것을 풀어주고 붓기를 내려준다. 주로 폐가 허한 만성기침, 허한 기침, 건조하고 열이 있는 기침, 연주창, 폐용, 유용 등을 치료한다.

생태와 특징

다년생 초본. 높이15~50cm. 비늘줄기구형이며, 두 개의 비늘로 조성 되어있다. 잎은 마주나며, 잎은 긴 피침형이다. 개화기는 5~7월이고, 결실기는 8~10월이다.

약용부위

비늘줄기

채취시기

6~7월 줄기 잎이 마른 후 맑은 날 채취하여 햇볕에 말린다.

약초의 성질

맛은 달고 쓰다. 성질은 약간 차갑다. 폐경, 심경에 속한다.

사용방법

말린 약제3~10g에 물 800ml를 넣고 약한 불에서 반으로 줄 때까지 달여 하루 2~3회로 나누어 마신다. 분말은1~1.5g복용.

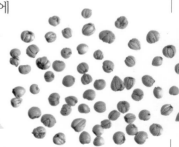

절패모

생약명: 절패모

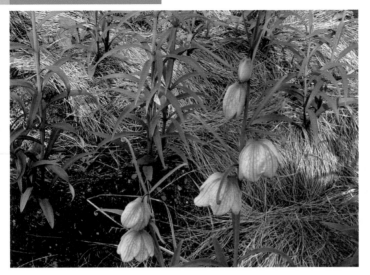

약초의 효능

열을 내려주고 가래를 없애준다. 기를 내려 기침을 멎게 한다. 결절을 풀어주고 붓기를 빼준다. 주로 풍열 담열 기침, 폐렴성 피고름을 토할 때, 연주창 갑상선종양, 종기 등을 치료한다.

생태와 특징

다년생 초본 식물이고 높이는 50~80cm이다. 비늘줄기는 콩 모양이다. 잎은 줄기 아래에 대생하거나 흩어져난다. 개화기는 3~4월이고 결실기는 5월이다. 해발이 낮은 산언덕의 그늘 혹은 대나무 숲에 자란다.

약용부위

비늘줄기

채취시기 5월 중순과 하순에 지상의 줄기와 잎이 시든 후에 비늘줄기를 캐서 깨끗이 씻는다. 큰 것은 먼저 속을 발라낸 후에 다시 가공하고, 작은 것은 속을 안 발라내도 된다.

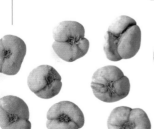

약초의 성질

맛은 쓰고 차가운 성질이 있다. 폐경과 심경에 속한다.

사용방법

말린 약제 3~10g에 물 800ml를 넣고 약한 불에서 반으로 줄 때까지 달여 하루 2~3회로 나누어 마신다. 분말의 1회 복용량은 1~1.5g이다

생약명: 과루인

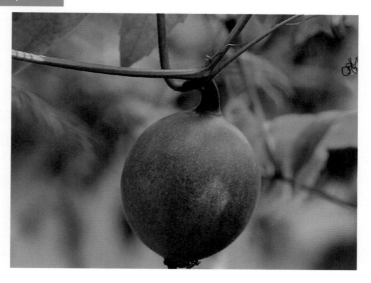

약초의 효능

열을 내려주고 가래를 제거한다. 가슴의 막힌 것을 뚫어주고 맺은 것을 풀어준다. 장을 윤택하게 하고 매끄럽게 한다. 주로 기침, 끈적끈적하고 노란 가래, 가슴 답답하고 심장이 아플 때, 유방종기, 폐렴, 장용 종 통, 변비 등을 치료한다.

생태와 특징

덩굴식물이다. 덩이뿌리는 둥근모양이며 다육이다. 줄기는 가지가 많고 잎은 대생엽이다. 개화기는 5~8월이고 결실기는 8~10월이다. 산비탈의 숲, 잔디에 자란다.

약용부위

씨앗

채취시기 가을에 열매가 성숙되었을 때 따서 씨앗을 채취한다. 깨끗이 씻어 건조시킨다.

약초의 성질

맛은 달고 약간 쓰다. 차가운 성질이 있다. 폐경, 위경, 대장경에 속한다.

사용방법

말린 약제 10~15g에 물 800ml를 넣고 약한 불에서 반으로 줄 때까지 달여 하루 2~3회로 나누어 마신다. (찧어 각질을 부순 다음 쓴다).

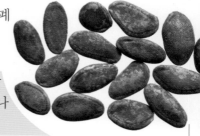

둥근마

생약명: 황약자

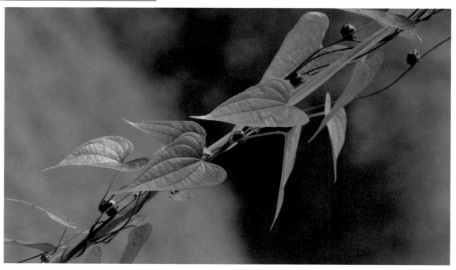

약초의 효능

갑상선종을 풀어준다. 해열 해독작용을 한다. 피를 차갑게 하고 지혈작용을 한다. 주로 갑상선종양, 목구멍이 막힌 데, 종기, 독사에 물린 데, 종양, 각혈, 백일해, 비출혈, 천식 기침 등을 치료한다.

생태와 특징

덩굴식물이다. 덩이줄기는 원형이며 황갈색이다. 줄기는 둥근모양이고 털이 없다. 잎은 단엽이며 대생엽이다. 개화기는 7~10월이고 결실기는 8~11월이다. 해발 2000m이하의 산 계곡의 그늘에 자란다.

약용부위

덩이줄기

채취시기 심은 지 2~3년 후의 겨울에 채취한다. 흙과 잔뿌리를 제거하여 1cm크기로 썰어 햇볕에 말리거나 온돌에 말린다. 신선하게 사용해도 된다.

약초의 성질

맛은 쓰고 차가운 성질이 있다. 약간 독이 있다. 폐경과 간경에 속한다.

사용방법

말린 약제 5~10g에 물 800ml를 넣고 약한 불에서 반으로 줄 때까지 달여 하루 2~3회로 나누어 마신다. 가루는 1~2g을 복용한다.

동아

생약명: 동과인

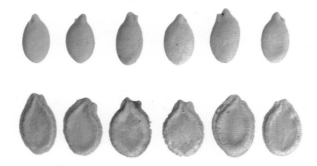

약초의 효능

폐열을 내려주어 가래를 제거한다. 용종을 없애고 농을 배출한다. 습을 다스린다. 주로 기침, 폐옹, 장용종, 대하, 각기, 수종, 임증 등을 치료한다.

생태와 특징

동과피와 같음

약용부위

씨앗

채취시기

동과를 따서 씨앗을 채취한다. 깨끗이 씻어 햇볕에 말린다.

약초의 성질

맛은 달고 약간 차가운 성질이 있다. 폐경과 대장경에 속한다.

사용방법

말린 약제 10~15g에 물 800ml를 넣고 약한 불에서 반으로 줄 때까지 달여 하루 2~3회로 나누어 마신다.

꼬막

생약명: 와릉자

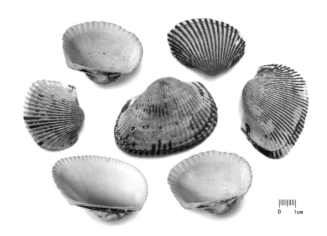

약초의 효능

담과 어혈을 제거한다. 단단한 것을 부드럽게 풀어주고, 모여있는 것을 풀어준다. 제산과 진통작용을 한다. 주로 진한 가래, 갑상선종류, 연주창, 물혹, 위통 위산 등을 치료한다.

생태와 특징

①고막 사각형 혹은 부채 모양이다. 길이는 4~5cm이고 높이는 3~4cm이다. 껍질 밖에 황갈색의 털이 있다. ②안다미조개 길이는 2.5~4cm이고 높이는 2~3cm이다. 껍질 밖에 황갈색 털이 없다. ③괴감 길이는 7~9cm이고 높이는 6~8cm이다.

약용부위

조개

채취시기

겨울철에 체취한다.

약초의 성질

맛은 짜고 약성은 평하다. 폐경, 위경, 간경에 속한다.

사용방법

말린 약제 10~30g에 물 800ml를 넣고 약한 불에서 반으로 줄 때까지 달여 하루 2~3회로 나누어 마신다.(빻아서 달인다).

생약명: 한 채

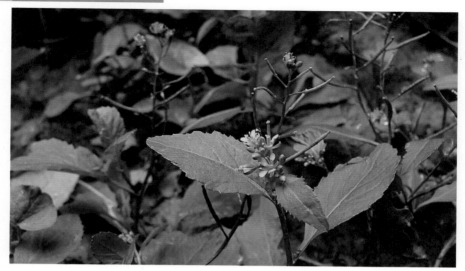

약초의 효능

가래를 제거하고 기침을 멎게 한다. 한기를 없애준다. 혈액을 잘 통하게 하며 해독작용을 한다. 습을 제거해 황달을 빼준다. 주로 기침과 가래천식, 감기발열, 마진, 류머티즘, 인후통, 종기, 염좌, 폐경, 황달, 수종 등을 치료한다.

생태와 특징

일년생 또는 이년생 초본. 줄기는 비교적 굵다. 잎 형태는 다변화이고, 기생 엽과 줄기 밑 부분 엽은 잎자루가 길다. 잎은 날개모양으로 갈라져 있고 윗부분 갈라짐이 크다. 가장자리는 불규칙한 톱니가 있다. 개화기는 4~5월이다.

약용부위

전초

채취시기

5~7월 채취하여 햇볕에 말린다.

약초의 성질

맛은 맵고 쓰다. 성질은 약간 따뜻하며 폐경, 간경에 속한다.

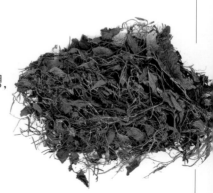

화남원지

생약명: 금불환

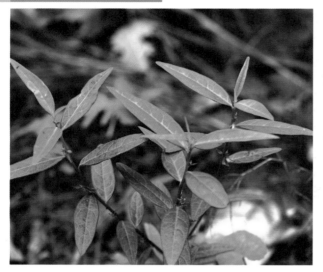

약초의 효능

가래를 제거하고, 쌓인 것을 풀어주며, 어혈을 풀어주고, 해독작용을 한다. 주로기침, 인후 통, 어린아이가 먹지 않아 마른 것, 염좌, 연주창, 용종, 독사에 물린데 등을 치료한다.

생태와 특징

일년생 직립 초본, 높이10~50cm. 뿌리는 굵고, 굴색이다. 줄기 밑 부분은 목질화 되어있으며, 가지는 원주형이고 녹색이며, 짧고 부드러운 털이 있다. 단엽으로 서로 어긋나며 잎자루에 털이 있고 계란형이다. 개화기는 7~9월이고, 결실기는 8~10월이다.

약용부위

전초

채취시기

봄, 여름 채취하여 썰어 말린다.

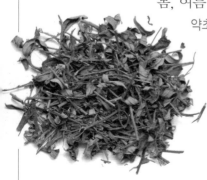

약초의 성질

맛은 맵고, 달다. 성질은 평하다.

살구

생약명: 고행인

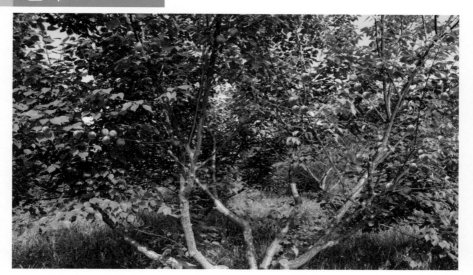

약초의 효능

기를 내려주고 가래를 제거한다. 기침과 천식증을 멎게 한다. 장을 윤택하게 하여 변을 잘 보게 한다. 주로 기침, 천식증, 변비 등을 치료한다.

생태와 특징

큰 교목이며 높이는 5~15m이다. 어린 가지는 털이 없다. 잎은 타원형이고 길이는 6~12cm이고 넓이는 3~8cm이다. 개화기는 4~5월이고 결실기는 7월이다.

약용부위

씨앗

채취시기

과실이 성숙되면 과실을 채취할 때 살을 제거하여 깨끗이 씻어 햇볕에 말린다. 핵을 깨드리고 씨앗을 채취한다. 그늘에 말리고 방충해야 한다.

약초의 성질

맛은 쓰고 성질은 약간 온성이며 약간 독이 있다.
폐경, 대장경에 속한다.

사용방법

말린 약제 5~10g에 물 800ml를 넣고 약한 불에서 반으로 줄 때까지 달여 하루 2~3회로 나누어 마신다.(씨를 으깬 다음 달인다)

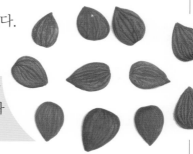

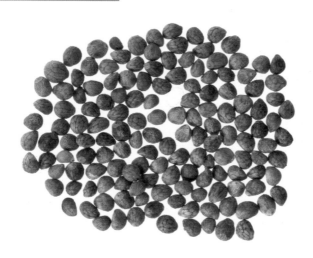

약초의 효능

기를 내려주고, 가래를 제거한다. 천식을 가라앉게 하고, 장을 윤택하게 한다. 주로 가래가 뭉친 것, 기침과 천식증, 변비 등을 치료한다.

생태와 특징

자소와 같음

약용부위

열매

채취시기

가을에 열매가 성숙되었을 때 채취한다. 이물을 제거하고 햇볕에 말린다.

약초의 성질

맛은 맵고 따뜻한 성질이 있다. 폐경과 대장경에 속한다.

사용방법

말린 약제 5~10g에 물600ml를 넣고 약한 불에서 반으로 줄 때까지 달여 하루2~3회 나누어마신다.

뽕나무

생약명: 상백피

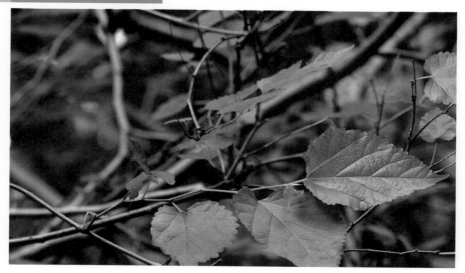

약초의 효능

폐에 열을 내려 천식증을 없앤다. 소변을 잘 보게 하여 붓기를 제거한다. 주로 폐열기침, 수종, 적은 소변, 얼굴과 눈 그리고 피부 부종 등을 치료한다.

생태와 특징

작은 가지는 회색빛을 띠는 갈색 또는 회색으로 잔 털이 있으나 점차 없어진다. 잎은 달걀모양 원형 또는 긴 타원 모양이며 3~5개로 갈라지고 길이 10cm이다.

약용부위

뿌리껍질

채취시기

가을 말부터 다음 해 봄에 뿌리를 캐서 황갈색의 껍질을 벗겨 뿌리껍질을 채취한다. 햇볕에 말리고 깨끗이 씻어 채를 썰어 말린다.

약초의 성질

맛은 달고 차가운 성질이 있다. 폐경에 속한다.

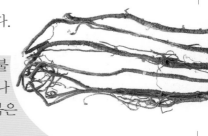

사용방법

말린 약제 5~15g에 물 800ml를 넣고 약한 불에서 반으로 줄 때까지 달여 하루 2~3회로 나누어 마신다. 폐가 허한 기침은 꿀을 넣어 볶은 것을 사용한다.

파부초

생약명: 백부

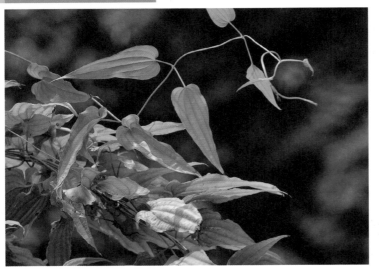

약초의 효능

폐를 윤택하게 하고, 기를 내려주고, 기침을 멎게 하고, 살충작용을 한다. 주로 일반 기침, 만성기침, 폐병기침, 백일해 등을 치료한다. 외용으로는 머릿니, 몸이, 요충 등을 치료한다.

생태와 특징

다년생 덩굴 식물이고 높이는 5m이다. 덩이뿌리는 원추형 혹은 둥근 모양이다. 잎은 대생엽이다. 개화기는 5~6월이다. 양지의 관목에 자란다.

약용부위

덩이뿌리

채취시기 옮겨 심은 지 2~3년 후에 캔다. 겨울에 지상부분이 시든 후, 혹은 봄에 새싹이 나오기 전에 덩이뿌리를 캐서 잔뿌리와 흙을 제거한다. 뜨거운 물에 데친 후에 햇볕에 말린다. 또한 신선하게 사용해도 된다.

약초의 성질

맛은 달고 쓰다. 약간 따뜻한 성질이 있다. 폐경에 속한다.

사용방법

말린 약제 5~10g에 물 800ml를 넣고 약한 불에서 반으로 줄 때까지 달여 하루 2~3회로 나누어 마신다. 만성기침용은 꿀과 같이 볶은 것을 사용한다.

관동화

생약명: 관동화

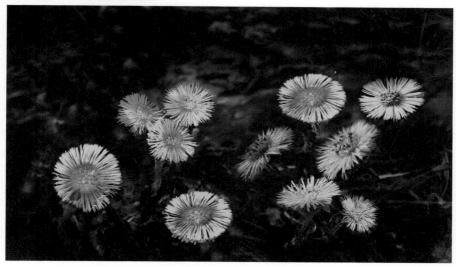

약초의 효능

폐를 윤택하게 하고 기를 내려준다. 기침을 멎게 하고, 가래를 풀어준다. 주로 기침, 천식 기침, 가래, 각혈 등을 치료한다.

생태와 특징

다년생 초본 식물이다. 뿌리줄기는 갈색이며 옆으로 뻗어 있다. 잎은 꽃이 핀 후에 나오며 하트모양이다. 개화기는 1~2월이고 결실기는 4월이다. 양지의 물가에 자란다.

약용부위

꽃망울

채취시기

12월 혹은 얼기 전에 꽃이 아직 나오지 않을 때에 캔다. 꽃자루와 흙을 제거하여 그늘에 말린다.

약초의 성질

맛은 맵고 약간 쓰다. 따뜻한 성질이 있다. 폐경에 속한다.

사용방법

말린 약제 5~10g에 물 800ml를 넣고 약한 불에서 반으로 줄 때까지 달여 하루 2~3회로 나누어 마신다.

개미취

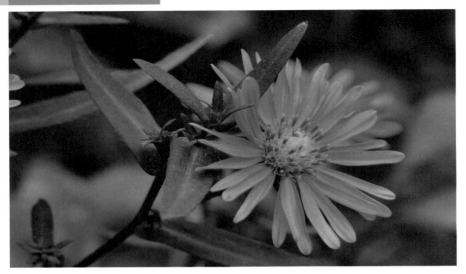

약초의 효능

폐를 윤택하게 하고 기를 내려준다. 가래 기침을 제거한다. 주로 가래 기침, 오래된 기침, 각혈 등을 치료한다.

생태와 특징

다년생 초본 식물이고 높이는 40~150cm이다. 줄기는 직립한다. 가지가 없고 굵다. 뿌리줄기는 짧다. 잎은 기생엽이며 대생엽이다. 개화기는 7~9월이고 결실기는 9~10월이다.

약용부위

뿌리와 뿌리줄기

채취시기

봄과 가을에 캔다. 마디가 있는 뿌리줄기와 흙을 제거하여 말린다.

약초의 성질

맛은 맵고 쓰다. 따뜻한 성질이 있다. 폐경에 속한다.

사용방법

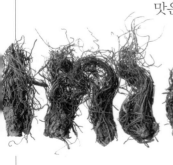

말린 약제 5~10g에 물 800ml를 넣고 약한 불에서 반으로 줄 때까지 달여 하루 2~3회로 나누어 마신다. 폐가 허한 만성기침은 꿀을 넣어 볶은 것을 사용한다.

비파나무

생약명: 비파엽

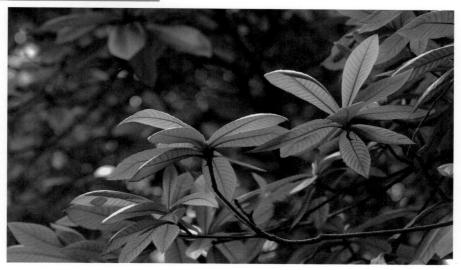

약초의 효능

폐의 열을 내려, 기침을 멎게 한다. 구역을 멈추게 한다. 주로 폐열기침, 천식 위열 구역, 열과 갈증 등을 치료한다.

생태와 특징

상록 작은 교목이며 높이는 약 10m이다. 작은 가지는 굵고 황갈색이다. 잎자루는 짧고 회갈색의 부드러운 털이 있다. 개화기는 10~12월이고 결실기는 5~6월이다.

약용부위

잎

채취시기

연중 모두 채취할 수 있다. 약간 말린 후에 다시 작은 다발로 묶어 다시 햇볕에 말린다.

약초의 성질

맛은 쓰고 약간 차가운 성질이 있다. 폐경과 위경에 속한다.

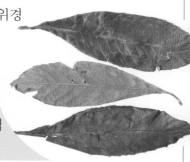

사용방법

말린 약제 5~10g에 물 800ml를 넣고 약한 불에서 반으로 줄 때까지 달여 하루 2~3회로 나누어 마신다. 기침엔 꿀을 넣어 볶은 것을, 구역엔 생강즙을 넣어 볶은 것을 사용한다.

은행나무

생약명: 백과

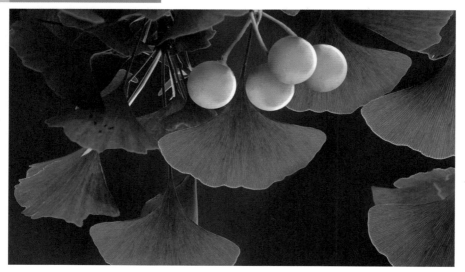

약초의 효능

천식을 안정시키고, 대하를 그치게 하며, 소변을 적게 보게 하는 작용이 있다. 주로 가래 천식기침, 대하증, 유뇨, 소변 자주 보는 것 등을 치료한다.

생태와 특징

낙엽 대 교목이고 높이는 40m이 된다. 직경은 4m이 될 수 있다. 껍질은 회갈색이다. 잎은 부채모양이다. 개화기는 3~4월이고 결실기는 9~10월이다.

약용부위

열매

채취시기

가을에 열매가 성숙된 때 채취한다. 겉껍질을 제거하고 깨끗이 씻은 다음에 약간 찜통에 찐 후에 온돌에 말린다.

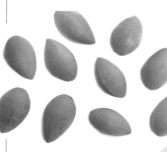

약초의 성질

맛은 달고 쓰고 떫다. 약성은 평하고 독이 있다. 폐경에 속한다.

사용방법

말린 약제 5~10g에 물 800ml를 넣고 약한 불에서 반으로 줄 때까지 달여 하루 2~3회로 나누어 마신다. (각질을 제거한 다음 이용)

흰독말풀

생약명: 양금화

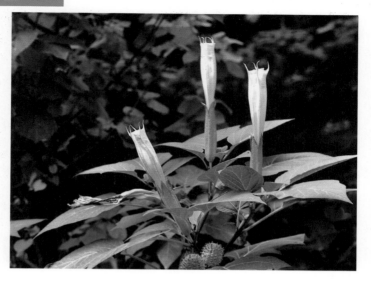

약초의 효능

천식을 안정시키고 기침을 그치게 한다. 진통, 진경작용을 한다. 주로 천식기침, 복부가 차가운 복통, 류머티즘 등을 치료한다. 외과적으론 마취제로 응용되기도 한다.

생태와 특징

일년생 초본 식물이고 높이는 30~100cm이다. 털이 없고 줄기는 직립이며 둥근모양이다. 잎은 대생엽이다. 개화기는 3~11월이고 결실기는 4~11월이다.

약용부위

꽃

채취시기

4~11월에 꽃이 필 때 채취한다. 햇볕에 말리거나 저온 건조시킨다.

약초의 성질

맛은 맵고 따뜻한 성질이 있다. 독이 있다. 폐경과 간경에 속한다.

사용방법

말린 약제 0.3~0.6g을 환제나 과립제로 복용한다.

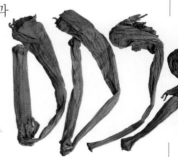

생약명: 목형엽

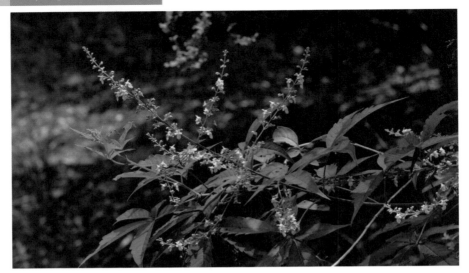

약초의 효능

피부를 풀어주고 습을 제거한다. 가래를 제거하고, 천식을 가라앉게 한다. 해독 작용을 한다. 주로 감기, 기침, 천식, 위통, 복통, 설사, 각기, 가려움, 유용통증, 뱀 물린데 등을 치료한다.

생태와 특징

낙엽관목 또는 소교목, 높이1~5m. 가지가 많으며, 향기가 나고, 작은가지는 사각형이며 녹색이고 굵은 털이나 있으며, 오래된 가지는 갈색이며 원형이다. 잎은 장상 복엽으로 마주난다. 개화기와 결실기는7~10월이다.

약용부위

잎

채취시기

생장 계절은 모두 채취가능 하며, 햇볕에 말린다.

약초의 성질

맛은 맵고, 쓰다. 성질은 평하다.

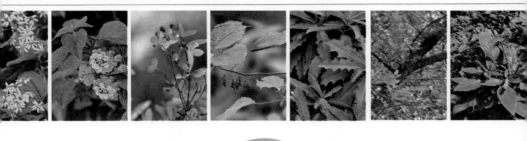

제14장

심신을 안정시키는 약초약재

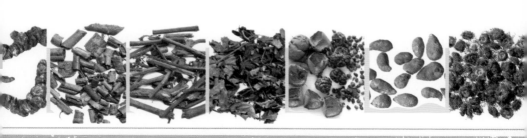

영지

생약명: 영지

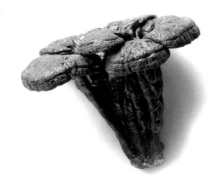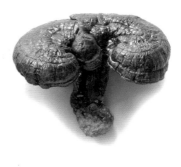

|||||||||||
0   1cm

약초의 효능

기를 보하고, 신경을 안정시킨다. 기침을 그치게 하고, 천식을 안정시킨다. 주로 어지럼증, 불면증, 심장이 뛰고 두근거림, 호흡이 짧음, 천식기침 등을 치료한다.

생태와 특징

①적지 자실체는 우산 모양이며 윗부분은 반원형 혹은 원형이다. 자흑색 혹은 흑갈색이다. ②자지 모양은 적지와 같다. 둘이 주요한 차이는 자지의 윗부분은 자흑색 혹은 흑색이다.

약용부위

자실체

채취시기

연중 모두 채취할 수 있다. 이물을 제거하여 그늘에 말리거나 40~50도의 온돌에 말린다.

약초의 성질

맛은 달고 약성은 평하다. 심경, 폐경, 간경, 신경에 속한다.

사용방법

말린 약제 3~15g에 물 800ml를 넣고 약한 불에서 반으로 줄 때까지 달여 하루 2~3회로 나누어 마신다.

측백나무

생약명: 백자인

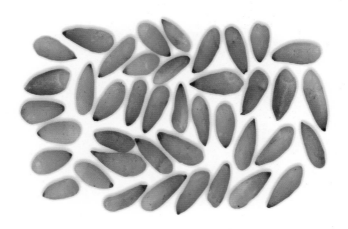

약초의 효능

신경안정, 땀을 그치게 하는 작용, 장을 윤택하게 하는 작용을 한다. 주로 어지럼증, 불면증, 심장이 뛰고 가슴이 두근거림, 천식 기침 등을 치료한다.

생태와 특징

측백엽과 같음.

약용부위

씨앗

채취시기

가을과 겨울에 성숙한 씨앗을 채취하여 햇볕에 말린다. 껍질을 제거하고 씨앗을 채취한다.

약초의 성질

맛은 달고 약성은 평하다. 심경, 신경, 대장경에 속한다.

사용방법

말린 약제 6~15g에 물 800ml를 넣고 약한 불에서 반으로 줄 때까지 달여 하루 2~3회로 나누어 마신다.

대추

생약명: 산조인

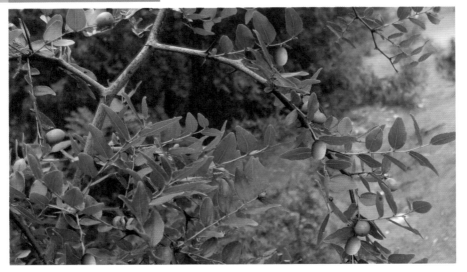

약초의 효능

신경 안정, 간을 보하고, 땀을 멎게 하는 작용을 한다. 주로 불면증, 심장이 뛰고 가슴이 두근거림, 다한증, 식은 땀 등을 치료한다.

생태와 특징

낙엽관목식물이고 높이는 1~3m이다. 가지는 회갈색이며 어린 가지는 녹색이다. 가지를 치는 부분에 가시 한 쌍이 있다. 하나는 직립이고 하나는 아래로 구부러졌다. 잎은 단엽이며 대생엽이다. 개화기는 6~7월이고 결실기는 9~10월이다. 양지 혹은 건조한 곳에 자란다.

약용부위 씨앗

채취시기

심지 7~8년이 되면, 9~10월에 열매가 붉은색으로 변할 때 따서 물에 담기고 살을 제거한다. 다음에 핵의 껍질을 부수고 산조인을 채취하고 햇볕에 말린다.

약초의 성질

맛은 달고 약성은 평하다. 심경과 간경에 속한다.

사용방법

말린 약제 10~15g에 물 800ml를 넣고 약한 불에서 반으로 줄 때까지 달여 하루 2~3회로 나누어 마신다. (빻아 넣는다)

영신초

생약명: 원지

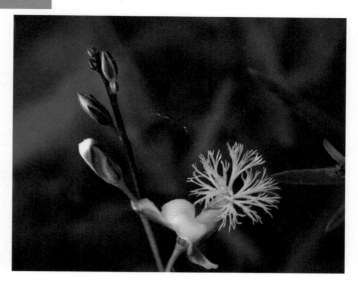

약초의 효능

신경안정, 담을 제거하여 신경을 잘 통하게 하고 해독과 붓기를 빼주는 작용 등을 한다. 주로 심리불안, 가슴이 두근거림, 건망증, 놀람, 가래 기침, 종기, 유방통증 등을 치료한다.

생태와 특징

다년생 초본 식물이고 높이는 25~40cm이다. 뿌리는 둥근모양이며 줄기는 직립 혹은 옆으로 되어 있다. 잎은 단엽이며 대생엽이다. 개화기는 4~5월이고 결실기는 6~8월이다. 양지의 길가, 산비탈에 자란다.

약용부위 뿌리

채취시기

심은 지 3~4년이 되면, 가을에 혹은 봄에 뿌리를 캐서 흙과 이물을 제거한다. 그 다음에 나무 방망이로 때려 속을 뽑아서 햇볕에 말린다.

약초의 성질

맛은 맵고 쓰다. 약간 따뜻한 성질이 있다. 심경, 폐경, 신경에 속한다.

사용방법

말린 약제 3~6g에 물 800ml를 넣고 약한 불에서 반으로 줄 때까지 달여 하루 2~3회로 나누어 마신다.

자귀나무

생약명: 합환피

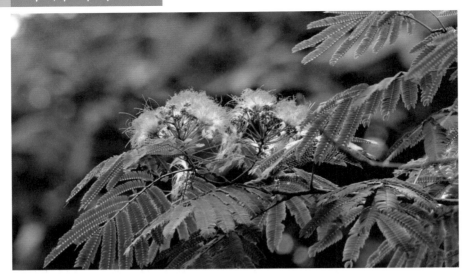

약초의 효능
신경안정과 울체된 것을 풀어주고, 피를 잘 통하게 하여 통증을 제거한다. 주로 심리불안, 우울증, 불면증, 내외용종, 염좌 등을 치료한다.

생태와 특징
낙엽 교목이고 높이는 16m이다. 껍질은 회흑색이다. 어린 가지, 꽃차례에는 짧은 부드러운 털이 있다. 잎은 우상복엽이며 대생엽이다. 개화기는 6~7월이고 결실기는 8~10월이다.

약용부위
껍질

채취시기
여름, 가을에 껍질을 까서 썰어 햇볕에 말리거나 온돌에 말린다.

약초의 성질
맛은 달고 약성은 평하다. 심경, 간경, 비경에 속한다.

사용방법

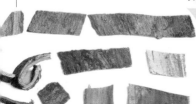

말린 약제 10~15g에 물 800ml를 넣고 약한 불에서 반으로 줄 때까지 달여 하루 2~3회로 나누어 마신다.

하수오

생약명: 야교등

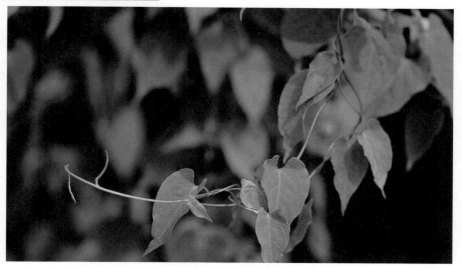

약초의 효능

피를 생겨나게 하며 신경을 안정시킨다. 풍을 제거하고 경락을 잘 통하게 한다. 주로 불면증, 빈혈통증, 류머티즘 등을 치료한다. 외부치료는 피부가 가려움증을 치료한다.

생태와 특징

다년생 덩굴 식물이다. 뿌리는 가늘고 길며 끝에 토실한 덩이뿌리가 있다. 껍질은 붉은 갈색이다. 줄기는 속이 비어있다. 잎은 대생엽이며 잎자루는 길다. 개화기는 8~10월이고 결실기는 9~11월이다. 산비탈과 길가에 자란다.

약용부위

덩굴줄기

채취시기

가을과 겨울에 채취한다. 잎을 제거하고 다발로 묶어 건조시킨다.

약초의 성질

맛은 달고 약성은 평하다. 심경과 간경에 속한다.

사용방법

말린 약제 10~15g에 물 800ml를 넣고 약한 불에서 반으로 줄 때까지 달여 하루 2~3회로 나누어 마신다.

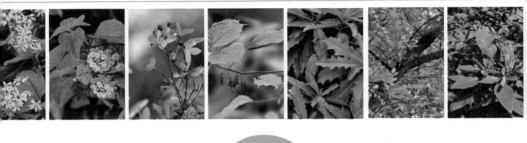

제15장

간양기가 치밀어 오르거나 간에 잠재한 내풍이 동하는 것을 치료하는 약초약재

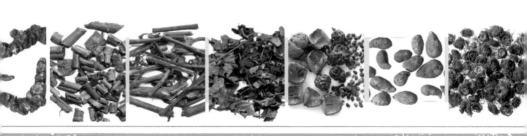

굴

생약명: 모려

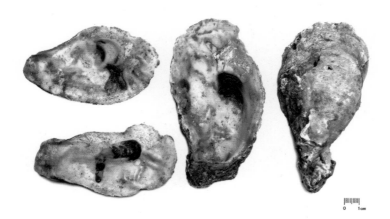

약초의 효능

간 양기의 상승을 내려준다. 신경을 진정시키고 안정시킨다. 굳고 뭉친 것을 부드럽게 풀어준다. 수렴하고, 고섭시키는 작용을 한다. 주로 어지러움, 이명, 불면증, 연주창, 갑상선종양, 다한증, 유정, 하혈, 대하증 등을 치료한다.

생태와 특징

네 가지로 나눈다. ①근강 굴 원형, 타원형, 삼각형이 있다. 왼쪽의 껍질은 크고 두껍다. 오른쪽의 껍질은 비교적 작다. ②긴 굴 장편 모양이고 오른쪽의 껍질은 비교적 작다. ③ 대련만 굴 류 삼각형이고 등은 '八' 자모양이다. 오른쪽 껍질은 옅은 노란색이다. ④비늘이 치밀한 굴 원형 혹은 타원형이며 비교적 크다. 오른쪽 껍질은 비교적 평평하다.

약용부위

껍질

약초의 성질

맛은 짜고 약간 차가운 성질이 있다. 간경과 신경에 속한다.

사용방법

말린 약제 15~30g에 물 800ml를 넣고 약한 불에서 반으로 줄 때까지 달여 하루 2~3회로 나누어 마신다.

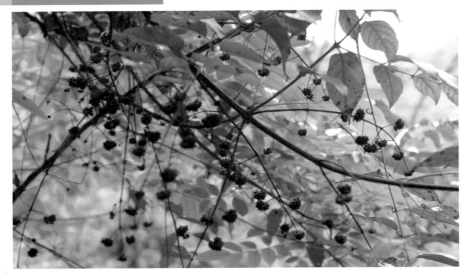

약초의 효능

열을 내려주고 간장을 부드럽게 해준다. 풍을 가라앉혀 경기를 안정시킨다. 주로 두통 어지러움, 감기로 인한 경기, 간질경련, 임신간질, 고혈압 등을 치료한다.

생태와 특징

상록 목질 덩굴 식물. 작은가지는 사각형이고 갈색이며 털이 없다. 잎 붙은 부분에 갈고리가 쌍으로 또는 하나가 나 있다. 밑을 향해 굽어 있고 끝이 뾰족하다. 잎은 마주나며, 잎자루는 짧고 난원형으로 끝이 뾰족하다.

약용부위

갈고리 붙은 줄기

채취시기

가을, 겨울 채취하여 잎을 제거하고 절단하여, 햇볕에 말린다.

약초의 성질

맛은 달고, 성질은 차갑다. 간경 심포경에 속한다.

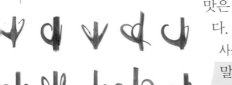

사용방법

말린 약제6~15g에 물 800ml를 넣고 약한 불에서 반으로 줄 때까지 달여 하루 2~3회로 나누어 마신다.

대엽구등

생약명: 구등

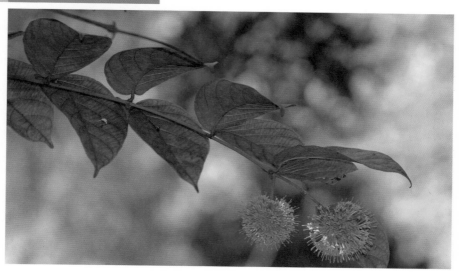

약초의 효능

열을 내려주고 간장을 부드럽게 해준다. 풍을 가라앉혀 경기를 안정시킨다. 주로 두통 어지러움, 감기로 인한 경기, 간질경련, 임신간질, 고혈압 등을 치료한다.

생태와 특징

부드러운 가지의 둥근 능각형이다. 잎은 마주나며, 혁질이고 난형이며, 끝은 뾰족하다. 기저부는 원형 또는 근심형, 잎 앞면에 맥상에 황갈색의 긴 털이 있다. 뒷면에 조밀한 황갈색 긴 털이 있다. 잎맥 윗면은 조금 오목 패였고, 아랫면은 돌기 되어 있다. 개화기는 여름이다.

약용부위 갈고리 붙은 줄기

채취시기

가을, 겨울 채취하여 잎을 제거하고 절단하여, 햇볕에 말린다.

약초의 성질

맛은 달고, 성질은 차갑다. 간경 심포경에 속한다.

사용방법

말린 약제6~15g에 물 800ml를 넣고 약한 불에서 반으로 줄 때까지 달여 하루 2~3회로 나누어 마신다.

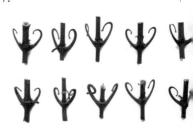

모구등

생약명: 구등

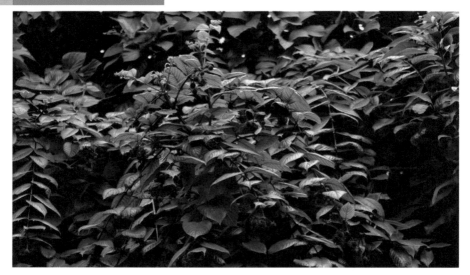

약초의 효능

열을 내려주고 간장을 부드럽게 해준다. 풍을 가라앉혀 경기를 안정시킨다. 주로 두통 어지러움, 감기로 인한 경기, 간질경련, 임신간질, 고혈압 등을 치료한다.

생태와 특징

부드러운 가지는 가늘고, 4능각이며 털은 억세다. 잎과 꽃은 대엽 구등과 비슷하다. 개화기는 1~2월이다.

약용부위

갈고리 붙은 줄기

채취시기

가을, 겨울 채취하여 잎을 제거하고 절단하여, 햇볕에 말린다.

약초의 성질

맛은 달고, 성질은 차갑다. 간경 심포경에 속한다.

사용방법

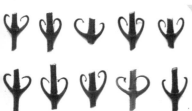

말린 약제6~15g에 물 800ml를 넣고 약한 불에서 반으로 줄 때까지 달여 하루 2~3회로 나누어 마신다.

천마

생약명: 천마

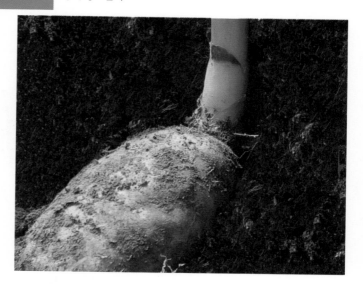

약초의 효능

간장을 풀어주어 풍을 없애고 진경작용을 한다. 주로 두통, 어지러움, 팔다리마비, 소아경기, 정신착란, 간질의 근육경련, 파상풍 등을 치료한다.

생태와 특징

다년생 기생 초본 식물이고 높이는 60~100cm이다. 식물에는 엽록소가 없다. 덩이줄기는 육질이고 줄기는 둥근모양이다. 개화기는 6~7월이고 결실기는 7~8월이다. 그늘이 있고 습하고, 부식질이 비교적 많은 곳에 자란다.

약용부위

덩이줄기

채취시기

입동 후부터 다음 해 청명 전에 캔다. 캐서 바로 깨끗이 씻고 찐 다음에 건조시킨다.

약초의 성질

맛은 달고 약성은 평하다. 간경에 속한다.

사용방법

말린 약제 3~10g에 물 800ml를 넣고 약한 불에서 반으로 줄 때까지 달여 하루 2~3회로 나누어 마신다.(분말은 1회1~1.5g복용).

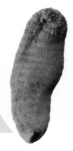
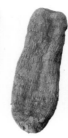

누에

생약명: 백강잠

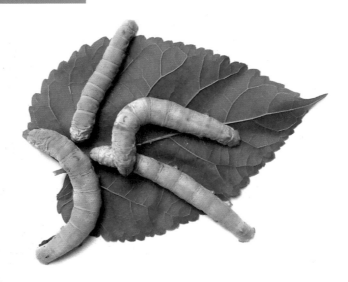

약초의 효능

풍을 없애고 진경 작용을 한다. 담을 풀고 맺혀있는 것을 푼다. 해독과 인후를 부드럽게 하는 작용을 한다. 주로 간질경련, 중풍, 구안와사, 편두통, 인후종통, 연주창, 볼거리, 풍진, 부스럼 등을 치료한다.

생태와 특징

잠사와 같음.

약용부위

전충

채취시기

4번 허물을 벗은 누에에 접종을 한다. 접종한 누에는 죽는다. 죽은 누에를 수집하여 바람이 잘 통하는 곳에 말리거나 햇볕이 약한 곳에 말린다.

약초의 성질

맛은 맵고 짜다. 약성은 평하다. 간경, 폐경, 위경에 속한다.

사용방법

말린 약제 3~10g에 물 600ml를 넣고 약한 불에서 반으로 줄 때까지 달여 하루 2~3회로 나누어 마신다.(분말은 1회1~2g복용), 일반적으로 볶은 것을 이용한다.

지렁이

생약명: 지룡

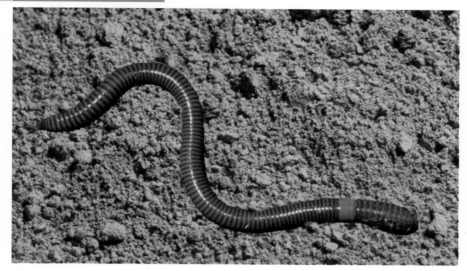

약초의 효능

열을 내려주고, 진경작용, 경락을 잘 통하게 하고, 천식을 멎게 하고, 이뇨 작용을 한다. 주로 고열 혼미, 간질경련, 관절통, 팔다리마비, 반신불수, 폐열, 천식기침, 수종, 고혈압 등을 치료한다.

생태와 특징

길이는 100~150mm이다. 몸이 회자주색, 청황색 혹은 붉은 자주색이다. 몸에 마디가 있다.

약용부위

건조체

채취시기

봄부터 가을까지 채취하고 내장과 흙을 제거하여 깨끗이 씻어 햇볕에 말리거나 저온에 건조시킨다.

약초의 성질

맛은 짜고 차가운 성질이 있다. 간경, 비경, 방광경에 속한다.

사용방법

말린 약제 5~10g에 물 600ml를 넣고 약한 불에서 반으로 줄 때까지 달여 하루 2~3회로 나누어 마신다. (분말은 1회1~2g복용)

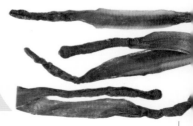

전갈

생약명: 전갈

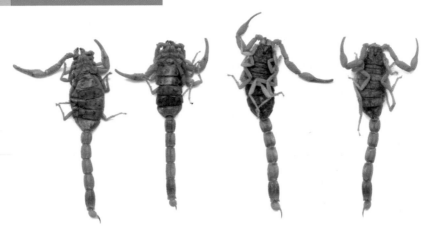

|||||||||
0   1cm

약초의 효능

풍을 없애고 진경작용을 한다. 해독하여 맺힌 것을 풀어준다. 경락을 통하게 하여 통증을 제거한다. 주로 소아경기, 경련, 중풍, 구안와사, 반신불수, 파상풍, 풍습병, 편두통, 부스럼, 연주창 등을 치료한다.

생태와 특징

길이는 약 60mm이고 몸체는 녹갈색이고 꼬리는 황갈색이다. 가슴은 삼각형이다. 돌 틈새 등 그늘이 있고 습한 곳을 좋아한다.

약용부위

건조체

채취시기

늦봄부터 초가을까지 채취하고 흙을 제거한 다음 끓는 물에 온 몸이 뻣뻣하도록 삶는다. 다음에 바람이 잘 통한 곳에서 말린다.

약초의 성질

맛은 맵고 약성은 평하다. 독이 있다. 간경에 속한다.

사용방법

말린 약제 2~6g에 물 600ml를 넣고 약한 불에서 반으로 줄 때까지 달여 하루 2~3회로 나누어 마신다.(분말은 1회0.6~1g복용)

지네

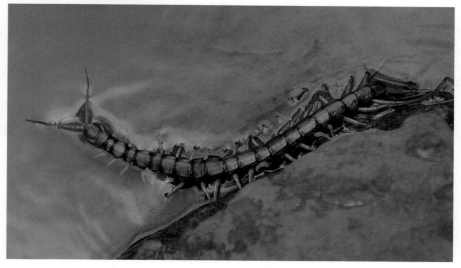

약초의 효능

풍을 없애고 진경작용을 한다. 해독하여 맺힌 것을 풀어준다. 경락을 통하게 하여 진통작용을 한다. 주로 소아경기, 경련, 중풍 구안와사, 반신불수, 파상풍, 풍습병, 부스럼, 연주창, 독사 교상 등을 치료한다.

생태와 특징

길이는 110~140mm이다. 머리와 첫 번째 배판은 금색이고, 두 번째부터 흑녹색이고, 마지막 배판은 황갈색이다. 가슴과 발은 옅은 노란색이다. 모래가 많은 곳을 좋아한다.

약용부위

건조체

채취시기

봄과 여름에 잡고 건조시킨다.

약초의 성질

맛은 맵고 따뜻한 성질이 있다. 독이 있다. 간경에 속한다.

사용방법

말린 약제 1~5g에 물 600ml를 넣고 약한 불에서 반으로 줄 때까지 달여 하루 2~3회로 나누어 마신다. (분말은 1회0.6~1g을 복용).

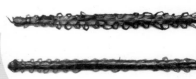

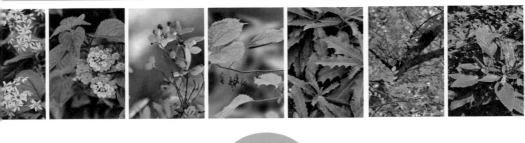

제 16 장

정신이 혼미한것을 치료하는
약초약재

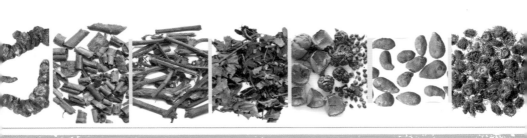

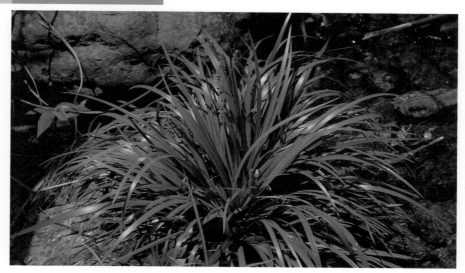

약초의 효능

습을 제거하여 입맛을 돕는다. 담을 녹여 신경을 잘 통하게 한다. 정신을 깨어나게 하고 기억을 돕는다. 주로 배가 더부룩하고, 배고픔을 못 느낄 때, 먹지 못하는 이질 설사, 정신착란, 간질, 건망증, 귀가 어두워짐 등을 치료한다.

생태와 특징

다년생 초본 식물이다. 뿌리줄기는 옆으로 뻗으며 향기가 있다. 껍질은 황갈색이다. 뿌리는 육질이며 잔뿌리가 많다. 잎은 얇고 선형이다. 개화기와 결실기는 2~6월이다.

약용부위

뿌리줄기

채취시기 가을부터 겨울에 캐서 흙과 잔뿌리를 제거하고 햇볕에 말린다.

약초의 성질

맛은 맵고 쓰다. 따뜻한 성질이 있다. 심경과 위경에 속한다.

사용방법

말린 약제 5~10g에 물 800ml를 넣고 약한 불에서 반으로 줄 때까지 달여 하루 2~3회로 나누어 마신다. (생것은 10~25g)

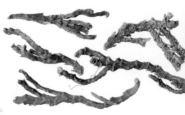

창포

생약명: 수창포

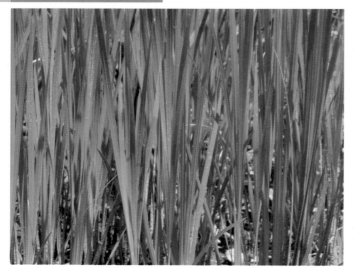

약초의 효능

가래를 녹이고 혼미한 것을 풀어준다. 습을 제거하여 위를 튼튼히 한다. 살충하고 가려움을 제거한다. 주로 담으로 인한 혼미증상, 중풍, 간질, 심장이 뛰고 가슴이 두근거림, 건망증, 이명, 이농, 복통, 이질 설사, 류머티즘, 습진, 옴 등을 치료한다.

생태와 특징

다년생초본, 뿌리줄기는 옆으로 뻗으며, 굵고 마디가 많으며 마디에서 뿌리가 내린다. 잎은 근경 끝에서 나오며 길이는 70cm 너비는 1~2cm이다. 향기가 좋다. 해발 2600m이하의 물가 습지에 자란다. 개화기는 6~7월이다.

약용부위

뿌리줄기

채취시기 8~9월에 채취한 후에 깨끗이 씻은 다음 잔뿌리를 제거하고 햇볕에 말린다.

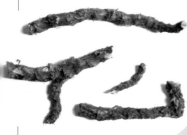

약초의 성질

맛은 맵고 쓰다. 성질은 따뜻하다. 심경, 간경, 위경에 속한다.

사용방법

말린 약제 5~10g에 물 800ml를 넣고 약한 불에서 반으로 줄 때까지 달여 하루 2~3회로 나누어 마신다.

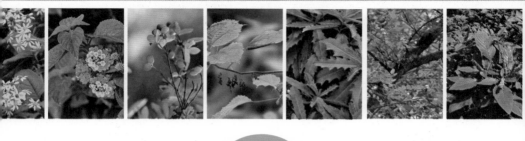

제 17 장

보약으로 쓰는 약초약재

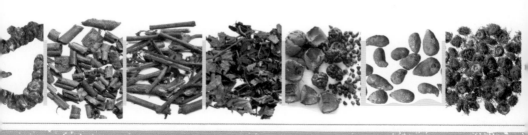

인삼

생약명: 인삼

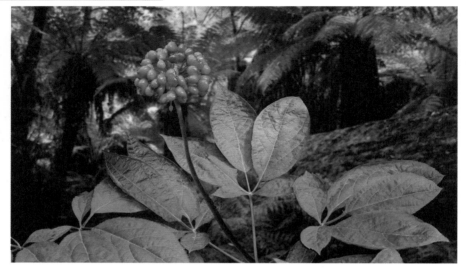

약초의 효능

원기를 보하고, 비장과 폐를 보한다. 몸에 진액을 생기게 하며 신경을 안정시킨다. 주로 체력이 허할 때, 손발이 차갑고 맥이 약할 때, 비가 허해 음식을 적게 먹을 때, 폐가 허해 천식기침하거나, 진액을 상하여 갈증이 나거나 내열 당뇨, 오래된 병으로 허할 때, 불면증, 양기가 부족하고 자궁이 냉할 때, 심신허약, 심원성 쇼크 등을 치료한다.

생태와 특징

다년생 초본식물이고 높이는 30~70cm이다. 뿌리는 크고 육질이다. 잎은 손 모양 복엽이다. 개화기는 5~6월이고 결실기는 6~9월이다.

약용부위

뿌리와 뿌리줄기

채취시기 가을에 캐서 깨끗이 씻어 햇볕에 말리거나 온돌에 말린다.

약초의 성질

맛은 달고 약간 쓰다. 약성은 평하다. 비경, 폐경, 심경에 속한다.

사용방법

말린 약제 3~10g에 물 800ml를 넣고 약한 불에서 반으로 줄 때까지 달여 하루 2~3회로 나누어 마신다. (분말은 1회1~1.5g을 복용)

서양삼

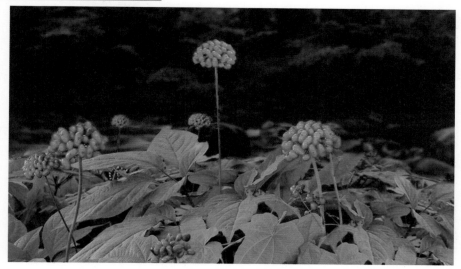

약초의 효능

기를 보하고 음을 생기게 한다. 열을 내려주고 진액을 생겨나게 한다. 주로 기가 허하고 음이 고갈되었을 때, 내열이 있을 때, 천식기침 할 때 가래에 피가 섞여 있을시, 허열, 갈증, 입과 목이 마를 때 등을 치료한다.

생태와 특징

다년생초본 식물, 높이25~30cm. 뿌리는 육질이고 방추형이며 때로는 가지가 있다. 줄기는 원주형이며 손바닥 모양의 복엽이고 통상3~4개가 돌려나며, 잎자루는 납작하고, 소엽은 보통 5장이다. 아래 2장은 비교적 작다. 소엽은 난형이다. 개화기는 5~6월이고, 결실기는 6~9월이다.

약용부위

뿌리

채취시기

가을에 채취하여, 깨끗이 씻어 햇볕에 말린다.

약초의 성질

맛은 달고 약간 쓰다. 약간 차가운 성질이다. 심경, 폐경, 신경에 속한다.

사용방법

말린 약제3~6g에 물 700ml를 넣고 약한 불에서 반으로 줄 때까지 달여 하루 2~3회로 나누어 마신다.

해아삼

생약명: 태자삼

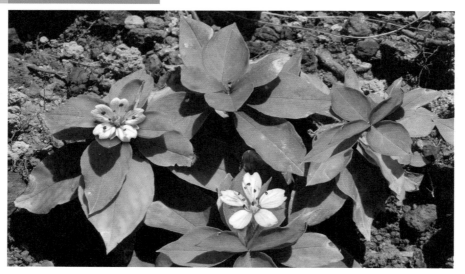

약초의 효능

기를 돕고 비장을 튼튼히 한다. 진액을 나게 하고 폐장을 윤택 하게 한다. 주로 비장이 허해 체력이 떨어진 때, 식욕부진, 큰 병 치례후 허약할 때, 기와 음이 부족할 때, 땀이 많고 갈증 날 때, 폐가건조한 건기침 등을 치료한다.

생태와 특징

다년생초본, 높이15~20cm. 지하에 육질의방추형 덩이뿌리, 덩이뿌리에 수염뿌리가 나 있다. 줄기는 하나이고, 하부에는 자색 빛이 있고 근방 형이다. 윗부분은 녹색이며, 둥글고 팽창 되어있는 마디가 있으며 매끄럽고 털이 없다. 잎은 단엽이고 마주난다. 줄기 밑 부분 잎이 제일 작고 위로 올라 갈수록 점점 커진다. 개화기는 4월이고, 결실기는 5~6월이다.

약용부위   덩이뿌리

채취시기   여름에 줄기와 잎이 대부분 말랐을 때 채취하여, 깨끗이 씻고 수염뿌리를 정리하고 햇볕에 말린다.

약초의 성질

맛은 달고 약간 쓰다. 성질은 평하다. 비경, 폐경에 속한다.

사용방법

말린 약제10~30g에 물 800ml를 넣고 약한 불에서 반으로 줄 때까지 달여 하루 2~3회로 나누어 마신다.

황기

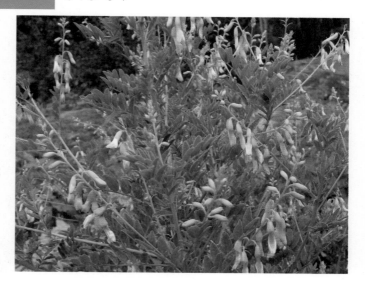

약초의 효능

기를 보하고 피부를 튼튼히 한다. 이뇨와 독을 밀어낸다. 고름을 빼낸다. 부스럼을 없애고 새살을 돕게 한다. 주로 기력이 약할 때, 적게 먹고 변이 풀어질 때, 소화기가 약할 때, 만성설사와 탈항(직장탈출), 혈변, 하혈, 다한증, 수종, 종기, 궤양, 빈혈, 내열성 갈증, 만성신장염, 단백뇨, 당뇨병 등을 치료한다.

생태와 특징

다년생 초본 식물이고 높이는 50~150cm이다. 원 뿌리는 다육이고 목질이다. 뿌리의 껍질은 황갈색이다. 줄기는 직립하고 잎은 우상복엽이며 대생엽이다. 개화기는 6~7월이고 결실기는 8~9월이다.

약용부위

뿌리 채취시기

봄과 가을에 캐서 잔뿌리와 뿌리 윗부분을 제거하고 햇볕에 말린다.

약초의 성질

맛은 달고 따뜻한 성질이 있다. 폐경과 비경에 속한다.

사용방법

말린 약제 10~15g에 물 800ml를 넣고 약한 불에서 반으로 줄 때까지 달여 하루 2~3회로 나누어 마신다.

백출

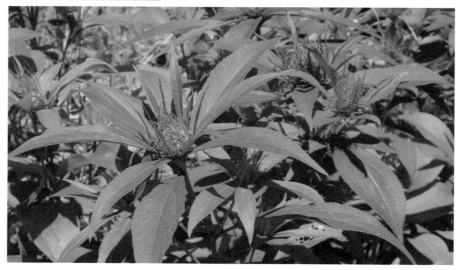

약초의 효능

비장을 튼튼하게 하고 기를 돕는다. 습을 말려주고 소변을 잘 보게 한다. 땀을 멎게 하고 태기를 안정시킨다. 주로 비가 허해 먹지 못할 때, 배가 더부룩하고 설사할 때, 수종, 다한증, 태동이 편안하지 못할 때 등을 치료한다.

생태와 특징

다년생 초본 식물이다. 뿌리줄기는 다육이며 덩이모양이다. 줄기의 높이는 50~80cm이며 윗부분에는 가지를 친다. 잎은 우상 피침형이다. 개화기는 9~10월이고 결실기는 10~12월이다.

약용부위

뿌리줄기

채취시기 겨울에 아랫부분의 잎이 시들고 윗부분의 잎이 말랐을 때 캔다. 흙을 제거하고 온돌에 말리거나 햇볕에 말린다. 그 다음에 다시 잔뿌리를 제거한다.

약초의 성질

맛은 쓰고 달다. 따뜻한 성질이 있다. 비경과 위경에 속한다.

사용방법

말린 약제 5~15g에 물 800ml를 넣고 약한 불에서 반으로 줄 때까지 달여 하루 2~3회로 나누어 마신다.

마

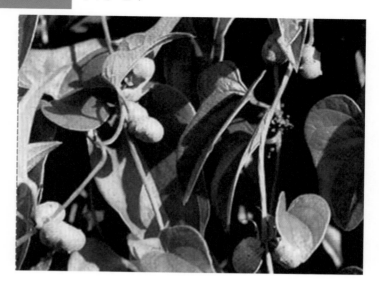

약초의 효능

비장과 위장을 보 한다. 진액을 나게 하며 폐를 보 한다. 신장을 보하여 정액을 고섭한다. 주로 비장이 허해 식사량이 적은 것, 만성 설사, 기침 천식, 유정, 대하, 뇨실금. 당뇨병 등을 치료한다.

생태와 특징

덩굴 식물이다. 덩이줄기는 둥근모양이며 길이는 1m이 된다. 줄기는 붉은 자주색이며 털이 없다. 잎은 단엽이다. 개화기는 6~9월이고 결실기는 7~11월이다.

약용부위

뿌리, 줄기

채취시기

겨울에 줄기와 잎이 시든 후에 캔다. 뿌리머리부분을 제거하여 깨끗이 씻어 껍질과 잔뿌리를 제거하고 건조시킨다.

약초의 성질

맛은 달고 약성은 평하다. 비경, 폐경, 신경에 속한다.

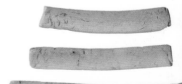

사용방법

말린 약제 10~30g에 물 800ml를 넣고 약한 불에서 반으로 줄 때까지 달여 하루 2~3회로 나누어 마신다.

감초

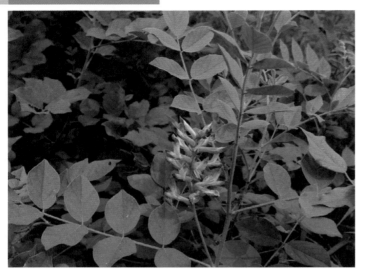

약초의 효능

비장을 보하고 기를 돕는다. 해열 해독을 한다. 거담작용으로 기침을 멎게 한다. 진통, 약의 조화를 이루게 한다. 주로 비위허약, 피로권태, 심장이 뛰고 가슴이 두근거림, 가래기침, 상복부, 팔 다리통증, 종기 등을 치료한다. 약물의 독성을 완화시키고 풀어주는 데 사용한다.

생태와 특징

다년생 초본 식물이다. 뿌리와 뿌리줄기는 굵고 껍질은 적갈색이다. 줄기는 직립하고 잎은 우상복엽이다. 개화기는 7~8월이고 결실기는 8~9월이다.

약용부위

뿌리와 뿌리줄기

채취시기

봄과 가을에 캐서 잔뿌리는 제거하여 햇볕에 말린다.

약초의 성질

맛은 달고 약성은 평하다. 심경, 폐경, 비경, 위경에 속한다.

사용방법

말린 약제 2~6g에 물 700ml를 넣고 약한 불에서 반으로 줄 때까지 달여 하루 2~3회로 나누어 마신다. (중독증을 응급으로 제독할 땐 30~60g까지 쓸 수 있다.)

대추

생약명: 대조

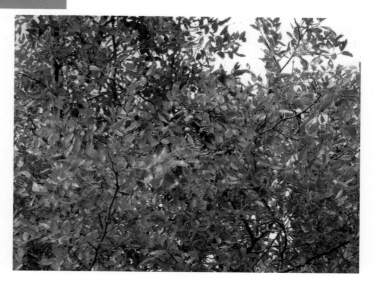

약초의 효능

소화기를 보하고 기를 돕는다. 피를 생기게 하고 신경을 안정시킨다. 주로 비장이 허해 잘 먹지 못하는 것, 변보기 힘들거나 변이 퍼져 나올 때, 히스테리 등을 치료한다.

생태와 특징

낙엽관목 혹은 작은 교목이다. 높이는 10m 까지 자란다. 긴 가지는 매끈하고 털이 없고, 어린 가지는 약간 구부러져있고 2개의 가시가 있다. 잎은 단엽이며 대생엽이다. 개화기는 5~7월이고 결실기는 8~9월이다.

약용부위

열매

채취시기

가을에 열매가 성숙되었을 때 채취하고 햇볕에 말린다.

약초의 성질

맛은 달고 따뜻한 성질이 있다. 비경과 위경에 속한다.

사용방법

말린 약제10~20g에 물 800mml를 넣고 약한 불에서 반으로 줄 때까지 달여 하루 2~3회로 나누어 마신다.

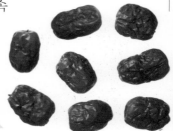

토란

생약명: 우두

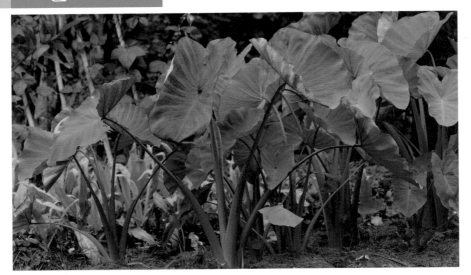

약초의 효능

비장을 튼튼히 한다. 맺혀있는 것을 풀어주고 해독작용을 한다. 주로 비위허약, 밥맛없을 때, 소갈증, 연주창, 배속의혹, 종기, 물 사마귀, 무좀, 화상 등을 치료한다.

생태와 특징

습생 초본 식물이다. 뿌리줄기는 타원형이며 작은 알뿌리가 많다. 갈색이며 털이 있다. 잎은 기생엽이다. 개화기는 2~8월이다.

약용부위

뿌리줄기

채취시기

가을에 캐서 잔뿌리와 지상부분을 제거하고 깨끗이 씻어. 신선하게 사용하거나 햇볕에 말린다.

약초의 성질

맛은 달고 맵다. 약성은 평하다. 위경에 속한다.

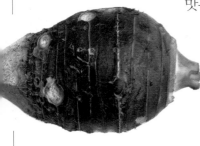

밤

생약명: 판율

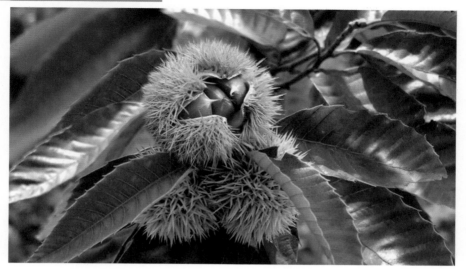

약초의 효능

기를 돕고 비장을 튼튼히 한다. 신장을 보하고 근육을 강화시킨다. 혈액을 잘 통하게 하고 붓기를 빼준다. 지혈 작용을 한다. 주로 비허설사, 위암구토, 다리 무릎이 신 데, 근육, 골절 등의 부종과 통증, 연주창, 토혈, 비출혈, 혈변 등을 치료한다.

생태와 특징

교목이며 높이는 15~20m이다. 껍질은 진회색이다. 잎은 단엽이며 대생엽이다. 개화기는 4~6월이고 결실기는 9~10월이다.

약용부위

껍질을 벗긴 밤

채취시기

밤송이가 청색에서 노란색으로 변하고 약간 벌어졌을 때 채취하고 그늘에 놓았다가. 10월 하순~11월에 지하실에 저장한다.

약초의 성질

맛은 달고 약간 짜다. 약성은 평하다. 비경과 신경에 속한다.

교고남

생약명: 교고남

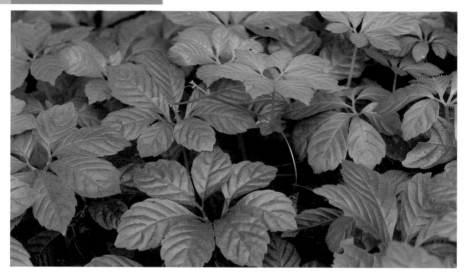

약초의 효능

열을 내려주고, 허한 것을 보하며, 해독작용을 한다. 주로 체력이 허해 힘이 없을 때, 백 세포 감소 증, 고지혈증, 병독 성 간염, 만성 위장염, 만성 기관지염 등을 치료한다.

생태와 특징

다년생 덩굴 초본, 줄기는 가늘고 약하며, 가지가 많고, 털이 없거나 짧고 부드러운 털이 있다. 잎은 서로 어긋나며 새발모양이고 5~9개의 소엽이 있고 난상 장원형이며 옆에 난 소엽은 비교적 작으며 자장자리는 물결모양의 이가 있고 잎 양면 모두 짧고 억센 털이나 있다. 개화기는 3~11월이고, 결실기는 4~12월이다.

약용부위

전초

채취시기

여름, 가을에 채취하여 햇볕에 말린다.

약초의 성질

맛은 쓰고 약간 달다. 성질은 약간 차갑다. 폐경, 비경, 신경에 속한다.

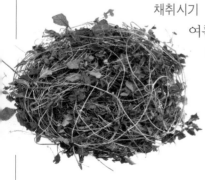

꿀

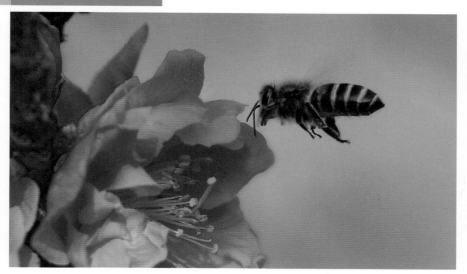

약초의 효능

비장 위장을 보한다. 진통작용, 폐를 윤택하게 하여 기침을 멎게 한다. 장을 윤택하게 하여 변을 잘 나오게 한다. 피부를 윤기 있게 하고 살을 생기게 한다. 해독작용을 한다. 주로 복부통증, 기침, 변비, 눈 충혈, 입 부스럼, 궤양, 풍진 가려움, 화상, 수족 갈라짐 등을 치료한다.

원동물

꿀벌(곤충).

약용부위

꿀

채취시기

봄, 여름, 가을에 채취한다.

약초의 성질

맛은 달고 약성은 평하다. 비경, 위경, 폐경, 대장경에 속한다.

사용방법

15~30g을 따뜻한 물에 타서 하루 2~3회로 나누어 마신다.

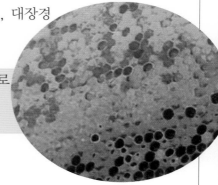

사슴

생약명: 녹용

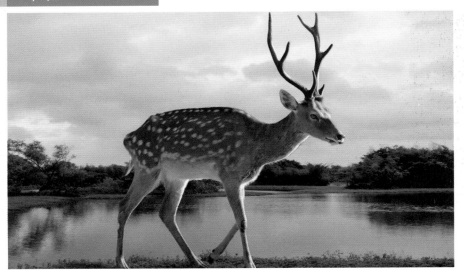

약초의 효능

신의 양기를 돕고 정혈을 돕고, 근육 뼈를 튼튼히 하고 충맥임맥 조화를 이루고, 종기 독을 빼낸다. 주로 양기부족, 아랫배가 냉한 불임, 몸이 마르고, 피곤함, 추위를 타는 것, 어지럼증, 이명 현상, 허리척추가 냉한 데, 근골이 약한 데, 하혈대하 등을 치료한다.

원동물

길이는 약 1.5m이 되고, 몸체는 100kg이 된다.

약용부위

어린 녹각

채취시기

여름, 가을에 썰어 그늘에 말리거나 온돌에 말린다.

약초의 성질

맛은 달고 짜다. 따뜻한 성질이 있다. 신경과 간경에 속한다.

사용방법

말린 약제 1~3g에 물 800ml를 넣고 약한 불에서 반으로 줄 때까지 달여 하루 2~3회로 나누어 마신다.

생약명: 음양곽

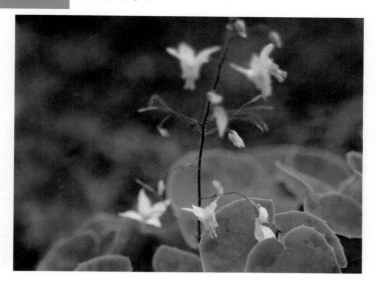

약초의 효능

신 양기를 돕는다. 근육과 뼈를 튼튼히 한다. 풍습을 제거한다. 주로 발기 부전, 유정, 근골이 약할 때, 류머티즘, 마비증세, 갱년기 고혈압 등을 치료한다.

생태와 특징

다년생초본. 높이30~40cm. 뿌리줄기는 옆으로 뻗으며, 단단하고, 다수의 수염뿌리가 나 있다. 줄기는 곧게 서며, 능각이다. 줄기에 두장의 잎이 나며, 줄기위에 나고, 잎자루가 길고, 두 줄에 세장의 복엽이 나오며 소엽은 난형이고 기부는 깊은 심형이며 가장자리는 톱니가 있다. 앞면은 녹색이고, 뒷면은 옅은 백색이다. 개화기와 결실기는 5~8월이다.

약용부위

지상부분

채취시기 여름, 가을, 식물이 무성할 때 채취한다.

약초의 성질

맛은 맵고, 달다. 성질은 따뜻하다. 간경, 신경에 속한다.

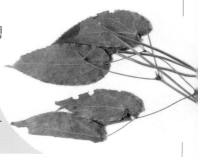

사용방법

말린 약제5~10g에 물 800ml를 넣고 약한 불에서 반으로 줄 때까지 달여 하루 2~3회로 나누어 마신다.

삼지구엽초

생약명: 음양곽

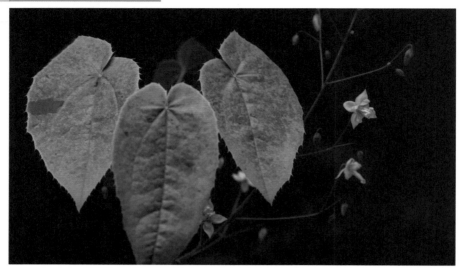

약초의 효능

신장을 보하고 양기를 튼튼히 한다. 근육과 뼈를 튼튼히 한다. 풍과 습을
제거한다. 주로 발기부전과 유정, 소변을 자주 보는 것과 뇨실금, 천식기
침, 허리와 무릎통증, 류머티즘, 반신불수, 팔다리마비 등을 치료한다.

생태와 특징

다년생 상록 초본 식물이고 높이는 25~50cm이다. 뿌리줄기는 짧고 굵으
며 껍질은 갈색이다. 줄기에는 모서리가 있다. 잎은 기생엽이다. 개화기는
2~3월이고 결실기는 5~6월이다.

약용부위

줄기와 잎

채취시기

여름과 가을에 줄기와 잎을 채취하고 이물을 제거한 다음에 햇볕에 말린다.

약초의 성질

맛은 맵고 달다. 따뜻한 성질이 있다. 신경과 간
경에 속한다.

사용방법

말린 약제 5~10g에 물 800ml를 넣고 약한 불
에서 반으로 줄 때까지 달여 하루 2~3회로 나
누어 마신다. (환이나 술에 담가 복용해도 좋다.)

두충나무

생약명: 두충

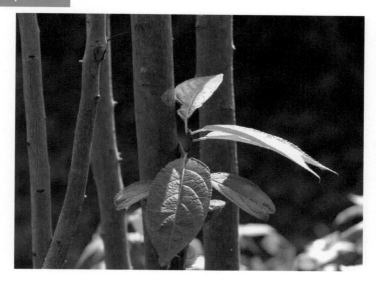

약초의 효능

간장 신장을 보한다. 근육과 뼈를 튼튼히 한다. 태기를 안정시킨다. 주로 신허 요통, 근골무력증, 임신출혈, 태동불안, 고혈압을 치료한다.

생태와 특징

낙엽교목이고 높이는 20m이다. 껍질은 회갈색이며 거칠다. 어린 가지는 황갈색 털이 있고, 나중에 털이 없어진다. 잎은 타원형이며 단엽이고 대생 엽이다. 초봄에 꽃이 피고 가을에 열매가 성숙한다.

약용부위

껍질

채취시기

4~6월에 껍질을 까서 거친 것을 제거한다. 땀이 날 때까지 싼 다음에 햇볕에 말린다.

약초의 성질

맛은 달고 따뜻한 성질이 있다. 간경과 신경에 속한다.

사용방법

말린 약제 10~15g에 물 800ml를 넣고 약한 불에서 반으로 줄 때까지 달여 하루 2~3회로 나누어 마신다. (볶아 쓰면 더욱 좋다.)

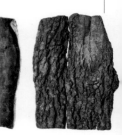

속단

생약명: 속단

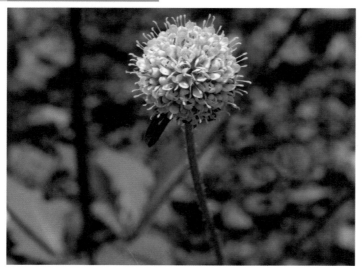

약초의 효능

간장 신장을 보한다. 근육과 뼈를 튼튼히 한다. 골절상을 빨리 낫게 한다. 하혈을 멎게 한다. 주로 허리 무릎 통증, 류머티즘, 하혈, 임신 중 자궁출혈, 염좌 등을 치료한다. 주속단은 주로 류머티즘, 염좌, 염속단은 주로 허리 무릎통증에 사용한다.

생태와 특징

다년생 초본 식물이고 높이는 60~200cm이다. 뿌리를 제외하고 다른 부분은 모두 털이 있다. 뿌리는 둥근모양이며 황갈색이다. 줄기는 직립한다. 개화기는 8~9월이고 결실기는 9~10월이다. 토지 비옥하고 습한 곳에 자란다.

약용부위 뿌리

채취시기 가을에 캐서 뿌리윗부분과 잔뿌리를 제거한 다음에 온돌에 겉부분을 말린다. 그 다음에 땀이 날 때까지 쌓아 놓은 다음 녹색으로 변하면. 그 때 다시 햇볕에 말린다.

약초의 성질 맛은 쓰고 맵다. 약간 따뜻한 성질이 있다. 간경과 신경에 속한다.

사용방법

말린 약제 10~20g에 물 800ml를 넣고 약한 불에서 반으로 줄 때까지 달여 하루 2~3회로 나누어 마신다. 하혈엔 볶아서 사용한다.

0 1cm

파고지

생약명: 보골지

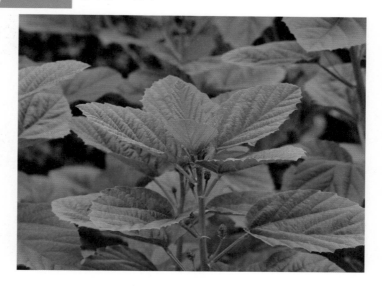

약초의 효능

신장을 따뜻하게 하고 양기를 돕는다. 지사작용을 한다. 주로 발기부전과 유정, 유뇨와 소변을 자주 보는 것, 신허성 천식증, 새벽설사 등을 치료한다. 외용으론 백전풍, 원형탈모증 등을 치료한다.

생태와 특징

일년생 초본 식물이다. 가지는 단단하다. 잎은 넓은 타원형이며 단엽이고 대생엽이다. 개화기는 7~8월이고 결실기는 9~10월이다.

약용부위

열매

채취시기

가을에 열매를 따서 햇볕에 말린다. 그 다음에 열매를 비벼 이물을 제거한다.

약초의 성질

맛은 맵고 쓰다. 따뜻한 성질이 있다. 신경과 비경에 속한다.

사용방법

말린 약제 5~15g에 물 800ml를 넣고 약한 불에서 반으로 줄 때까지 달여 하루 2~3회로 나누어 마신다.

새삼

생약명: 토사자

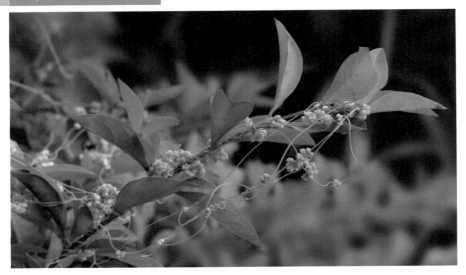

약초의 효능

간장과 신장을 보한다. 정액을 고섭하고 소변 횟수를 줄이게 한다. 태기를 안정시킨다. 눈을 맑게 한다. 지사작용을 한다. 주로 발기부전, 유정, 유뇨, 허리 무릎 통증, 눈이 침침하고, 이명, 임신하혈, 태동불안, 설사 등을 치료한다. 외용으론 백전풍을 치료한다.

생태와 특징

①금정등 일년생 초본 식물이다. 줄기는 비교적 굵다. 개화기는 8~10월이고 결실기는 9~11월이다. ② 토사자와 금정등의 차이는 토사자의 줄기는 가늘고 기생뿌리가 많다.

약용부위

씨앗

채취시기 가을에 식물을 채취하고 햇볕에 말린다. 씨앗을 탈곡한 다음 이물을 제거한다.

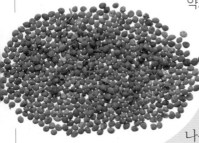

약초의 성질

맛은 달고 따뜻한 성질이 있다. 간경, 신경, 비경에 속한다.

사용방법

말린 약제 10~15g에 물 800ml를 넣고 약한 불에서 반으로 줄 때까지 달여 하루 2~3회로 나누어 마신다.

파극천

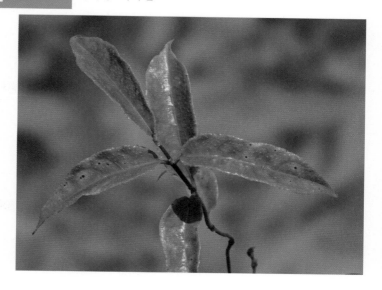

약초의 효능

신 양기를 돕는다. 근육과 뼈를 튼튼히 한다. 풍습을 제거한다. 주로 발기부전, 유정, 아랫배가 냉하고 불임, 생리불순, 아랫배가 냉한 통증, 류머티즘, 근육 과 뼈가 약할 때 등을 치료한다.

생태와 특징

덩굴관목. 뿌리는 다육질이며 두껍다. 원주형이며, 불규칙적으로 팽대 되어, 염주 상이다. 잎은 마주나며, 잎자루는 갈색으로 털이 나 있다. 개화기는 4~7월이고, 결실기는 6~10월이다.

약용부위

뿌리

채취시기

연중 채취하며, 깨끗이 씻어 수염뿌리를 다듬어 햇볕에 말린다.

약초의 성질

맛은 달고, 맵다. 성질은 약간 따뜻하다. 신경, 간경에 속한다.

사용방법

말린 약제10~15g에 물 800ml를 넣고 약한 불에서 반으로 줄 때까지 달여 하루 2~3회로 나누어 마신다.

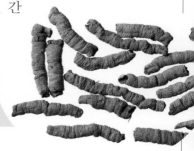

해마

생약명: 해마

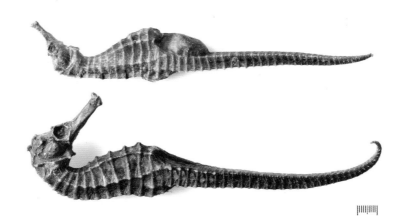

해마의 효능

신장을 따뜻하게 하고 양기를 돕는다. 뭉친 것을 풀고 붓기를 빼준다. 주로 발기부전, 유뇨, 신허 천식증, 물혹 용종, 염좌 등을 치료한다. 외용으론 종기 부스럼 등을 치료한다.

원동물

몸은 납작하며 길이는 10~18cm이다.

약용부위

건조체

채취시기

여름과 가을에 포획하고 깨끗이 씻어 햇볕에 말린다. 혹은 껍질과 내장을 제거하고 햇볕에 말린다.

해마의 성질

맛은 달고 따뜻한 성질이 있다. 간경과 신경에 속한다.

해룡

생약명: 해룡

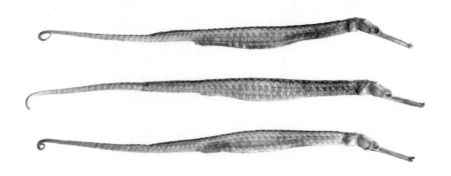

해용의 효능

신장을 따뜻하게 하고 양기를 돕는다. 뭉친 것을 풀고 붓기를 빼준다. 주로 발기부전, 유정, 물혹, 연주창, 염좌 등을 치료한다. 외용으론 종기 부스럼 등을 치료한다.

원동물

몸은 납작하고 길이는 30~50cm이다.

약용부위

건조체

해용의 성질

맛은 달고 따뜻한 성질이 있다. 간경과 신경에 속한다.

부추

생약명: 구채자

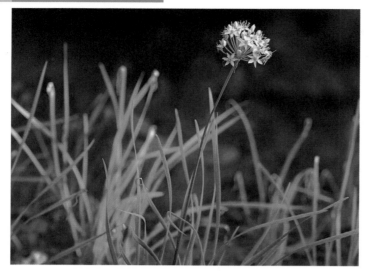

약초의 효능

간장 신장을 보하고 따뜻하게 하며, 양기를 돕고 정액을 고섭시킨다. 주로 발기부전 유정, 허리 무릎 통증, 유뇨, 소변 자주 보는 것, 대하 등을 치료한다.

생태와 특징

다년생 초본 식물이고 높이는 20~45cm이다. 특이하고 강한 냄새가 있다. 뿌리줄기는 옆으로 뻗어 있으며 비늘줄기는 원추형이다. 개화기와 결실기는 모두 7~9월이다.

약용부위

씨앗

채취시기

가을에 과서를 채취하고 햇볕에 말린다. 씨앗을 비벼 부수고 이물을 제거한다.

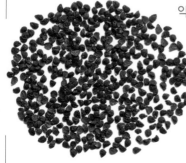

약초의 성질

맛은 맵고 달다. 따뜻한 성질이 있다. 간경과 신경에 속한다.

호두

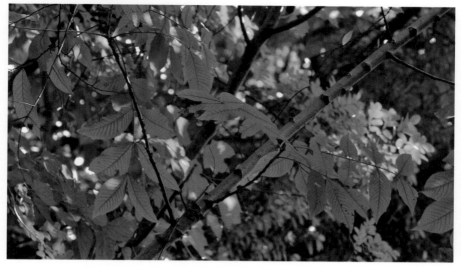

약초의 효능

신장을 보하고, 폐를 따뜻하게 하며 장을 윤택하게 한다. 주로 발기부전 유정, 허하고 차가운 천식기침, 변비 등을 치료한다.

생태와 특징

낙엽교목이고 높이는 20~25m이다. 껍질은 회백색이다. 잎은 우상복엽이며 대생엽이고, 타원형이다. 개화기는 5~6월이고 결실기는 9~10월이다.

약용부위

씨

채취시기

가을에 채취한다. 껍질을 제거하고 햇볕에 말린 다음에 다시 핵의 껍질과 목질 격막을 제거한다.

약초의 성질

맛은 달고 따뜻한 성질이 있다. 긴경, 폐경, 대장경에 속한다.

사용방법

말린 약제 10~30g에 물 800ml를 넣고 약한 불에서 반으로 줄 때까지 달여 하루 2~3회로 나누어 마신다.

동충하초

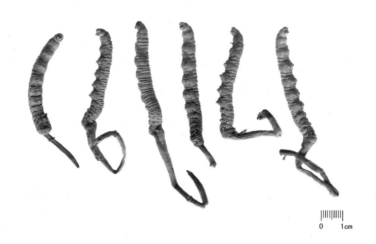

0 1cm

동충하초의 효능

폐와 신장을 보한다. 지혈작용을 한다. 가래를 풀어준다. 주로 오래된 기침과 허한 천식, 기침, 각혈, 발기부전, 유정, 허리 무릎 통증 등을 치료한다.

약용부위

전초

약초의 성질

맛은 달고 약성은 평하다. 폐경과 신경에 속한다.

당귀

생약명: 당귀

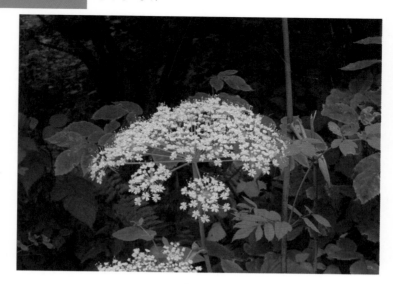

약초의 효능

혈액을 보하고 잘 통하게 한다. 생리를 조절하여 통증을 없게 한다. 장을 윤택하게 하여 변을 잘 통하게 해준다. 주로 혈액이부족하여 피부가 노란 증세, 어지럽고 심장이 뛰며 가슴이 두근거림 증세, 생리불순, 폐경 생리통, 복통, 장이 건조한 변비, 류머티즘, 염좌, 종기 부스럼 등을 치료한다.

생태와 특징

다년생 초본 식물이다. 뿌리는 둥근모양이고 황갈색이다. 농한 향기가 있다. 줄기는 직립하고 잎은 우상이며 타원형이다. 개화기는 6~7월이고 결실기는 7~9월이다.

약용부위

뿌리 채취시기

늦가을 에 캐서 잔뿌리와 흙을 제거하고 말린다.

약초의 성질

맛은 달고 맵다. 따뜻한 성질이 있다. 간경, 신경, 비경에 속한다.

사용방법

말린 약제 5~15g에 물 800ml를 넣고 약한 불에서 반으로 줄 때까지 달여 하루 2~3회로 나누어 마신다. (약주를 넣어 볶으면 더 강한 활혈 작용을 한다).

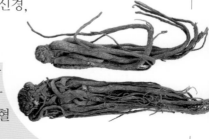

숙지황

생약명: 숙지황

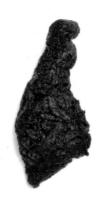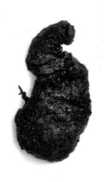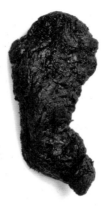

0   1cm

약초의 효능

보혈하고 음을 더해준다. 정액을 더하고 골수를 채워준다. 주로 어지럽고, 심장이 뛰고, 가슴이 두근거림, 생리불순, 하혈, 간장 신장에 음이 부족함, 열이 나며 식은땀, 유정, 발기부전, 불임, 요통, 무릎 통증, 이명, 이농, 머리가 일찍 희어질 때, 당뇨, 변비, 천식기침 등을 치료한다.

생태와 특징

지황과 같음

약용부위

덩이뿌리

채취시기

건지황에서 정종30%를 넣고 찜통에 찐다. 검은색으로 변하면 꺼내서 햇볕에 말리면 된다.

약초의 성질

맛은 달고 따뜻한 성질이 있다. 간경과 신경에 속한다.

사용방법

말린 약제 10~30g에 물 800ml를 넣고 약한 불에서 반으로 줄 때까지 달여 하루 2~3회로 나누어 마신다.

하수오

생약명: 하수오

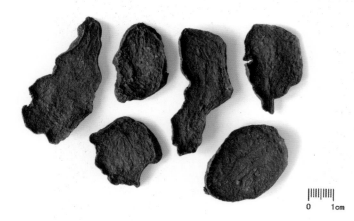

0   1cm

약초의 효능

해독 작용, 종기를 없앤다. 장을 윤택하게 하여 변비를 없애준다. 주로 연주창, 종기, 가려움증, 변비, 고지혈증 등을 치료한다.

생태와 특징

야교 등과 같음

약용부위

덩이뿌리

채취시기

가을과 겨울에 캐서 양 쪽을 제거하고 깨끗이 씻어 건조시킨다.

약초의 성질

맛은 쓰고 달고 떫다. 따뜻한 성질이 있다. 간경, 신경, 심경에 속한다.

사용방법

말린 약제 10~20g에 물 800ml를 넣고 약한 불에서 반으로 줄 때까지 달여 하루 2~3회로 나누어 마신다.

작약

생약명: 백작

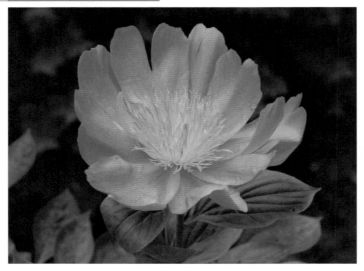

약초의 효능

간을 부드럽게 하여 진통작용, 피를 생기게 하여 생리조절, 음을 다스려 땀을 멎게 하는 등의 작용을 한다. 주로 두통, 어지럼증, 옆구리통증, 복통, 사지통증, 혈액주복으로 얼굴이 노란 것, 생리불순, 다한증 등을 치료한다.

생태와 특징

다년생 초본 식물이고 털이 없다. 뿌리는 진갈색이며 크고 원추형이거나 둥근모양이다. 줄기는 직립하고 잎은 대생엽이다. 개화기는 5~6월이고 결실기는 6~8월이다.

약용부위

뿌리

채취시기

여름과 가을에 캐서 깨끗이 씻어 양 쪽과 가는 뿌리를 제거하여 말린다.

약초의 성질

맛은 쓰고 시다. 약간 차가운 성질이 있다. 간경과 비경에 속한다.

사용방법

말린 약제 6~12g에 물 800ml를 넣고 약한 불에서 반으로 줄 때까지 달여 하루 2~3회로 나누어 마신다.

오디

생약명: 상심

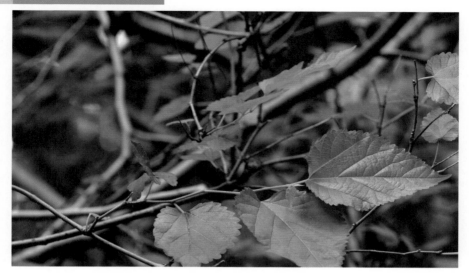

약초의 효능

음을 돕고 피를 생겨나게 한다. 진액을 생성한다. 장을 윤택하게 한다. 주로 혈액부족 정액부족으로 인한 어지럼과 눈이 침침함, 요통, 이명, 머리가 일찍 희어질 때, 불면증과 꿈이 많을 때, 입마름, 갈증, 변비 등을 치료한다.

생태와 특징

상엽(뽕잎)과 같음

약용부위

오디

채취시기

5~6월에 이삭이 붉은색으로 변할 때 채취하고 말린다.

약초의 성질

맛은 달고 시다. 차가운 성질이 있다. 간경과 신경에 속한다.

사용방법

말린 약제 10~15g에 물 800ml를 넣고 약한 불에서 반으로 줄 때까지 달여 하루 2~3회로 나누어 마신다.

당나귀

생약명: 아교

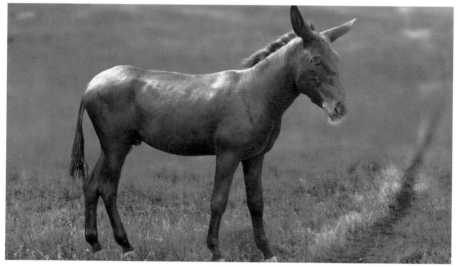

약초의 효능

혈액을 보하고 음을 더해준다. 마른 것을 윤택하게 한다. 지혈작용을 한다. 주로 혈액 부족으로 얼굴이 노란 증세, 어지럼과 심장이 뛰고 가슴이 두근거림, 근육이 왜소하고 힘이 없을 때, 불면증, 기침, 각혈, 혈뇨, 혈변 하혈, 임신 하혈 등을 치료한다.

원동물

(당나귀) 몸은 말보다 작고 몸체는 약 200kg이다.

약용부위

가죽

약초의 성질

맛은 달고 약성은 평하다. 폐경, 간경, 신경에 속한다.

사용방법

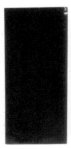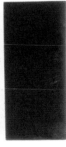

약제 5~15g에 따뜻한 물 300ml를 넣고 잘 녹여 하루 2~3회로 나누어 마신다.

잔대

생약명: 행엽사삼

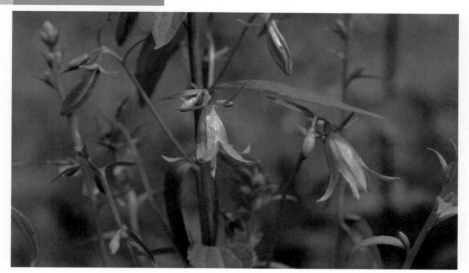

음을 보하는 약초

약초의 효능

음을 생겨나게 하고 열을 내려준다. 폐를 윤기있게 하여 가래를 제거한다. 위를 돕고 진액을 나게 한다. 주로 오래된 기침, 가래에 피가 섞인 것, 건기침과 가래가 적은 것, 허열과 목구멍이 막히는 증세, 진액이 부족하여 목마름 증세 등을 치료한다.

생태와 특징

다년생 초본 식물이고 줄기의 높이는 40~80cm이다. 가지가 없고 털이 있다. 기생엽은 하트모양이다. 개화기는 7~9월이다.

약용부위

뿌리

채취시기

심은 지 2~3년에 채취한다. 가을에 뿌리는 캐서 줄기와 잎 그리고 잔뿌리를 제거하고, 신선할 때 껍질을 까서 얇게 썰어 햇볕에 말린다.

약초의 성질
맛은 달고 약간 쓰다. 약간 차가운 성질이 있다. 폐경과 위경에 속한다.

사용방법

말린 약제 10~15g에 물 800ml를 넣고 약한 불에서 반으로 줄 때까지 달여 하루 2~3회로 나누어 마신다.

맥문동

생약명: 맥동

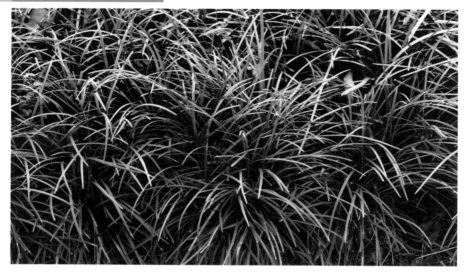

약초의 효능

음을 나게 하고 진액을 생겨나게 한다. 폐를 윤택하게 하고 심장의 열을 내린다. 주로 건기침, 기침, 갈증, 불면증, 당뇨, 변비, 목구멍 안에 흰 막이 생기는 전염병 등을 치료한다.

생태와 특징

다년생 초본 식물이다. 수염뿌리의 중간 부분이나 혹은 앞부분에 육질 작은 덩이뿌리가 있다. 잎은 무리 지어서 자란다. 개화기는 5~8월이고 결실기는 7~9월이다.

약용부위

덩이뿌리

채취시기

여름에 캐서 깨끗이 씻어 햇볕에 많이 말린 후에 잔뿌리를 제거하여 완전 건조시킨다.

약초의 성질

맛은 달고 약간 쓰다. 약간 차가운 성질이 있다. 심경, 폐경, 위경에 속한다.

사용방법

말린 약제 10~15g에 물 800ml를 넣고 약한 불에서 반으로 줄 때까지 달여 하루 2~3회로 나누어 마신다.

연개초

생약명: 맥동

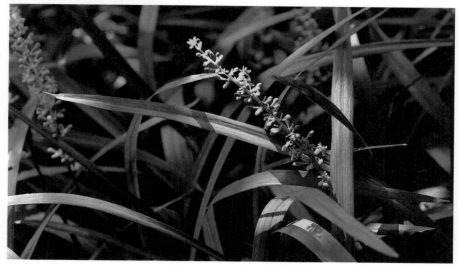

약초의 효능

음과 진액을 생겨나게 한다. 폐를 윤택하게하고 심장을 맑게 한다. 주로 폐가 건조한 건기침, 허한 기침, 진액이 상한 갈증, 불면증, 변비, 목구멍이 흰 것이 낀 증세 등을 치료한다.

생태와 특징

다년생 초본, 높이12~44cm. 수염뿌리 중간 또는 뿌리 끝이 팽대해진 다육질의 덩이뿌리가 있다. 잎은 총 생이고 좁고 길다. 개화기와 결실기는 5~9월이다.

약용부위

덩이뿌리

채취시기

심는지 3~4년 후에 채취하여, 수염뿌리를 제거하고, 햇볕에 말리는 중에 여러번 비벼가며 말린다.

약초의 성질

맛은 달고, 약간 쓰다. 성질은 약간 차갑다. 심경, 폐경, 위경에 속한다.

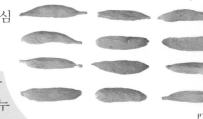

사용방법

말린 약제10~15g에 물 800ml를 넣고 약한 불에서 반으로 줄 때까지 달여 하루 2~3회로 나누어 마신다.

석곡

생약명: 석곡

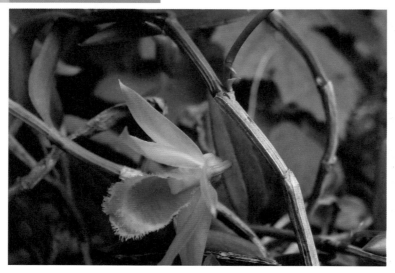

약초의 효능

진액을 생겨나게 하고 위장을 돕는다. 음을 나게 하고 열을 내려준다. 폐를 윤택하게 하고 신장을 돕는다. 눈을 맑게 하고 허리를 튼튼하게 한다. 주로 열병으로 진액이 상했을 때, 입이 마르고 목이 마를 때, 위장의 음이 부족할 때, 위통과 건구역질, 폐가 마른 건기침, 허열이 내리지 않을 때, 눈이 침침할 때, 허리 무릎이 약한 것 등을 치료한다.

생태와 특징

다년생 부생 초본 식물이다. 줄기는 둥근모양이고 높이는 10~45cm이다. 개화기는 4~5월이다. 나무 혹은 돌에 부생한다.

약용부위 줄기

채취시기 연중 내내 채취할 수 있다. 신선하게 사용하려면 뿌리와 흙을 제거하고, 약간 건조시켜 먼저 이물을 제거하고 다시 말린다.

약초의 성질

맛은 달고 약간 차가운 성질이 있다. 위경, 폐경, 신경에 속한다.

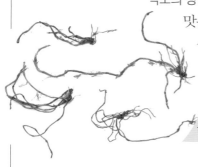

사용방법

말린 약제 5~15g에 물 800ml를 넣고 약한 불에서 반으로 줄 때까지 달여 하루 2~3회로 나누어 마신다.

마변석곡

생약명: 석곡

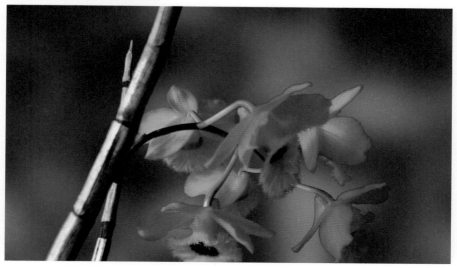

약초의 효능

진액을 생겨나게 하고 위장을 돕는다. 음을 나게 하고 열을 내려준다. 폐를 윤택하게 하고 신장을 돕는다. 눈을 맑게 하고 허리를 튼튼하게 한다. 주로 열병으로 진액이 상했을 때, 입이 마르고 목이 마를 때, 위장의 음이 부족할 때, 위통과 건구역질, 폐가 마른 건기침, 허열이 내리지 않을 때, 눈이 침침할 때, 허리 무릎이 약한 것 등을 치료한다.

생태와 특징

다년생 부생 초본. 높이 약60cm이고. 두께 2~20mm이다. 줄기는 곧게 서고, 근원주형, 때로는 기 저부는 방추형이고 위로 갈수록 가늘어진다. 잎은 2열로 나며 장원형이고 끝이 뾰족하다. 개화기는 4~5월이다.

약용부위 줄기

채취시기 연중 내내 채취할 수 있다. 신선하게 사용하려면 뿌리와 흙을 제거하고, 약간 건조시켜 먼저 이물을 제거하고 다시 말린다.

약초의 성질 맛은 달고 약간 차가운 성질이 있다. 위경, 폐경, 신경에 속한다.

사용방법

말린 약제 5~15g에 물 800ml를 넣고 약한 불에서 반으로 줄 때까지 달여 하루 2~3회로 나누어 마신다.

황초석곡

생약명: 석곡

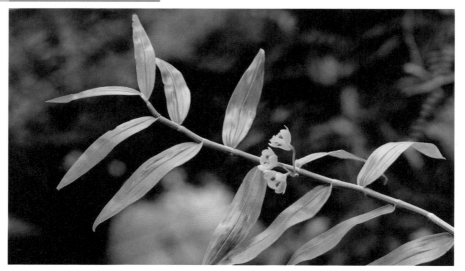

약초의 효능

진액을 생겨나게 하고 위장을 돕는다. 음을 나게 하고 열을 내려준다. 폐를 윤택하게 하고 신장을 돕는다. 눈을 맑게 하고 허리를 튼튼하게 한다. 주로 열병으로 진액이 상했을 때, 입이 마르고 목이 마를 때, 위장의 음이 부족할 때, 위통과 건구역질, 폐가 마른 건기침, 허열이 내리지 않을 때, 눈이 침침할 때, 허리 무릎이 약한 것 등을 치료한다.

생태와 특징

다년생 부생 초본. 줄기는 원주형, 마디사이3~4cm, 개화기는 잎이 없다. 꽃 색은 황색이다. 개화기는 5~9월이다.

약용부위 줄기

채취시기 연중 내내 채취할 수 있다. 신선하게 사용하려면 뿌리와 흙을 제거하고, 약간 건조시켜 먼저 이물을 제거하고 다시 말린다.

약초의 성질

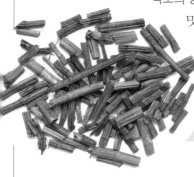

맛은 달고 약간 차가운 성질이 있다. 위경, 폐경, 신경에 속한다.

사용방법

말린 약제 5~15g에 물 800ml를 넣고 약한 불에서 반으로 줄 때까지 달여 하루 2~3회로 나누어 마신다.

철피석곡 생약명: 석곡

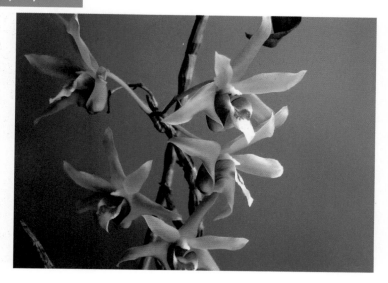

약초의 효능
진액을 생겨나게 하고 위장을 돕는다. 음을 나게 하고 열을 내려준다. 폐를 윤택하게 하고 신장을 돕는다. 눈을 맑게 하고 허리를 튼튼하게 한다. 주로 열병으로 진액이 상했을 때, 입이 마르고 목이 마를 때, 위장의 음이 부족할 때, 위통과 건구역질, 폐가 마른 건기침, 허열이 내리지 않을 때, 눈이 침침할 때, 허리 무릎이 약한 것 등을 치료한다.

생태와 특징
다년생 부생 초본, 줄기는 총생이고 원주형이다. 높이 약35cm, 굵기 2~4mm. 때로는 줄기 마디에서 뿌리가나고 새 개체를 만든다. 개화기는 4~6월이다.

약용부위 줄기
채취시기 연중 내내 채취할 수 있다. 신선하게 사용하려면 뿌리와 흙을 제거하고, 약간 건조시켜 먼저 이물을 제거하고 다시 말린다.

약초의 성질 맛은 달고 약간 차가운 성질이 있다. 위경, 폐경, 신경에 속한다.

사용방법
말린 약제 5~15g에 물 800ml를 넣고 약한 불에서 반으로 줄 때까지 달여 하루 2~3회로 나누어 마신다.

금채석곡

생약명: 석곡

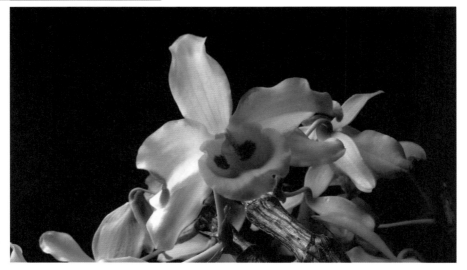

약초의 효능

진액을 생겨나게 하고 위장을 돕는다. 음을 나게 하고 열을 내려준다. 폐를 윤택하게 하고 신장을 돕는다. 눈을 맑게 하고 허리를 튼튼하게 한다. 주로 열병으로 진액이 상했을 때, 입이 마르고 목이 마를 때, 위장의 음이 부족할 때, 위통과 건구역질, 폐가 마른 건기침, 허열이 내리지 않을 때, 눈이 침침할 때, 허리 무릎이 약한 것 등을 치료한다.

생태와 특징

다년생 부생 초본. 줄기는 총 생이며 직립이다. 높이30~50cm, 직경 1~1.3cm, 황 녹색이며 마디가 많다. 잎은 근 혁질이고, 3~5장이 줄기 윗부분에 난다. 잎은 장원형 혹은 장원형성 피침 형이다. 잎맥은 평행하며 보통 9줄이고 잎자루가 없다. 개화기는 5~6월이다.

약용부위 줄기

채취시기 연중 내내 채취할 수 있다. 신선하게 사용하려면 뿌리와 흙을 제거하고, 약간 건조시켜 먼저 이 물을 제거하고 다시 말린다.

약초의 성질 맛은 달고 약간 차가운 성질이 있다. 위경, 폐경, 신경에 속한다.

사용방법 말린 약제 5~15g에 물 800ml를 넣고 약한 불에서 반으로 줄 때까지 달여 하루 2~3회로 나누어 마신다.

세엽석곡

생약명: 석곡

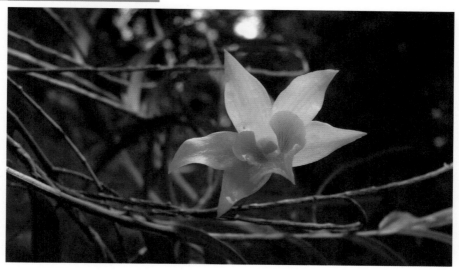

약초의 효능

진액을 생겨나게 하고 위장을 돕는다. 음을 나게 하고 열을 내려준다. 폐를 윤택하게 하고 신장을 돕는다. 눈을 맑게 하고 허리를 튼튼하게 한다. 주로 열병으로 진액이 상했을 때, 입이 마르고 목이 마를 때, 위장의 음이 부족할 때, 위통과 건구역질, 폐가 마른 건기침, 허열이 내리지 않을 때, 눈이 침침할 때, 허리 무릎이 약한 것 등을 치료한다.

생태와 특징

줄기는 곧게 서고, 비교적 단단하며, 원주형이고, 때로는 기저부 몇 마디 가팽대해 방추형을 이룬다. 보통 가지가 있다. 마르면 진한황색 또는 등황색으로, 광택이 있고, 마디가 길다. 잎은 보통 3~6장이다. 개화기는 5~6월이다.

약용부위 줄기

채취시기 연중 내내 채취할 수 있다. 신선하게 사용하려면 뿌리와 흙을 제거하고, 약간 건조시켜 먼저 이물을 제거하고 다시 말린다.

약초의 성질 맛은 달고 약간 차가운 성질이 있다.

위경, 폐경, 신경에 속한다.

사용방법

말린 약제 5~15g에 물 800ml를 넣고 약한 불에서 반으로 줄 때까지 달여 하루 2~3회로 나누어 마신다.

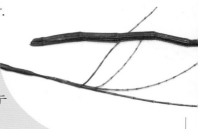

취석곡

생약명: 석곡

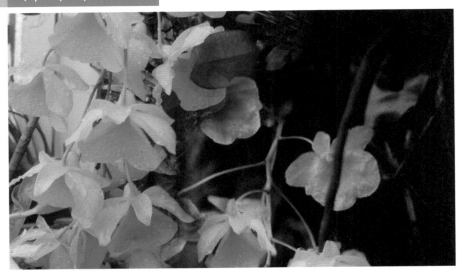

약초의 효능

진액을 생겨나게 하고 위장을 돕는다. 음을 나게 하고 열을 내려준다. 폐를 윤택하게 하고 신장을 돕는다. 눈을 맑게 하고 허리를 튼튼하게 한다. 주로 열병으로 진액이 상했을 때, 입이 마르고 목이 마를 때, 위장의 음이 부족할 때, 위통과 건구역질, 폐가 마른 건기침, 허열이 내리지 않을 때, 눈이 침침할 때, 허리 무릎이 약한 것 등을 치료한다.

생태와 특징

부생 식물, 줄기는 모여 나고 난상장원형 혹은 근방추형이고 사각형이며 3~4마디이고 끝에 하나의 잎이 난다. 잎은 혁질이며, 장원형이고, 끝부분이 오목 들어갔으며 잎자루가 짧다. 꽃대는 줄기 끝에 나며 2개부터 다수의 꽃이 핀다.

약용부위 줄기

채취시기

연중 채취하여 깨끗이 다듬어 햇볕에 말린다.

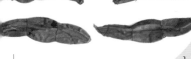

약초의 성질 맛은 달고 약간 차가운 성질이 있다. 위경, 폐경, 신경에 속한다.

사용방법

말린 약제 5~15g에 물 800ml를 넣고 약한 불에서 반으로 줄 때까지 달여 하루 2~3회로 나누어 마신다.

귀갑

생약명: 귀갑

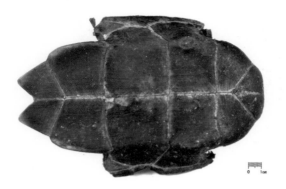

약초의 효능

음을 도와주고 양을 내려준다. 신장을 보하고 뼈를 튼튼히 한다. 혈액을
나게 하고 심장을 보한다. 주로 음허성 허열, 식은 땀, 어럼과 눈이 침침함,
근육과 뼈가 약할 때, 심장이 허한 건망증 등을 치료한다.

원동물

거북

약용부위

배와 등껍질.

채취시기

약초의 성질

맛은 짜고 달다. 약산 차가운 성질이 있다. 간경, 신경, 심경에 속한다.

사용방법

말린 약제 10~30g에 물 1000ml를 넣고 약한 불에서 300ml로 줄 때까지
달여 하루 2~3회로 나누어 마신다.

별갑

생약명: 별갑

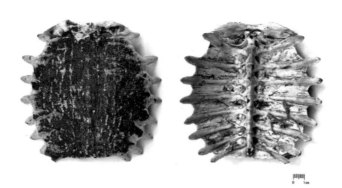

약초의 효능

음을 돕고 양을 내려준다. 단단한 것을 부드럽게 하고 뭉친 것을 풀어준다. 열을 내려준다. 주로 음허 발열, 뼈 속에서 나는 열, 허열, 폐경, 물혹, 학질 등을 치료한다.

원동물

자라

약용부위

등의 겁

약초의 성질

맛은 짜고 약간 차가운 성질이 있다. 간경과 신경에 속한다.

사용방법

말린 약제 10~30g에 물 1000ml를 넣고 약한 불에서 300ml로 줄 때까지 달여 하루 2~3회로 나누어 마신다.

구기자

생약명: 구기자

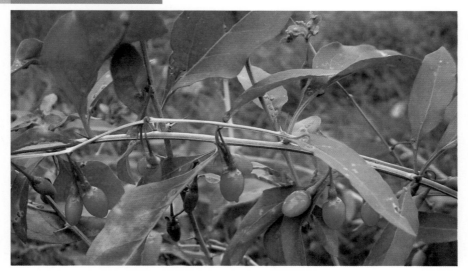

약초의 효능

간장, 신장을 돕고, 폐를 윤택하게 한다. 주로 간장, 신장이 허할 때, 어지럽고 눈이 침침할 때, 허리 무릎통증, 발기부전, 유정, 기침, 당뇨 등을 치료한다.

생태와 특징

관목이며 높이는 1~3m이다. 주요한 줄기는 여러 개가 있으며 굵다. 잎은 대생엽이며 잎자루는 짧다. 개화기는 5~10월이고 결실기는 6~11월이다.

약용부위

열매

채취시기

여름, 가을에 채취하여 꼭지를 제거하고 말린다.

약초의 성질

맛은 달고 성질은 평하다. 간경 신경, 폐경에 속한다.

사용방법

말린 약제 5~10g에 물 700ml를 넣고 약한 불에서 반으로 줄 때까지 달여 하루 2~3회로 나누어 마신다.

천문동

생약명: 천동

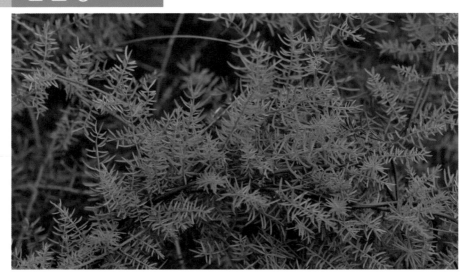

약초의 효능

음을 더하고 건조한 것을 윤택하게 한다. 폐열을 내려준다. 주로 건조하고 열이 많은 기침, 열병으로 몸에 수분과 진액이 말랐을 때, 내열성 당뇨, 장이 건조한 변비, 인후통증 등을 치료한다.

생태와 특징

다년생 덩굴 초본 식물이며 털이 없다. 덩이뿌리는 육질이고 긴 타원형이다. 줄기는 가늘다. 가지는 잎 모양이며 앞부분은 날카롭다. 잎은 퇴화되면 비늘로 된다. 개화기는 5~7월이고 결실기는 8월이다.

약용부위

덩이뿌리

채취시기 가을부터 겨울에 캐서 깨끗이 씻어 줄기와 잔뿌리를 제거한다. 끓인 물에 데쳐 껍질을 제거하고. 깨끗이 씻은 다음에 건조시킨다.

약초의 성질

맛은 달고 쓰다. 차가운 성질이 있다. 폐경과 신경에 속한다.

사용방법

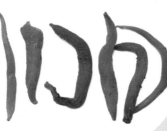

말린 약제 6~15g에 물 800ml를 넣고 약한 불에서 반으로 줄 때까지 달여 하루 2~3회로 나누어 마신다.

옥죽

생약명: 옥죽

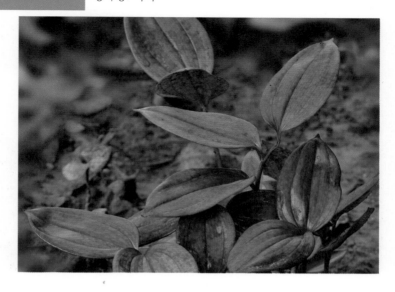

약초의 효능

음을 돕고 폐를 윤택하게 한다. 위를 튼튼하게 하고 진액을 생기게 한다. 주로 건기침, 만성기침, 열병으로 인한 음액 손상, 목이건조하고 갈증, 내열 당뇨, 어지러움, 근육통증 등을 치료한다.

생태와 특징

다년생 초본. 뿌리줄기는 옆으로 뻗으며, 육질이고, 황백색이며, 다수의 수염뿌리가 있다. 줄기는 하나이고, 높이20~60cm, 7~12장의 잎이 달린다. 잎은 어긋나며, 잎자루가 없고, 모양은 타원형 혹은 난상 장원형이며, 끝이 뾰족하다. 앞면은 녹색이고 뒷면은 회백색이다. 개화기는 4~6월이고 결실기는 7~9월이다.

약용부위 뿌리줄기

채취시기

가을에 채취하여 수염뿌리를 제거 후 깨끗이 씻어 햇볕에 말리거나, 쪄서 말린다.

약초의 성질

맛은 달고 성질은 평하다. 폐경, 위경에 속한다.

사용방법

말린 약제10~15g에 물 800ml를 넣고 약한 불에서 반으로 줄 때까지 달여 하루 2~3회로 나누어 마신다.

백합

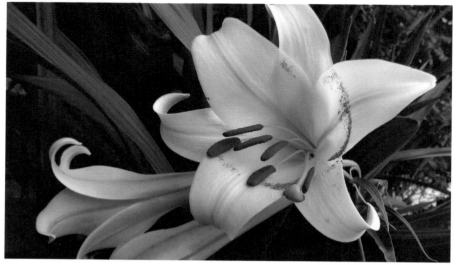

약초의 효능

음을 길러주고 폐를 윤택하게 한다. 심장의 열을 내려 신경을 안정시킨다. 주로 음허성 오래된 기침, 피가 섞여 나오는 가래, 놀라고 심장이 뛰고 가슴이 두근거림, 불면증, 꿈이 많은 것, 정신이 몽롱한 것 등을 치료한다.

생태와 특징

다년생 초본 식물이고 높이는 70~150cm이다. 줄기에는 자주색 줄무늬가 있으며 털이 없다. 잎은 흩어나기하며 짧은 자루가 있다. 개화기와 결실기는 6~9월이다.

약용부위

비늘줄기

채취시기

가을에 캐서 깨끗이 씻어 비늘잎을 제거하고 끓인 물로 데친 다음에 건조시킨다.

약초의 성질

맛은 달고 약간 쓰다. 약간 차가운 성질이 있다. 심경과 폐경에 속한다.

사용방법

말린 약제 10~30g에 물 700ml를 넣고 약한 불에서 반으로 줄 때까지 달여 하루 2~3회로 나누어 마신다.

한련초

생약명: 묵한련

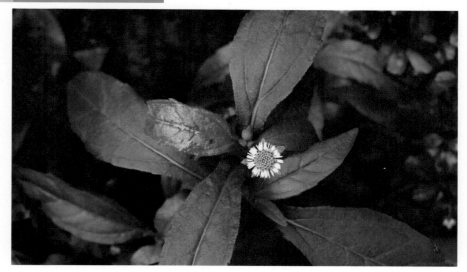

약초의 효능

간장 신장을 보한다. 피를 차갑게 하고 지혈작용을 한다. 주로 간장 신장이 약할 때, 어지럽고 눈이 침침한 증상, 머리가 일찍 희어질 때, 토혈, 각혈, 비출혈, 변혈, 이질혈변, 하혈, 외상출혈 등을 치료한다.

생태와 특징

일년생 초본 식물이고 높이는 10~60cm이다. 식물에 굵고 흰 털이 있다. 줄기는 직립하거나 기부가 도복하여 땅닿는 부분에 뿌리를 내린다. 잎은 대생엽이다. 개화기는 7~9월이고 결실기는 9~10월이다.

약용부위

지상부분

채취시기

여름, 가을에 전초를 채취하고 흙을 씻어 이물을 제거한다. 그 다음에 그늘에 말리거나 햇볕에 말린다. 신선하게 사용하려면 수시로 채취하여 이용한다.

약초의 성질 맛은 달고 시다. 차가운 성질이 있다. 간경과 신경에 속한다.

사용방법

말린 약제 10~15g에 물 800ml를 넣고 약한 불에서 반으로 줄 때까지 달여 하루 2~3회로 나누어 마신다.

당광나무

생약명: 여정자

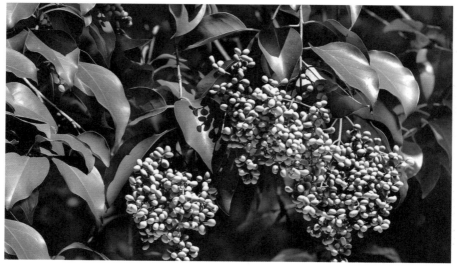

약초의 효능

간장, 신장을 보한다. 허열을 제거한다. 눈을 맑게 한다. 주로 머리가 혼탁하고 눈이 침침한 것, 허리 무릎통증, 유정, 이명, 머리가 일찍 희는 것, 뼈 속부터 열이 나는 것, 눈이 침침한 것 등을 치료한다.

생태와 특징

상록관목 혹은 교목이며 높이는 25m이다. 껍질은 회갈색이고 가지는 황갈색, 회색, 혹은 붉은 자주색이다. 잎은 단엽이며 대생엽이다. 개화기는 5~7월이고 결실기는 7월~다음 해의 5월이다.

약용부위

열매

채취시기

겨울에 채취하고 가지와 잎을 제거하고 끓인 물에 데친 후에 건조시키거나 혹은 직접 건조시켜도 된다.

약초의 성질

맛은 달고 쓰다. 차가운 성질이 있다. 간경과 신경에 속한다.

사용방법

말린 약제 10~15g에 물 800ml를 넣고 약한 불에서 반으로 줄 때까지 달여 하루 2~3회로 나누어 마신다.

검은깨

생약명: 흑지마

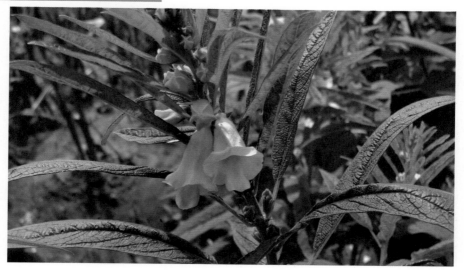

약초의 효능

간장 신장을 보한다. 혈액을 생성하고 정기를 돕는다. 장을 윤택하게 하여 통변하게 한다. 주로 간장, 신장이 약한 두통 이명, 허리와 다리가 약할 때, 머리가 일찍 희었을 때, 피부가 건조한 것, 변비, 젖이 적게 날 때, 종기, 습진, 화상, 치질 등을 치료한다.

생태와 특징

일년생 초본 식물이고 높이는 80~180cm이다. 줄기는 직립하고 사각형이다. 가지가 없고 짧은 부드러운 털이 있다. 개화기는 5~9월이고 결실기는 7~9월이다.

약용부위

씨

채취시기 가을에 수확하고 햇볕에 말린다. 씨를 채취하고 이물을 제거한 다음에 다시 말린다.

약초의 성질

맛은 달고 약성은 평하다. 간경, 비경, 신경에 속한다.

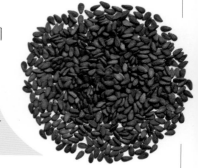

사용방법

말린 약제 10~30g에 물 800ml를 넣고 약한 불에서 반으로 줄 때까지 달여 하루 2~3회로 나누어 마신다.

흰목이버섯 생약명: 은이

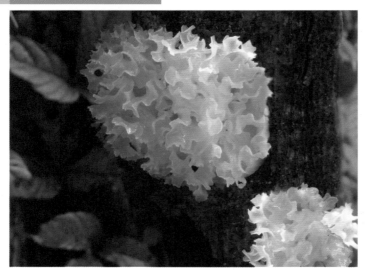

약초의 효능

몸을 보하고 진액을 나게 한다. 폐를 윤택하게 하고 위를 튼튼하게 한다. 주로 기침, 피를 섞인 가래, 진액이 부족한 목마름, 앓고 난 후 허한 체질 등을 치료한다.

생태와 특징

흰색이며 교질이다. 반투명이다. 많은 넓고 얇은 꽃잎으로 구성된다. 신선할 때는 부드럽고 건조되면 수축한다. 공 모양과 비슷하다.

약용부위

식물의 실체

채취시기

꽃잎이 다 피면 바로 채취한다. 물로 3번을 씻어 바로 햇볕에 말린다.

약초의 성질

맛은 달고 단백하다. 약성은 평하다. 폐경, 위경, 신경에 속한다.

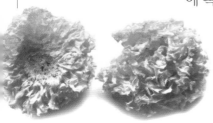

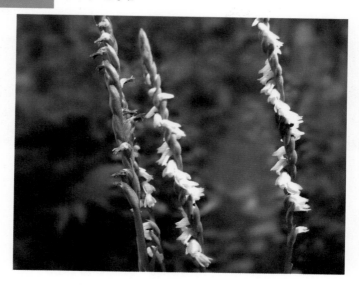

약초의 효능

기를 보하고 음을 돕는다. 열을 내려주고 해독작용을 한다. 주로 앓고 난 후 허한 체질, 기침토혈, 어지럼증, 요통, 당뇨병, 유정, 임증, 대하, 인후통증, 독사에 물린 데, 화상, 종기 부스럼 등을 치료한다.

생태와 특징

육지 생 식물이고 높이는 15~50cm이다. 줄기는 직립한다. 잎은 가지모양이나 거꾸로 된 피침형이다.

약용부위

전초와 뿌리

채취시기

여름, 가을에 채취하고 신선하게 사용하거나 햇볕에 말린다.

약초의 성질

맛은 달고 쓰다. 약성은 평하다. 심경과 폐경에 속한다.

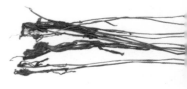

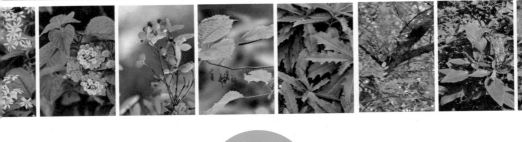

제18장

액체의 유실을 방지 하고 제어하는
약초약재

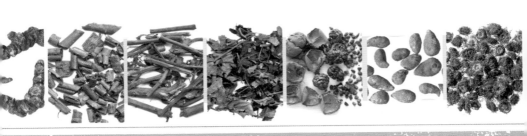

마황근

생약명: 마황근

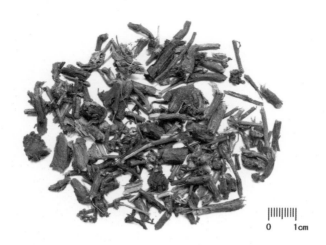

0   1cm

약초의 효능
땀을 멎게 한다. 주로 다한증, 식은 땀 등을 치료한다.

생태와 특징
마황과 같음.

약용부위
뿌리

채취시기
입추 후에 캐서 잔뿌리와 줄기를 제거하고 햇볕에 말린다.

약초의 성질
맛은 달고 약긴 떫다. 약성은 평하다. 폐경에 속한다.

사용방법
말린 약제 3~10g에 물 800ml를 넣고 약한 불에서 반으로 줄 때까지 달여 하루 2~3회로 나누어 마신다.

찰벼

생약명: 나도근

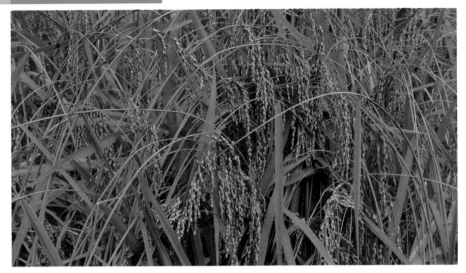

약초의 효능

음을 보하고 열을 제거한다. 땀을 멎게 한다. 주로 음허성 발열, 다한증, 식은 땀, 갈증, 목구멍 마름, 간염 등을 치료한다.

생태와 특징

일년생 초본 식물이고 높이는 약 1m이다. 볏짚은 직립하며 둥근 모양이다. 개화기와 결실기는 7~8월이다.

약용부위

뿌리

채취시기

여름과 가을에 찰벼를 수확한 후에 뿌리줄기와 잔뿌리를 캐서 이물을 제거하고 햇볕에 말린다.

약초의 성질

맛은 달고 약성은 평하다. 폐경과 신경에 속한다.

사용방법

말린 약제 15~30g에 물 800ml를 넣고 약한 불에서 반으로 줄 때까지 달여 하루 2~3회로 나누어 마신다.

오미자

생약명: 오미자

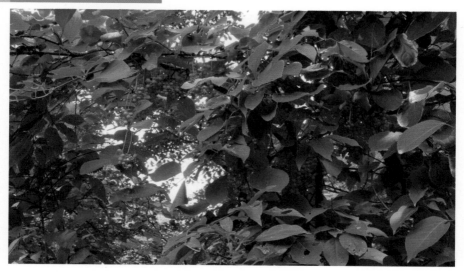

약초의 효능

풀어지고 늘어진 것을 잡아주고 뭉치게 한다. 기를 돕고 진액을 생기게 한다. 신경을 안정시킨다. 주로 오래된 기침, 유정, 소변을 자주 보며 실뇨, 만성설사, 다한증, 식은 땀 구갈, 불면증 등을 치료한다.

생태와 특징

낙엽목질덩굴 식물이며, 어린 가지는 홍갈색이며 원줄기는 회갈색이다. 잎은 얇은 계란형, 혹은 계란모양원형이다. 개화기는 5~6월, 결실기는 8~9월이다.

약용부위

열매

채취시기

8월 하순~10월 하순에, 열매가 자홍색일 때 채취하여 햇볕이나 음지에서 말린다.

약초의 성질

맛은 시고, 성질은 따뜻하다. 폐경, 심경, 신경에 속한다.

사용방법

말린 약제 2~6g에 물 800ml를 넣고 약한 불에서 반으로 줄 때까지 달여 하루 2~3회로 나누어 마신다.

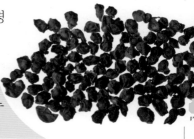

매실

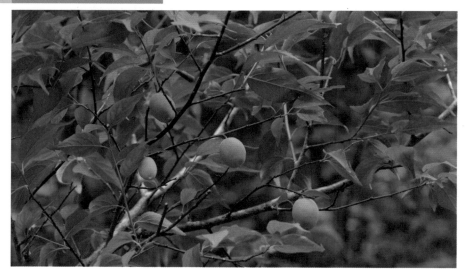

약초의 효능

폐를 다스려 기침을 멎게 한다. 장을 다스려 설사를 멎게 한다. 지혈, 성진, 작용이 있다. 주로 오랜 기침, 오랜 설사 이질, 혈변 혈뇨, 허혈성 갈증, 회충으로 인한 복통, 종기 등을 치료한다.

생태와 특징

낙엽교목이고 높이는 10m이다. 껍질은 회갈색이고 잎은 단엽이며 대생엽이다. 잎자루에는 짧고 부드러운 털이 있다. 개화기는 겨울이나 봄이고 결실기는 5~6월이다.

약용부위

열매

채취시기

5~6월에 따서 건조시킨다.

약초의 성질

맛은 시고 약성은 평하다. 간경, 비경, 폐경, 대장경에 속한다.

사용방법

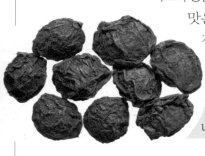

말린 약제 3~10g에 물 800ml를 넣고 약한 불에서 반으로 줄 때까지 달여 하루 2~3회로 나누어 마신다.

가자

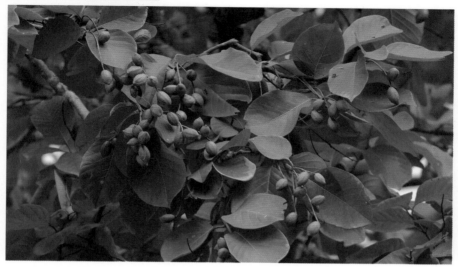

약초의 효능

장을 고섭하고, 폐를 수렴한다. 기를 내려주고, 인후를 부드럽게 한다. 주로 만성 설사, 만성 이질, 탈항, 가래 천식 기침, 만성기침, 목리변한 것 등을 치료한다.

생태와 특징

교목, 높이30m. 가지는 털이 없다. 백색 혹은 담황색, 어린가지는 황갈색이며 털이 있다. 잎은 어긋나거나, 가까이 마주난다. 잎자루는 굵고 잎 양면 에 털이 없다. 개화기는 5월이고 결실기는 7~9월이다.

약용부위

열매

채취시기

열매가 성숙 되었을 때 맑은 날 채취하여 햇볕에 말린다.

약초의 성질

맛은 쓰고, 시고, 떫다. 성질은 평하다. 폐경, 대장경, 위경에 속한다.

사용방법

말린 약제3~10g에 물 800ml를 넣고 약한 불에서 반으로 줄 때까지 달여 하루 2~3회로 나누어 마신다.

석류

생약명: 석류피

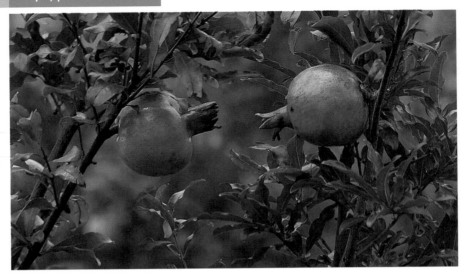

약초의 효능

지사 지혈작용을 한다. 구충, 설사, 이질, 하열, 대하, 복통, 종기, 무좀, 화상 등을 치료한다.

생태와 특징

낙엽관목 혹은 교목이며 높이는 3~5m이다. 가지 윗부분은 늘 길고 날카로운 가시가 있다. 어린 가지는 능각이 있고 오래된 가지는 둥근모양이다. 잎은 대생엽이다. 개화기와 결실기는 모두 여름과 가을이다.

약용부위

껍질

채취시기

가을에 채취한다.

약초의 성질

맛은 시고 떫다. 따뜻한 성질이 있고 약간 독이 있다. 대장경에 속한다.

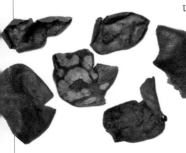

사용방법

말린 약제 3~10g에 물 800ml를 넣고 약한 불에서 반으로 줄 때까지 달여 하루 2~3회로 나누어 마신다.

양귀비

생약명: 앵속각

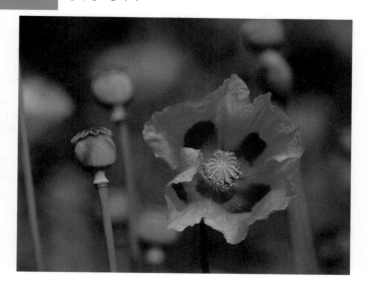

약초의 효능

폐장을 수렴, 대장 신장을 고섭작용을 한다. 진통작용을 한다. 주로 만성 기침, 천식, 설사, 이질, 탈항, 유정, 대하, 심장통증, 복부통증, 근골통증 등을 치료한다.

생태와 특징

일년생 혹은 이년생 초본 식물이다. 뿌리는 일반적으로 단생이며 곧게 뻗는다. 줄기는 직립하며 가지는 없고 털도 없다. 잎은 대생엽이다. 개화기는 4~6월이고 결실기는 6~8월이다.

약용부위

열매의 껍질

채취시기

6~8월에 열매를 따서 씨를 제거하고 햇볕에 말린다.

약초의 성질

맛은 시고 떫다. 약성은 평하고 독이 있다. 폐경, 대장경, 신경에 속한다.

사용방법

말린 약제 3~6g에 물 800ml를 넣고 약한 불에서 반으로 줄 때까지 달여 하루 2~3회로 나누어 마신다.

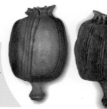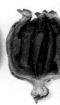

붉나무

생약명: 오배자

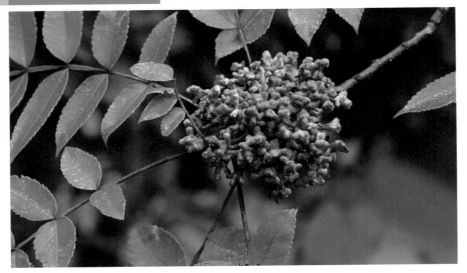

약초의 효능

수렴 고섭작용, 기를 돕고 진액을 나게 한다. 신장을 보하고 심장을 안정시킨다. 주로 만성기침 천식, 유정, 유뇨, 빈뇨, 만성설사, 다한증, 갈증, 단기적맥이 허한 것, 열 많은 당뇨, 심장이 뛰고 두근거림, 불면증 등을 치료한다.

생태와 특징

낙엽 작은 교목 혹은 관목이며 높이는 2~10m이다. 작은 가지는 황갈색이며 부드러운 털이 있다. 잎은 우상복엽이며 대생엽이다. 개화기는 8~9월이고 결실기는 10월이다.

약용부위

잎에 있는 벌레혹

채취시기 가을에 채취한다. 끓인 물에 약간 삶아 진드기를 죽인 다음에 꺼내서 건조시킨다.

약초의 성질

맛은 시고 달다. 따뜻한 성질이 있다. 폐경, 심경, 신경에 속한다.

사용방법

말린 약제 3~10g에 물 800ml를 넣고 약한 불에서 반으로 줄 때까지 달여 하루 2~3회로 나누어 마신다.

산수유

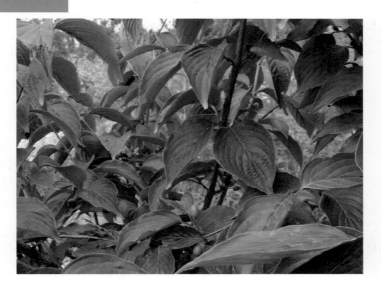

약초의 효능

간장 신장을 보한다. 정액을 고섭한다. 주로 어지럼, 이명, 허리 무릎 통증, 발기부전, 유정, 유뇨, 소변 너무 자주 보는 것, 하열, 대하, 다한증, 내열 당뇨 등을 치료한다.

생태와 특징

낙엽관목 혹은 교목이다. 가지는 흑갈색이고 잎은 대생엽이다. 개화기는 3~4월이고 결실기는 9~10월이다.

약용부위

열매

채취시기

껍질이 붉은색으로 변할 때 채취한다. 끓인 물에 약간 데친 후에 핵을 제거하고 건조시킨다.

약초의 성질

맛은 시고 떫다. 약간 따뜻한 성질이 있다. 간경과 신경에 속한다.

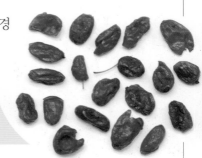

사용방법

말린 약제 5~10g에 물 800ml를 넣고 약한 불에서 반으로 줄 때까지 달여 하루 2~3회로 나누어 마신다.

가시연

생약명: 검실

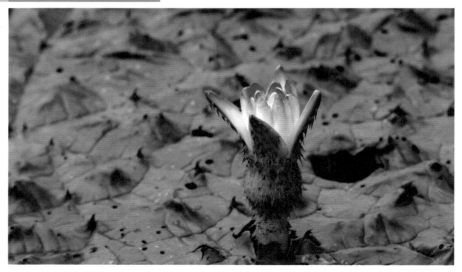

약초의 효능

신장과 정액을 고섭시킨다. 비장을 보하고 지사작용을 한다. 주로 유정, 쌀 뜬 물과 같은 소변, 대하, 요실금, 설사 등을 치료한다.

생태와 특징

일년생 대형 수생 초본 식물이다. 뾰족한 가시가 있다. 뿌리줄기는 굵고 짧다. 처음에 생긴 잎은 물에 침수하며 타원형이다. 나중에 생긴 잎은 물위에 뜬다. 개화기는 7~8월이고 결실기는 8~9월이다.

약용부위

씨앗

채취시기

늦가을부터 초겨울에 채취하여 겉껍질을 제거하여 씨앗을 빼낸다. 그 다음에 깨끗이 씻어 단단한 속껍질을 제거하고 햇볕에 말린다.

약초의 성질

맛은 달고 떫다. 약성은 평하다. 비경과 신경에 속한다.

사용방법

말린 약제 10~15g에 물 800ml를 넣고 약한 불에서 반으로 줄 때까지 달여 하루 2~3회로 나누어 마신다.

연

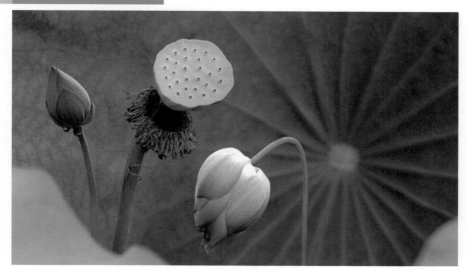

약초의 효능

비장을 보하고 설사를 멈추게 한다. 신장을 보하고 정액을 고섭한다. 심장을 돕고 신경을 안정시킨다. 주로 만성설사, 만성이질, 유정, 요실금, 하혈, 대하, 심신불안, 놀람, 심장이 뛰고 가슴이 두근거림, 불면증 등을 치료한다.

생태와 특징

연자심과 같음

약용부위

씨앗

채취시기

9~10월에 연방을 따서 씨앗을 채취한다. 신선할 때 껍질을 제거하고 햇볕에 말린다.

약초의 성질

맛은 달고 떫다. 약성은 평하다. 비경, 신경, 심경에 속한다.

사용방법

말린 약제 10~15g에 물 800ml를 넣고 약한 불에서 반으로 줄 때까지 달여 하루 2~3회로 나누어 마신다. (씨앗속의 싹을 빼낸 다음 부수어사용)

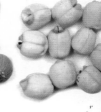

금앵자

생약명: 금앵자

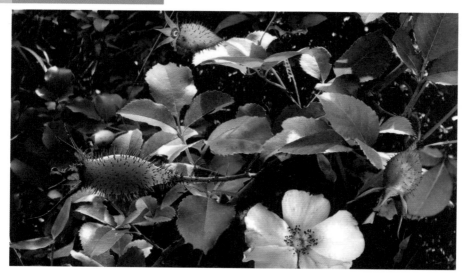

약초의 효능

정액을 고섭한다. 소변을 줄어들게 한다. 장을 고섭한다. 대하를 멈추게 한다. 주로 유정, 유뇨, 소변 자주 보는 것, 만성설사, 만성이질, 소변색이 쌀 뜬 물과 같은 증세, 대하, 하혈, 탈항, 자궁하수 등을 치료한다.

생태와 특징

상록덩굴관목이고 높이는 5m이다. 줄기에는 털이 없고 가시가 있다. 잎은 우상복엽이다. 개화기는 4~6월이고 결실기는 7~11월이다. 양지의 산비탈에 자란다.

약용부위

열매

채취시기

10~11월에 따서 말린 후에 털을 제거하고 다시 말린다.

약초의 성질

맛은 시고 떫다. 약성은 평하다. 비경, 신경, 방광경에 속한다.

사용방법

말린 약제 6~15g에 물 800ml를 넣고 약한 불에서 반으로 줄 때까지 달여 하루 2~3회로 나누어 마신다.

가죽나무

생약명: 춘백피

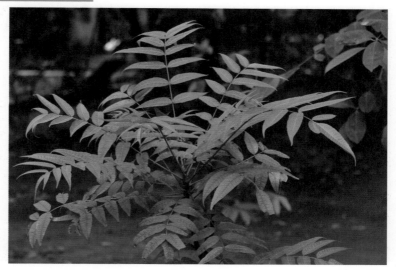

약초의 효능

열을 내려주고 습을 말려준다. 장을 고섭하고 지혈 작용한다. 대하를 그치게 하고 살충작용을 한다. 주로 설사, 이질, 혈변, 하혈, 대하, 회충병, 필라리아병, 부스럼 등을 치료한다.

생태와 특징

낙엽교목이고 높이는 16m이다. 껍질은 어두운 갈색이다. 잎은 우상복엽이며 대생엽이다. 특수한 향기가 있다. 개화기는 5~6월이고 결실기는 9월이다.

약용부위

껍질 혹은 뿌리껍질

채취시기 연중 채취할 수 있다. 줄기 껍질은 신선하게 사용하거나 혹은 햇볕에 말린다. 뿌리껍질은 뿌리를 캐서 검은 껍질을 제거하고 망치로 친 다음에 껍질을 깐다.

약초의 성질

맛은 쓰고 떫다. 약산 차가운 성질이 있다. 대장경과 위경에 속한다.

사용방법

말린 약제 5~10g에 물 800ml를 넣고 약한 불에서 반으로 줄 때까지 달여 하루 2~3회로 나누어 마신다.

매괴가

생약명: 매괴가

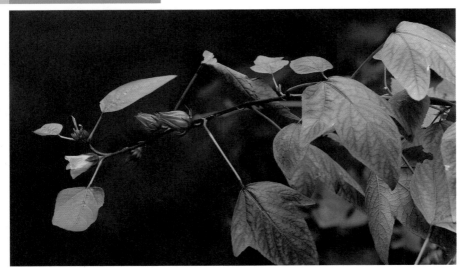

약초의 효능

폐를 수렴하고 기침을 멎게 한다. 혈압을 낮춘다. 술독을 풀어준다. 주로 폐가 허한 기침, 고혈압, 술 취한것 등을 치료한다.

생태와 특징

일년생 직립초본. 높이2m, 줄기는 담자색이고 털이 없다. 잎은 다른 형이고 잎자루는 길며 부드러운 털이나 있고 잎은 선형이고 길고 부드러운 털이 나있고 아랫부분 잎은 갈라지지 않고 윗부분 잎은 손 모양으로 세 갈래로 갈라져있다. 개화기는 여름, 가을이다.

약용부위

꽃봉오리

채취시기

11월중하순

약초의 성질

맛은 시고, 성질은 차갑다. 폐경에 속한다.

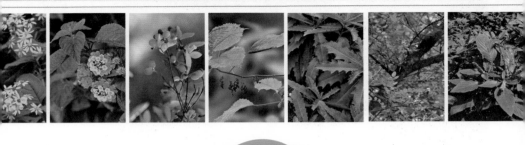

제 19 장

토하게 하는 약초약재

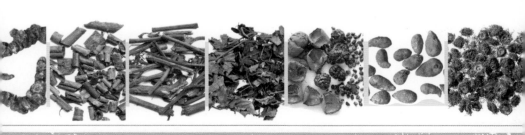

창산

생약명: 창산

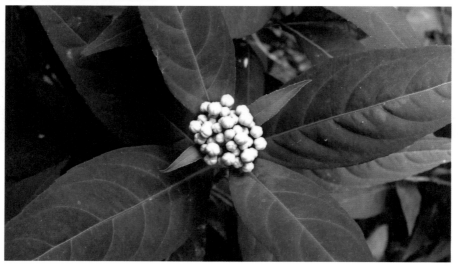

약초의 효능

학질을 없앤다. 가래를 제거한다. 주로 학질, 가슴에 담음이 적체된 것 등을 치료한다.

생태와 특징

관목, 높이1~2m. 작은가지는 녹색이며 항상 자색이 같이 있으며, 털이 없거나 약간의 부드러운 털이 있다. 잎은 마주나며 모양은 변화가 크다. 보통 타원형 장원형, 난상 타원형, 피침형이고 끝은 뾰족하며 가장자리는 톱니가 있다. 개화기는 6~7월이고, 결실기는 8~10월이다.

약용부위

뿌리

채취시기

가을에 채취하여 깨끗이 씻고 잔뿌리를 다듬어 햇볕에 말린다.

약초의 성질

맛은 쓰고, 맵다. 성질은 차갑고, 약간 독이 있다. 간경, 비경에 속한다.

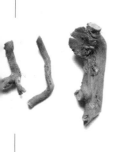

사용방법

말린 약제5~10g에 물 800ml를 넣고 약한 불에서 반으로 줄 때까지 달여 하루 2~3회로 나누어 마신다.

소금

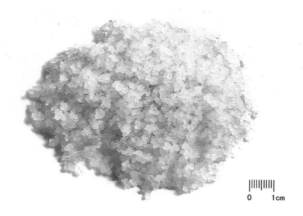

0 1cm

약초의 효능

구토를 많이 나오게 한다. 열을 내린다. 피를 차갑게 한다. 해독한다. 단단한 것을 부드럽게 한다. 살충작용, 가려움증을 그치게 하는 등의 작용을 한다. 주로 체했을 때, 심장과 배가 부른 통증, 가슴에 가래가 쌓여있는 것, 소대변이 잘 통하지 않을 때, 잇몸출혈, 인후통, 치통, 백내장, 종기, 독충에 쏘였을 때 등을 치료한다.

원광물

염화나트륨(Na)

약용부위

결정체

약초의 성질

맛은 짜고 차가운 성질이 있다. 위경, 신경, 대장경, 소장경에 속한다.

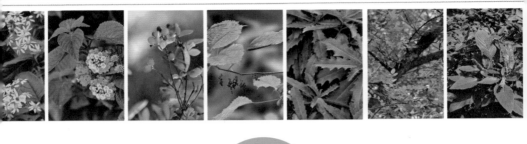

제20장

해독, 살충, 습을 말리고 가려움을
치료하는 약초약재

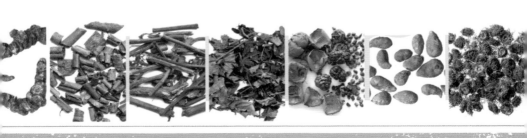

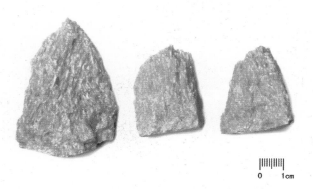

0   1cm

약초의 효능

열을 보하고 양기를 튼튼히 한다. 비장을 따뜻하게 하고 대변을 잘 보게 한다. 살충과 가려움증을 그치게 한다. 주로 발기부전, 유정, 소변 자주 보는 것, 대하, 한성 천식, 심복부의 냉한통증, 만성 이질 설사, 변비, 접촉성 피부염, 탈모증, 수포성 피부염, 종기, 악창 등을 치료한다.

약용부위

결정체

약초의 성질

맛은 시고 뜨거운 성질이 있다. 독이 있다. 신경, 비경, 대장경에 속한다.

사용방법

적당량(외용), 1일 1.5~3g을 환제나 가루를 2~3회로 나누어 복용한다(내복).

사상자

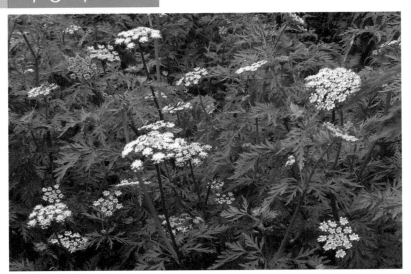

약초의 효능

신장을 따뜻하게 하고, 양기를 튼튼히 한다. 습을 말려준다. 풍을 제거한다. 살충 작용한다. 주로 발기부전, 자궁이 냉한 것, 한습성 대하, 요통 등을 치료한다. 외용으론 외음부습진, 음부가려움증, 적충성음도염(트리코모나스증) 등을 치료한다.

생태와 특징

일년생 초본 식물이고 높이는 20~80cm이다. 뿌리는 가늘고 길며 원추형이다. 줄기는 직립이며 둥근모양이다. 잎은 타원형이며 우상이다. 개화기와 결실기는 4~7월이다.

약용부위

열매

채취시기 여름과 가을에 열매가 성숙되었을 때 채취하고 이물을 제거한 다음 햇볕에 말린다.

약초의 성질

맛은 맵고 쓰다. 따뜻한 성질이 있고 약간 독이 있다.

사용방법

말린 약제 3~10g에 물 800ml를 넣고 약한 불에서 반으로 줄 때까지 달여 하루 2~3회로 나누어 마신다.

무궁화

생약명: 목근피

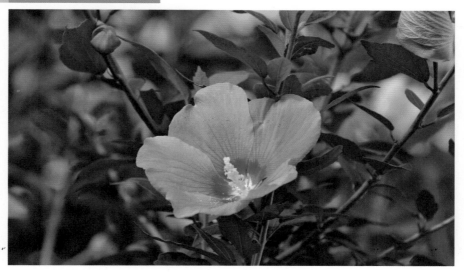

약초의 효능

열을 내려주고 습을 다스린다. 살충작용과 가려움을 그치게 한다. 주로 습열성 이질 설사, 혈변, 탈항, 치질부스럼, 대하, 음도적충, 접촉성 피부염, 음낭 습진 등을 치료한다.

생태와 특징

낙엽관목히고 높이는 3~4m이다. 작은 가지에는 부드러운 노란 털이 있다. 잎은 대생엽이며 잎자루에는 부드러운 털이 있다. 잎은 사각형이나 타원형이다. 개화기는 7~10월이다.

약용부위

줄기껍질 혹은 뿌리껍질

채취시기

줄기껍질은 4~5월에 채취하고 햇볕에 말린다. 뿌리껍질은 늦가을에 채취하고 햇볕에 말린다.

약초의 성질

맛은 달고 쓰다. 약간 차가운 성질이 있다. 대장경, 간경, 비경에 속한다.

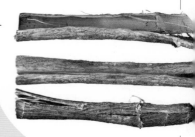

사용방법

말린 약제 3~10g에 물 800ml를 넣고 약한 불에서 반으로 줄 때까지 달여 하루 2~3회로 나누어 마신다. 외용은 적당량을 사용한다.

마늘

생약명: 대산

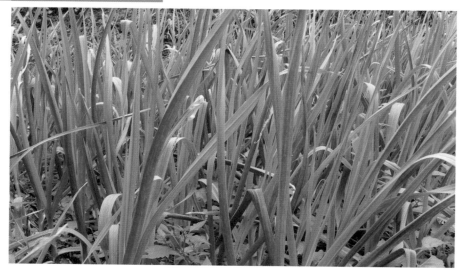

약초의 효능

속을 따뜻하게 하고 막힌 것을 통하게 한다. 해독과 살충작용 한다. 주로 복부 냉통, 이질, 설사, 폐결핵, 백일해, 감기, 종기, 장용종, 무좀, 뱀 벌레 물린데, 십이지장충, 요충병, 대하, 음부 가려움증, 학질, 인후병, 수종 등을 치료한다.

생태와 특징

월동하는 초본 식물이며 강렬한 악취가 있다. 비늘줄기는 구상에서 편구 상으로 된다. 잎은 기생엽이다. 개화기는 7월이다.

약용부위

비늘줄기

채취시기

마늘종을 채취한 후에 바로 마늘을 캘 수 있다. 줄기와 흙을 제거하고 바람이 잘 통한 곳에 건조시킨다.

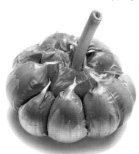

약초의 성질

맛은 맵고 따뜻한 성질이 있다. 비경, 위경, 폐경에 속한다.

아주까리

생약명: 피마자

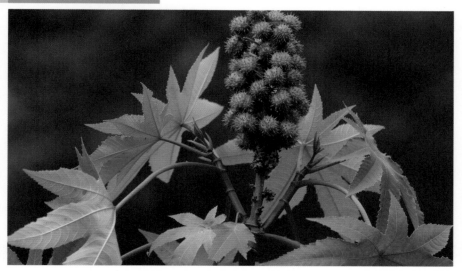

약초의 효능

부종과 독을 빼준다. 설사를 하게 하여 막힌 것을 뚫어진다. 경락을 잘 통하게 한다. 주로 종기부스럼, 연주창, 유방부스럼, 인후병, 접촉성 피부염, 화상, 수종변비, 구안와사, 염좌 등을 치료한다.

생태와 특징

일년생 혹은 다년생 관목 혹은 작은 교목이다. 어린 연한 부분은 흰 가루가 있으며 털이 없다. 잎은 원형이고 단엽이며 대생엽이다.

약용부위

씨

채취시기

8~11월에 열매가 갈색으로 변하고 아직 벌어지지 않았을 때 따서 햇볕에 말린다. 그 다음에 탈곡하고 깨끗이 보관한다.

약초의 성질

맛은 달고 맵다. 약성은 평하고 약간 독이 있다. 간경, 비경, 폐경, 대장경에 속한다.

아담자

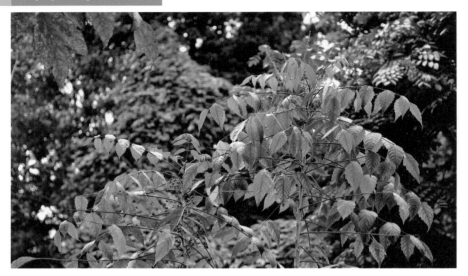

약초의 효능

해열 해독 작용을 한다. 학질을 방지한다. 이질을 그치게 한다. 물 사마귀를 없앤다. 주로 이질, 학질 등을 치료한다. 외용으론, 물 사마귀, 티눈 등을 치료한다.

생태와 특징

상록관목 또는 소 교목. 높이1.5~3m모든 부분에 황색의 부드러운 털이 있다. 작은 가지엔 황백색 껍질구멍이 있다. 날개모양의 복엽이 서로난다. 소엽은 난상 피침 형, 가장자리는 삼각형의 톱니가 있다. 개화기는 4~6월이고, 결실기는 8~10월이다.

약용부위

열매

채취시기

가을에 열매가 성숙되면 채취하여 햇볕에 말린다. 겉껍질과 이물을 제거한다.

약초의 성질

맛은, 쓰고, 성질은 차갑다. 약간의 독이 있다. 대장경, 간경에 속한다.

쥐엄나무

생약명: 조각자

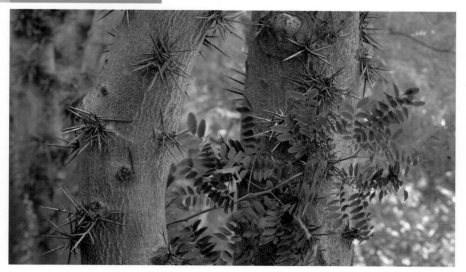

약초의 효능

붓기를 빼주고 독을 빼준다. 농을 배출시킨다. 살충작용을 한다. 주로 부스럼초기 또는 농이 더 이상 곪아 헐지 않게 치료한다. 외용으론 개선 마풍 등을 치료한다.

생태와 특징

교목이고 높이는 15m이다. 가지는 굵고 가시가 있다. 가지의 길이는 16cm이고 둥근모양이다. 작은 가지에는 털이 없다. 잎은 우상복엽이다. 개화기는 4~5월이고 결실기는 9~10월이다.

약용부위

가시

채취시기

연중 모두 채취할 수 있다. 그냥 건조시키거나 혹은 얇게 썰어 건조시킨다.

약초의 성질

맛은 맵고 따뜻한 성질이 있다. 간경과 위경에 속한다.

사용방법

1일량 1~1.5g을 분말 또는 환제로 만들어 2~3회로 나누어 복용한다.

정가

생약명: 토형개

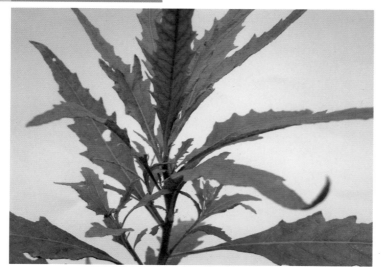

약초의 효능

풍과 습을 제거한다. 살충과 가려움을 없앤다. 혈액을 잘 통하게 하고, 붓기를 빼준다. 주로 십이지장충, 회충, 요충병, 머릿니, 피부습진, 접속성피부염, 류머티즘, 폐경, 생리통, 구내염, 인후통증, 염좌, 뱀 벌레에 물렸을 때 등을 치료한다.

생태와 특징

일년생 혹은 다년생 직립 초본 식물이며 높이는 50~80cm이다. 강렬한 냄새가 있다. 줄기는 직립하며 능각이 있고 가지가 많다. 잎은 단엽이며 대생엽이다. 짧은 잎자루가 있다. 개화기는 8~9월이고 결실기는 9~11월이다. 길가나 물가에 자란다.

약용부위

전초

채취시기

8월 하순~9월 하순에 수확하고 바람이 잘 통한 곳에 말린다. 비에 젖고 햇볕에 색이 변하는 것을 피해야 한다.

약초의 성질

맛은 맵고 쓰다. 약간 따뜻한 성질이 있다. 매우 독성이 강하다. 비경에 속한다.

이두첨

생약명: 이두첨

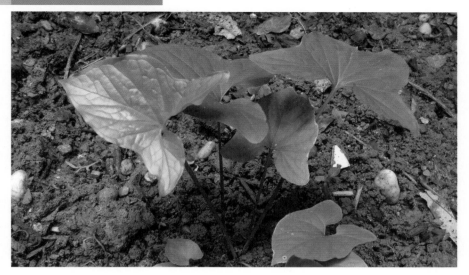

약초의 효능

해독작용하며 붓기를 내려준다. 어혈을 풀어주고, 지혈작용을 한다. 주로 부스럼, 종기, 연주창, 혈관류, 개선, 독사에 물렸을 때, 벌에 쏘였을 때, 염좌, 외상출혈 등을 치료한다.

생태와 특징

다년생 초본. 덩이줄기 구형, 타원형, 갈색, 마디가 있고, 마디 중간은 황색뿌리가 있고, 마디부분은 수염뿌리 가 있다. 사마귀 모양으로 볼록하게 튀어나온 싹눈이 있다. 어린식물은1~2장의 잎이 있다. 잎은 심형 또는 난상 심형이고, 다년생 식물은 4~8장의 잎이 있고 극상 삼각형이다. 개화기는 5~7월이다.

약용부위

덩이줄기, 전초.

채취시기

가을에 채취하여 햇볕에 말린다.

약초의 성질

맛은, 쓰고 맵다. 아리다(마비 감), 독성이 있다. 간경, 비경에 속한다.

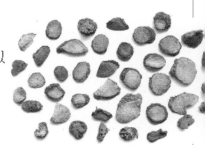

백반수

생약명: 백반수

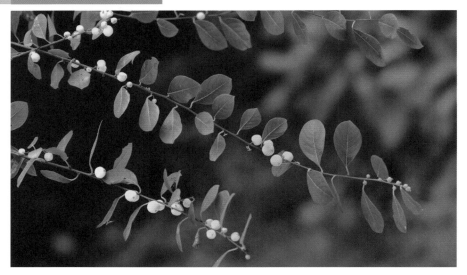

약초의 효능

풍과 습을 제거한다. 해열 해독작용을 한다. 살충작용과 가려움을 제거한다. 주로 류머티즘, 상처에 농이 생겼을 때, 습진 가려움 등을 치료한다.

생태와 특징

낙엽관목, 높이1~4m. 식물에 털이 없다. 줄기는 어릴 땐 녹색이고, 오래되면, 홍갈색이다. 잎은 단엽으로 어긋나며, 긴원모양 계란형 또는 타원형이다. 개화기는 3~8월이고, 결실기는 7~12월이다.

약용부위

잎

채취시기

연중 채취하며 보통 생것을 많이 사용한다.

약초의 성질

맛은 쓰고, 약간 떫다. 성질은 약간 차갑다. 약간의 독성이 있다.

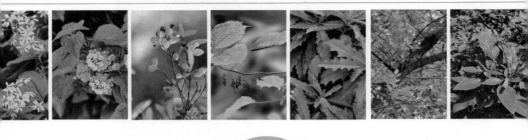

제21장

기타 약초약재

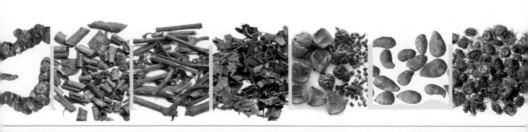

헛개나무

생약명: 지구자

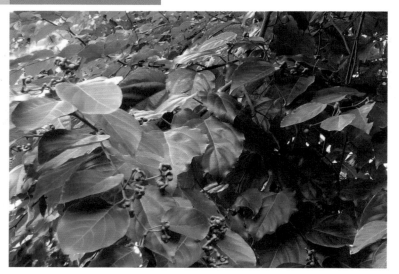

약초의 효능

해독 역할이 있고. 갈증을 해소한다. 구역을 멈추게 한다. 주로 술 취한 것, 갈증, 구토, 대 소변이 시원치 않을 때 등을 치료한다.

생태와 특징

낙엽교목이고 높이는 10m이다. 껍질은 회갈색이고 작은 가지는 황갈색이다. 잎은 대생엽이고 타원형이다. 개화기는 5~6월이고 결실기는 9~10월이다. 햇빛이 좋은 산비탈이나 길가에 자란다.

약용부위

씨

채취시기

열매가 성숙되었을 때 채취한다.

약초의 성질

맛은 달고 약성은 평하다. 위경에 속한다.

사용방법

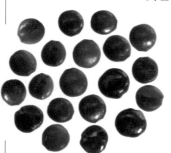

말린 약제 9~15g에 물 800ml를 넣고 약한 불에서 반으로 줄 때까지 달여 하루 2~3회로 나누어 마신다.

장춘화

생약명: 장춘화

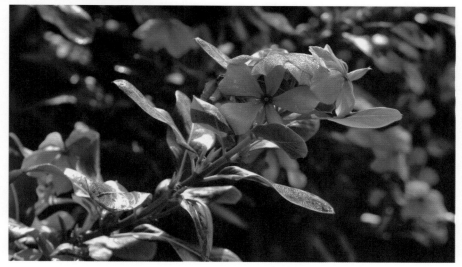

약초의 효능

해독 작용하며, 항암작용을 한다. 열을 내려주고, 간을 편안하게 한다. 주로 각종 암, 고혈압, 종기, 화상 등을 치료한다.

생태와 특징

반 관목 또는 다년생초본, 높이60cm, 줄기는 방형이고, 골 졌으며 마디가 뚜렷하다. 잎은 마주나며, 막질이고, 계란 모양의 긴 원형이고 끝은 둥글고 짧은 뾰족이 튀어나온 것이 있다. 개화기 결실기는 연중이다.

약용부위

전초

채취시기

9월 하순~10월 상순에 채취하여 썰어 햇볕에 말린다.

약초의 성질

맛은 쓰고, 성질은 차갑다. 독성이 있다. 간경, 신경에 속한다.

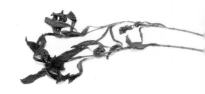

가죽도엽

생약명: 가죽도엽

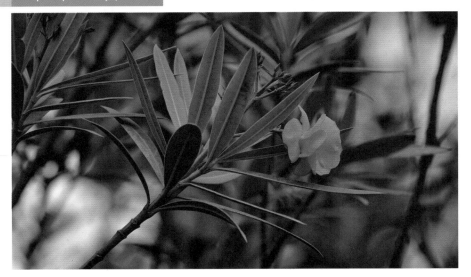

약초의 효능

심장을 튼튼하게 하고 이뇨작용을 한다. 가래를 제거하고, 천식을 안정시킨다. 진통 작용을 한다. 주로 심장병천식, 발작, 염좌, 어혈 폐경 등을 치료한다.

생태와 특징

상록 직립 대 관목, 높이5m. 모든 부분에 수액이 있으며, 털이 없고, 가지는 회갈색이다. 잎은3~4장이 돌려나며, 가지 아래는 마주나고, 잎자루는 납작하며, 잎 모양은 좁은 피침 형이고 끝이 뾰족하다. 개화기는 연중이며 결실기는 일반적으로 겨울~봄이다.

약용부위

잎, 줄기껍질

채취시기 2~3년 이상 된 나무의 잎이나 가지를 채취하여 햇볕에 말린다.

약초의 성질

맛은 쓰고, 성질은 차갑다. 강한 독성이 있다. 심경에 속한다.

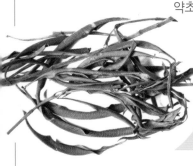

사용방법

말린 약제5~10g에 물 800ml를 넣고 약한 불에서 반으로 줄 때까지 달여 하루 2~3회로 나누어 마신다.

비수리(야관문)

생약명: 노우근

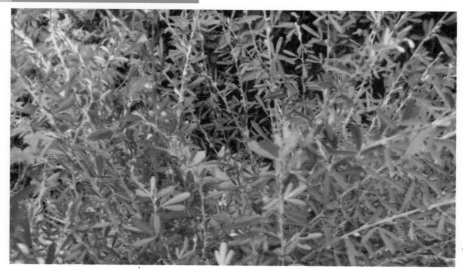

약초의 효능

야관문은 피로회복과 기력회복, 신장기능 개선을 해주며 남성 정력강화에 아주 좋고 허약체질개선에 도움을 주며 간을 튼튼하게 하고 침침하고 충혈된 눈, 당뇨합병증으로 인한 시력저하을 개선시키고 기관지염, 가래, 천식, 어혈을 풀어주고 붓기를 제거하며 노인들이나 양기가 부족한 사람에게 좋다.

생태와 특징

산기슭 이하에서 자란다. 줄기는 곧게 서고 가늘고 짧은 가지는 능선과 더불어 털이 있다. 높이 50~100cm까지 자라며 가지가 많다. 잎은 어긋나고 작은잎이 3장씩 나온 겹잎이다.

약용부위

뿌리를 포함하여 전초를 쓴다.

채취시기 꽃이 필 때 체취하여 말려서 사용하지만 생초를 사용하는 것이 약효가 더 좋다.

약초의 성질

서늘하고 약간 쓰고 매우며 독이 없다.

사용방법

비수리 20~30g 정도를 깨끗하게 씻어서 물 2리터에 비수리를 넣어준 후 끓여 물이 끓기 시작하면 약불에서 30분~1시간 정도 더 달여서 차갑게 식힌 후 하루 2~3잔 정도 마신다.

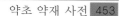

와송(바위솔) 생약명: 와송

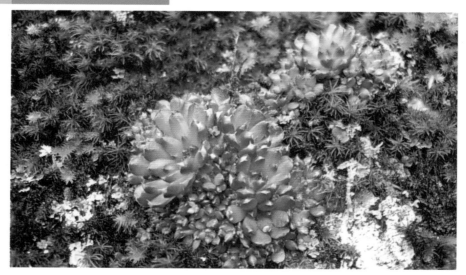

약초의 효능

해열, 지혈, 소종, 이습(利濕) 등의 효능이 있다. 적용질환은 학질과 간염, 습진, 이질설사, 치질, 악성종기, 화상 등의 치료에 쓴다. 종기에 붙이면 고름을 빨아내는 효과가 크다. 또한 해독제로 벌레나 독사에 물린 상처에 붙인다. 근래에 각종 암 치료에도 효과가 있다는 소식이 전해지고 있다.

생태와 특징

다년생 초본으로 햇볕이 잘 드는 바위나 집 주변의 기와에서 자란다. 키는 20~40cm가량이고, 잎은 원줄기에 많이 붙어 있으며, 끝 부분은 가시처럼 날카롭다. 꽃은 흰색으로 줄기 아랫부분에서부터 피며 점차 위쪽으로 올라간다.

약용부위

꽃을 포함한 모든 부분을 약재로 쓴다.

채취시기

여름부터 가을 사이에 채취하여 뿌리를 잘라버리고 햇볕에 말린다. 쓰기에 앞서서 잘게 썬다.

사용방법

내과적인 증세에는 말린 약재를 1회에 5~10g씩 200cc의 물로 달여서 복용한다. 때로는 생즙을 내서 복용하기도 한다. 외과적인 질환일 경우에는 생잎을 찧어서 환부에 붙이거나 또는 불에 볶아 숯으로 만들어 가루로 빻은 것을 환부에 뿌리거나 기름에 개어 바른다.